U0198615

太湖大学系列教材

吴述伤寒汇通

吴雄志　著

辽宁科学技术出版社

·沈阳·

图书在版编目（CIP）数据

吴述伤寒汇通/吴雄志著. —沈阳：辽宁科学技术
出版社，2019. 3（2025. 1 重印）
（太湖大学系列教材）
ISBN 978-7-5591-1046-6

Ⅰ. ①吴… Ⅱ. ①吴… Ⅲ. ①《伤寒论》—高等学校
—教材　Ⅳ. ①R222. 2

中国版本图书馆 CIP 数据核字（2018）第 301433 号

出版发行：辽宁科学技术出版社
　　　　　（地址：沈阳市和平区十一纬路 25 号　邮编：110003）
印　刷　者：辽宁新华印务有限公司
经　销　者：各地新华书店
幅面尺寸：145mm×210mm
印　　张：10. 5
插　　页：12
字　　数：250 千字
出版时间：2019 年 3 月第 1 版
印刷时间：2025 年 1 月第 6 次印刷
责任编辑：寿亚荷
封面设计：王艺晓
封面制作：翰鼎文化/达达
责任校对：徐　跃

书　　号：ISBN 978-7-5591-1046-6
定　　价：68. 00 元

联系电话：024-23284370　13904057705
邮购热线：024-23284502
邮　　箱：syh324115@126. com

序

　　太湖伤寒学，于理有《吴述伤寒杂病论研究》《吴述重订伤寒杂病论》《吴述伤寒汇通》三书；于法有《妇科六经辨证法》《脾胃病六经辨证法》《肿瘤六经辨证法》三书；复撰《诊法研究·抓独法》，逐条讲述，以证一部《伤寒论》全是抓独法，并书《伤寒奇谈》，只言片语讲述世外法，以补《六经标本阴阳诀》不传之憾。咦，敝帚自珍乎？太湖国学院有观音三书，《般若波罗蜜多心经》为宗，《陀罗尼经》为秘，《普门品》为显。菩萨传道尚有显密之分，何况区区医技？

　　《吴述伤寒汇通》从病入手，从病邪（新感）与体质（痼疾）两端把握疾病传变与证治规律，汇通中西。或有以为中西岂可汇通者，借庄子一言：万物平齐，有分乎？物本无分，有分者尘心而已。医无中西，存乎一心，此心不改，浮沉无物。

吴雄志
戊戌年戊午月戊戌日于海天阁镜心斋

目 录

第一章 汇通总论

第二章 太阳汇通（上）太阳本证

第三章　太阳汇通（中）太阳兼证

第四章　太阳汇通（下）太阳类证

第五章　少阳汇通

第六章　阳明汇通

第七章　太阴汇通

第八章　少阴汇通

第九章　厥阴汇通

第一章 汇通总论

这本书，我们主要用西医的知识讲解《伤寒杂病论》，偶尔穿插一些传统中医。关于"吴述伤寒杂病论"，我们讲伤寒三书：《吴述伤寒杂病论研究》《重订伤寒杂病论》《吴述伤寒汇通》。《吴述伤寒杂病论研究》讲法，五法六经，大道至简，厚书读薄；《重订伤寒杂病论》讲方和药（术），把后世诸家融入伤寒，六经定百病，重建中医学术体系，不厌其烦，薄书读厚；《吴述伤寒汇通》讲理，讲六经本质，再把厚书读薄，返璞归真。

《吴述伤寒汇通》解决的最主要问题是分析疾病模型。为什么大家觉得中医这么难？因为没有疾病模型的思想。如果没有疾病模型的思想，临床看病很困难。举个例子，《金匮要略》的小建中汤条文写得很复杂，心、肝、脾、肺、肾的症状都有。临床上，老师带学生的时候，很多学生不会开小建中汤。我们首先要深刻认识疾病的模型，这是我们诊断治疗疾病的基础，也是《吴述伤寒汇通》讲的主要内容。大家学到《吴述伤寒汇通》的时候，应该学六经辨证的本质。

一、伤寒六书

我们的伤寒体系，除了伤寒三书，还有 3 本：《妇科六经辨证法》《肿瘤六经辨证法》《六经标本阴阳诀》。其中，《妇科六经辨证法》已经讲了，《肿瘤六经辨证法》还没讲，有时间与大家讨论。我们不讲《六经标本阴阳诀》，这是《伤寒杂病论》的一个独特版本，基本上是"神神鬼鬼"。前两个是大家该学的内容，最后一个我们不讲。

大家知道了《伤寒杂病论》有个《六经标本阴阳诀》，就能够读懂它的序。很多人说《伤寒杂病论》的原序不是张仲景写的。有人认为，我们的医圣张仲景应该是无神论者，但是从序的内容来看，序不是无神论者写的。

《伤寒杂病论》的序首先讲望诊，讲扁鹊望齐侯之色，感叹"其才秀也"。然后讲"怪当今居世之士，曾不留神医药，精究方术"，方术不是方剂，方术若是方剂，则是医药下面的一个子学科，不应与医药并列。后面讲"上以疗君亲之疾，下以救贫贱之厄，中以保身长全，以养其生"，"疾"和"厄"是对立的，是并列关系，"厄"不是指病。后面越讲越玄乎，"厥身已毙，神明消灭，变为异物"，"厥身已毙"有可能指到了厥阴，人死后身体冰凉，"神明消灭"。按照无神论的说法，人死之后"神"就没有了。"变为异物"，"异物"指什么呢？我们不知道。后面越说越离奇，"幽潜重泉，徒为啼泣"。人死都死了，还跑到地下好多层，在有泉水的地方（黄泉）哭。读这些文字，不是无神论者能够写出来的。后面又讲"遇灾值祸，身居厄地，蒙蒙昧昧，蠢若游魂"。又讲"夫天布五行，以运万类，人禀五常，以有五脏"，这是讲天人相应。"经络府俞，阴阳会通"，这句比较难讲，我们说"天应星、地应潮"，我们在一路健康 APP"国学通讲"讲过潮汐，讲过地应潮，没有讲过天应星。什么是天应星呢？人身上的星星是我们的穴位，是按时间开放的，符合子午流注的说法，这个开放时间与天上的天体运行规律相对应。再往后讲"玄冥幽微，变化难极"，这句话不是讲活人了。"夫欲视死别生，实为难矣！"如何视死别生？按照序的说法，找你看病的人，一个人坐下来有可能有两三个"人"旁观。可见，这个序不是一个无神论者写的。最后讲"余宿尚方术，请事斯语"。

有的人说张仲景写不出这样的序，所以认为序是假的。但是，如果读了《六经标本阴阳诀》就会发现，张仲景从麻黄汤就开始写"神神鬼鬼"的事情，一直写到乌梅丸。从这个角度讲，我个人更倾向于序是张仲景写的，是《伤寒杂病论》的原序。当然，我们学习中医要批判地吸收，去除糟粕，吸取精华。但是大家可以看到，在《伤寒杂病论》里面，在六经辨证的基础上，还有用很多常规方法不能理解的内容。

二、疾病模型

现在我们主要讲《伤寒杂病论》世间法的内容，讲疾病模型。中医、西医的疾病模型有很大的区别。西医的每个疾病都有疾病模型，这些疾病模型可使我们对疾病的发生、发展、转归，有一个准确的判断。来了一个病人，大概能够知道是几期，生存期有多长，疗效反应会怎么样。西医侧重于对因治疗，而中医一般认为是辨证论治，针对人体对疾病的病理生理应答，强调不同的人有不同的证，从而进行治疗。这就使我们忽略了疾病是有模型的，只有在脑海中深刻掌握了疾病的模型，才能对疾病的发生、发展与转归有明确的判断，而不是只看到此时此刻的证。

1. **西医疾病模型**。如何掌握疾病模型呢？中医与西医的疾病模型不一样，西医有一个共同的模型叫五衰——心衰、肺衰、肝衰、肾衰、胃肠衰，其他的疾病模型基本是一个疾病一个模型，或者一类疾病一个模型。而中医的疾病模型是高度概括的，它不是针对疾病病因做疾病模型的划分，更多的是针对疾病的病理生理应答模式，对疾病划出了不同的模型，这也是中医以简驭繁的一个手段。

2. **中医疾病模型**。中医常见的疾病模型有六经辨证、脏腑辨证、卫气营血辨证、三焦辨证、八纲辨证。严格讲，八纲（表、里、虚、实、寒、热、阴、阳）辨证不属于疾病模型的范畴，它是对疾病的病性进行判断。三焦辨证辨的是病势，病势向上还是向下。比较常用而完备的疾病模型主要是六经辨证和脏腑辨证。通常认为，脏腑辨证源于宋代钱乙的《小儿药证直诀》，我个人认为脏腑辨证源于《金匮要略》。《伤寒杂病论》的六经辨证偏重于外感病、急性病，也可治疗内伤病；脏腑辨证更偏重于慢性病，包括器质性疾病。张仲景原书没有把六经辨证和脏腑辨证截然分开，先讲了四逆汤，然后讲肾气丸，大家可参看我们的《重订伤寒杂病论》。只是王叔和整理《伤寒杂病论》时分出了《伤寒论》和后世的《金匮要略》，把六经辨证和脏腑辨证明确地分开了。其实，张仲景是将其整合在一起的，因为经络连着脏腑，三阳为腑，三阴为脏。

3. **六经传变**。从《吴述伤寒杂病论研究》讲的六经传变，可看到中医对疾病模型的认识（彩图1）。这是中医认识疾病的一个基本模型，在这个模型上六经辨证与脏腑辨证、三焦辨证、卫气营血辨证完全是通的。比如，太阳、少阳属于上焦，阳明、太阴属于中焦，少阴、厥阴属于下焦；太阳属卫，阳明属气，少阴、厥阴属营和血。为什么卫气营血辨证没有少阳、太阴呢？因为卫气营血辨证治疗的是温热病，温热病本身是热邪，不经过少阳火化；太阴的标本决定了太阴从本无热证，卫气营血辨证治的是温热病，所以没有少阳和太阴两条经。详细地讲，伤寒变为阳明之前，伤寒化火要经过少阳的火化，所以多了一条少阳经。因为太阴无热证，伤寒化火传到阳明之后，直接传到了少阴。暑天的太阴病，比如清暑益气汤证，那是太阴与阳明同病。卫气营血只有太阳、阳明、少阴、厥阴，这是由病的特征决定的。脏腑辨证也在六经里面，三阴为脏，三阳为腑，太阴肺脾、少阴心肾、厥阴肝。

首先要认识疾病模型的一个基本特征：各种性质的疾病在六经里有一个传变的过程，而传变的过程取决于病性。比如，伤寒可通过太阳传少阳，少阳火化后传阳明，传到阳明之后，若热证继续传少阴、厥阴；若阳明热退后是个虚证，则传太阴、少阴、厥阴。温病可直接从太阳传阳明，然后传少阴、厥阴。伏邪可从少阴外发于少阳，少阳在外是太阳，在里是阳明；伏邪也可从少阳内陷，陷入少阴，出现种种逆证。只要有了这个疾病模型的观念，就会理解《伤寒论》所讲的知识，也可理解疾病的各种变化。比如，可知道什么病要传少阳，传到少阳经有几种转归。疾病传到了少阳，要么传阳明，出现急性的热证；要么"见肝之病，知肝传脾"传到了太阴；要么陷入少阴，出现外感病的逆证，如发生心肌炎、肾小球肾炎等疾病。当明白了这些基本的转归，临床看到一个少阳病，就会知道下一步要么是阳明，要么是太阴，要么是少阴。"实则阳明，虚则太阴"，如果患者体质很壮实，少阳病不缓解，大部分传到阳明；如果患者体质较虚，大部分传到太阴，比如柴胡桂枝干姜汤证。这是疾病传变的基本规律，一旦认识了基本规律，就可知道疾病下一步的变化，治疗也简单、直接。

三、截断法

1. **五大传变方式**。疾病的传变有五大传变方式、四大基本规律。五大传变方式是循经传、越经传、枢机传、表里传和开阖传，详见《吴述伤寒杂病论研究》。

2. **四大基本规律**。是讲寒、热、郁、伏4种体质的人，可影响疾病的传变。

寒体人的疾病传变规律是伤寒的传变模式：太阳—少阳—阳明—太阴—少阴—厥阴。

热体人的特点是不经过少阳火化，类似发生温病时可不经少阳，直接传到阳明。因为"少阳之上，火气治之"，寒邪化热需经少阳火化，热邪可不经少阳直接传到阳明，到阳明之后，太阴无热证，故传少阴再传厥阴。

郁体人是木行人，疾病的传变特点是从太阳传少阳，"见肝之病，知肝传脾"，不经阳明而传入太阴（如柴胡桂枝干姜汤证），然后传入少阴，最后传入厥阴。比如，患者刚开始是无黄疸性肝炎，以为是感冒，过些天发生黄疸，变为少阳病；再过几天传太阴，慢性肝炎腹胀、不能食，表现为柴胡桂枝干姜汤证；然后传入少阴，生殖器萎缩、乳腺发育；最后到厥阴，发生肝昏迷、抽搐、死亡。这是慢性肝病的基本转归，是疾病发生、发展的过程。西医讲一般的慢性肝病有几个发展阶段：急性的无黄疸性肝炎—黄疸性肝炎—慢性肝炎—肝硬化—肝衰竭。六经传变可与西医疾病的发展阶段相对应，太阳病时，刚开始是急性无黄疸性肝炎；发生黄疸，出现少阳的体征；到太阴，则为慢性肝炎；到少阴，雌激素灭活障碍导致生殖器萎缩，发展为肝硬化；再到厥阴，出现肝昏迷、抽搐、死亡，这是一个基本的规律。

伏邪与通常的六经传变不同，初感从太阳传少阳，陷入少阴，形成伏邪，然后再从少阴转出少阳。

这4种疾病传变的类型，前三个是基本的传变规律，讲新感如何一步步往里传变，最后一个是伏邪的传变过程。慢性肝炎、肝硬化也是伏邪，从太阳传少阳，传太阴，传少阴，也可以随时从少阴转出少阳，导致慢性肝炎的急性活跃。不仅是肝病，其他疾病的传变规律基本都是这4种类型，只是每个疾病有自己的特征，在某一条经发展的时间比较久，影响了疾病的转归。大家只有了解了疾病模型，才知道太阳传少阳是柴胡桂枝汤证，传到少阳之后是小柴胡汤证，再往里传，实则阳明要开大柴胡汤，虚则太阴要开柴胡桂枝干姜汤。根据患者的体质，可预知下一步会传到哪一条经，可能会使用什么处方。

3. 咽喉截。疾病从太阳传到少阳，传到少阳为半表半里，由咽入里，正常的疾病转归是传入阳明或是传入太阴，热病传入阳明，虚寒体质传入太阴。有一个转归是温病的一个特征：由少阳陷入少阴，形成伏邪。比如，细菌性心内膜炎、病毒性心肌炎、肾小球肾炎、肾病综合征、红斑狼疮、风湿性心脏病等，都是这个规律。这些病发作时首先是嗓子疼。一个红斑狼疮患者说："大夫，我这两天嗓子不舒服，嗓子疼。"这说明患者的狼疮可能活跃了。这是疾病的基本转归，病在少阳，不外乎传阳明、太阴或者少阴。

4. 开合截。 了解了疾病模型有什么好处？我们随便举个例子，阳明病白虎汤证是大热、大汗、大渴、脉洪大，"其背恶寒者，加人参"叫白虎加人参汤。如果了解疾病模型，就会知道哪些人易出现白虎加人参汤证。《伤寒论》讲麻黄汤证传入阳明，用白虎汤；桂枝汤证发汗后传阳明，用白虎加人参汤而不用白虎汤。因为桂枝证是脾虚之人，脾虚之人外感传入阳明发生急性炎症，应是白虎加人参汤证。如果误用了白虎汤，患者热退之后，腹胀、不欲饮食、大便稀溏，会出现太阴的理中丸证。

5. 表里截。 太阳与少阴同病：麻黄细辛附子汤、桂枝加附子汤。厥阴转出少阳，少阳陷入厥阴：蒿芩清胆汤、青蒿鳖甲汤、白通加猪胆汁汤。

四、形、气、神与病、证、症

在疾病模型的基础上，中医还讲形、气、神与病、证、症的关系（彩图 2）。只有有了疾病模型的思想，才能把病、证、症与形、气、神有机地统一起来。比如，六经辨证首先辨病，辨病发何经——太阳病、少阳病、阳明病、太阴病、少阴病、厥阴病；然后再辨是形质病、气化病，还是神志病，六经各分形质病、气化病、神志病，也就是辨器质性疾病、功能性疾病和精神性疾病；然后再辨证——在经、在腑、寒化、热化（彩图 3）。

这是一个基本的规律，可运用到临床各科的疾病。这个规律简单，而且不易出现本质性的错误。比如，至少要知道便秘是由肠癌引起的，还是习惯性便秘；至少要知道咳嗽是肺癌引起的，还是慢性支气管炎的急性发作。

太少两感证的形、气、神，功能性疾病用麻黄细辛附子汤；器质性疾病，治疗乳腺增生、乳腺癌等，可用阳和汤；神志病，治疗精神分裂症（外感病容易诱发精神分裂症），可用防己地黄汤。

可见，六经辨证首先辨病，根据《伤寒论》六经为病脉证提纲来辨，原文一共 6 条，加上补充条文共十几条，要把这些条文背熟。然后再辨证，辨在经、在腑、寒化、热化。

五、从感冒看六经模型

举个例子，我们看一下急性上呼吸道感染与六经有什么关系（彩图4）。这是最简单的一个病——感冒，感冒也经常会死人。急性上呼吸道病毒感染之后的表现，在五官科属于急性鼻炎的范畴。这是太阳病，常见的是麻黄汤证和桂枝汤证。太阳在经分麻黄汤证与桂枝汤证，都可出现感冒后的急性鼻炎，其中体质壮实之人，感冒后容易出现麻黄汤证，脾虚之人，感冒后容易出现桂枝汤证。如果急性鼻炎、急性上呼吸道感染不是普通的病毒感染，而是疱疹病毒和EB病毒感染，此时可用麻杏苡甘汤。

麻黄汤证和桂枝汤证能够出现两个问题，第一个是五苓散证，中医讲是膀胱蓄水，西医讲是感冒继发肺炎支原体感染，最常见的是五苓散证。有的人感冒之后咳嗽总不好，去做检查，嗓子没问题，不是咽炎，胸片、CT都正常，也没有肺部大面积的浸润，血象也正常。这种人往往舌淡多津，是五苓散证。如果细心去查支原体，往往会发现有肺炎支原体感染。五苓散是治疗肺炎支原体感染的一个特异性处方，只要病原体是肺炎支原体的感染，那么用五苓散有特殊的疗效。肺炎支原体感染的人，一般是消化功能不好，免疫功能低下，在病毒感染以后继发肺炎支原体感染。本来是个感冒，之后一个月还在咳，病人也很痛苦。

第二个是有的感冒合并腺病毒感染，也可以引起鼻炎。腺病毒感染之后，容易诱发出血性膀胱炎和脑膜炎，这就是有的人治感冒把人治死的常见原因。腺病毒感染诱发的出血性膀胱炎和脑膜炎，是《伤寒论》讲的"其人如狂，血自下，下者愈"，这是桃核承气汤证。大家如没遇到过，去看西医内科学，讲了感冒之后会出现哪些情况，哪些是支原体感染，哪些是腺病毒感染。大家一定要警惕，如果患者感冒是腺病毒感染，刚开始流鼻涕、打喷嚏、头疼、发烧，表现为急性鼻炎的症状，几天之后尿血，然后脖子硬、不舒服、抽搐，则出现了由腺病毒感染引起的脑膜炎。如果治疗不当，患者会死亡。有的人不理解《伤寒论》的桃核承气汤条文，因为他们没见过腺病毒感染的症状。现在来中医门诊就诊的大多是慢性病患者，稍微严重的患者都进住院部，甚至不到中医的住院部，直接去看西医了，所以很多疾病门诊见不到。这个病临床上是能见到的，去医院的急诊部门就能见到。

这些病的病原体不一样，五苓散证最常见于支原体感染，桃核承气汤证是腺病毒感染的一个常见证型。如果是疱疹病毒、EB 病毒感染，常表现为麻杏苡甘汤证。因为 EB 病毒感染的特点是夹湿，舌苔厚腻，疱疹病毒起水疱，属于中医讲的白痦。这就是感冒在太阳病时，不同的病原微生物在急性鼻炎的基础上，会有不同的表现特征。

从太阳病传到少阳病。感冒刚开始是急性鼻炎，先流清鼻涕、打喷嚏，两天后变成急性咽喉炎，开始嗓子肿痛。这是继发了细菌感染，出现了扁桃体炎。大家一定要记住：急性咽喉炎容易继发中耳炎和虹膜睫状体炎。急性咽炎之后，过段时间耳朵痛、听不见声音，这是因为咽鼓管有个开口，细菌可以沿着它到中耳，发生急性中耳炎，导致耳朵听不见，两耳无所闻。还可以同时伴发虹膜睫状体炎，导致眼睛红。这是中医讲的"少阳之为病，口苦咽干目眩也"，属于少阳病。感冒之后听力不好、重听，甚至发生急性中耳炎的，这在临床上很常见，只是有的医生看门诊时不留意，或者是看不到严重一点儿的病。

在少阳病会出现几种转归，一种是继发扁桃体炎以后，发生细菌性心内膜炎或急性肾小球肾炎。患者前几天嗓子痛，过几天就心慌、冒汗，出现心律不齐，发生了急性心肌炎或心内膜炎。另一种情况，前几天嗓子痛，过两天脚肿了，多见于小朋友。为什么门诊看不见呢？患者脚都肿了不来门诊看了，去看肾内科了。心内科、肾内科医生遇见这种情况，反复发作治不了的，会建议患者摘除扁桃体。这两种情况在中医是少阳陷入少阴，变成了伏邪病。正常情况下，从少阳传到阳明，表现为白虎汤证和承气汤证，其中急性炎症反应大热、大渴、大汗、脉洪大用白虎汤，便秘用承气汤。麻杏石甘汤也属白虎汤证，因为有气促等呼吸道的症状，所以加了麻黄。后世用麻杏石甘汤时，有的加知母。

传到阳明病有两种转归，急性炎症反应之后，若炎症治愈，体质虚弱气虚之人会出现太阴病的症状，比如痞证。患者本身胃肠功能就弱，用了发汗的药物会抑制胃肠道的蠕动，出现半夏泻心汤证、厚朴生姜半夏甘草人参汤证。这是因为感冒抑制胃肠道的蠕动，产生了痞证。还可以出现小陷胸汤证，因为感冒抑制胃肠道蠕动，导致胃肠道的压力增高，出现腹胀满、食物反流，反流刺激导致反流性食管炎的急性发作，中医称之为小陷胸汤证，其实是由于感冒抑制胃肠道蠕动导致的。另外，外感还可诱发慢性阻塞性肺病。慢性支气管炎、肺气肿的患者感冒之后，导致慢性支气管炎、肺气肿的急性发作，这是厚朴麻黄汤证。这种患者还可由外感合并胸水。胸水通常多见于肺癌、肺结核和特发性胸膜炎，还有一种是在肺炎的基础上合并胸水。有一次，我父亲就是这样，第一天晚上觉得冷，第二天早上觉得感冒了，不想下床，躺到中午，咳嗽得很难受，到晚上胸部一侧鼓起来了。他是医生，马上就知道大事不妙，赶快去抽胸水，抽出来的都是血性胸水。血性胸水是肺癌的可能性大，基本上可确诊肺癌。但是，最后确诊为急性肺炎，两周以后就好了，虚惊一场。急性胸水、血性胸水大量生长一般都考虑是恶性肿瘤，但他这个恰恰是肺炎，两周好了，也很幸运。

阳明病持续发烧，耗竭肾上腺皮质激素，导致肾上腺皮质功能的紊乱，会出现两个改变：一个是肾上腺皮质的昼夜节律被打破，中医叫作阴虚；一个是肾上腺皮质的功能处于低水平，中医叫作阳虚。前者表现为知柏地黄汤、百合汤之类的症状；后者是四逆汤证，若合并心衰则是真武汤证。

如果疾病到了少阴，出现肾上腺皮质功能耗竭之后仍未缓解，随后会出现休克。休克是厥阴病的厥热胜复，休克之后体温若不回升，持续厥冷，患者就会死亡。

这就是疾病转归的一个基本过程，若没有六经辨证的思想，可能连感冒都治不好，遇到棘手的疾病，很可能会有医疗纠纷。一个人感冒两三个月后还在咳，很多人不知道这种患者需要开五苓散。为什么？慢性支气管炎能被感冒引起急性发作，发作以后，可进入慢性支气管炎迁延期。慢性支气管炎的迁延期也是咳一两个月都不好，常见的比如小青龙汤证。但是，这与五苓散证的咳截然不同。都是感冒之后咳两个多月，一个是支原体感染的五苓散证，一个是慢性支气管炎迁延期，痰液清晰如水的可用小青龙汤。有的人感冒好了，胃灼热（烧心）、心下疼，这是感冒抑制胃肠道蠕动，诱发了胃食管反流病，这是贲门炎，是小陷胸汤证。可见，知道疾病传变的规律，再看疾病是简单的。否则，每天都在辨证，看到的疾病是孤立的片段，一定想不到贲门炎与感冒有关系；

见到少阳体质的患者也想不到会出现急性肾炎、肾小球肾炎。

　　一个普通的感冒，普通人寒邪外感，用麻黄汤；如果外感好了，痰仍多清稀如水，可用小青龙汤。慢性支气管炎的急性发作，用厚朴麻黄汤、小青龙汤化裁都可以，但厚朴麻黄汤更周全；慢性支气管炎的迁延期，痰多清稀如水的用小青龙汤更有力。到了肺气肿，在《伤寒杂病论》里用小青龙汤加石膏汤、越婢汤；到了肺心病，用续命汤。大家会发现中医的一些共同的特征，治疗这些疾病，除了麻黄汤证是正常人感受寒邪，化热需经过少阳，其他处方都用了石膏。明明是太阳病，为什么会用石膏呢？大家慢慢去体会。

　　有一位老师问过我一个问题，临床上如何区别小青龙加石膏汤证和厚朴麻黄汤证？什么时候用小青龙加石膏汤？什么时候用厚朴麻黄汤？小青龙加石膏汤证偏重于咳痰清稀，以白色泡沫痰为主，而厚朴麻黄汤偏重于有喘。气紧比较明显的，用厚朴麻黄汤；咳痰如水样，用小青龙加石膏汤。它们共同的特征都是到了阳明传为白虎汤证。到了阳明病之后，出现两种转归，一种是阴虚之人用玉女煎、百合地黄汤、麦门冬汤、竹叶石膏汤；一种是气虚之人用白虎加人参汤，以至于后面的连理汤、理中丸，热退以后可表现为理中丸证。如果持续发烧引起大便秘结，叫作阳明腑实证，用宣白承气汤，往下传为小承气汤证—大承气汤证—死亡，这是一个传变过程。如果白虎汤证伴有阴虚，热退之后，抑制胃肠道的功能，导致胃肠道功能紊乱，可用麦门冬汤；如果出现糖皮质激素耗竭，用百合地黄汤，因为百合地黄汤能够调节激素水平。如果白虎汤证伴有气虚，气虚热一退，则为理中丸证。如果气阴两虚，则是竹叶石膏汤证。

　　感冒之后，后期的症状如果没有得到及时纠正，可以改变患者的体质。有的明明是麻黄汤证，经过一次严重感冒之后，以后感冒就变成了桂枝汤证，变成了一个脾虚的人。这与医生的治疗不完善有关系。

六、六经解热法

　　我们在《吴述伤寒杂病论研究》讲过六经解热法（彩图5），明白解热法之后，就能了解疾病模型对于疾病治疗的意义。发热在三阳是外感发热，在三阴是内伤发热。在三阳，太阳的解热镇痛药是桂枝，麻黄能够增加桂枝的疗效，再加一味有皮质激素样作用的甘草，就是麻黄汤。方中的杏仁是针对呼吸道症状的咳嗽，类似止咳片。麻黄汤治的是恶寒发热，为什么会表现为恶寒发热？呼吸道黏膜病毒感染之后，诱生干扰素和肾上腺素分泌增加，导致恶寒发热。这是太阳病的外感发热，治疗用一味解热镇痛药桂枝，加一味增强桂枝疗效的麻黄，再加一味有皮质激素样作用的甘草，就组成了麻黄汤。

少阳病发热的解热镇痛药是柴胡，以前有个柴胡注射液，用来退烧。协同增强柴胡疗效的药物是黄芩，再加有皮质激素样作用的甘草，就是小柴胡汤的构架。木克土，小柴胡汤加了半夏，加了人参、大枣、生姜增强补气的功能，以托邪外出。小柴胡汤治疗的是寒热往来，一会儿发冷一会儿发热，这是继发细菌感染的毒血症和菌血症。菌血症可做细菌培养，毒血症无法做细菌培养，它是细菌内毒素入血（LPS），表现为一会儿冷一会儿热，这是少阳病。

阳明病的特点是持续地发烧，退烧药是石膏，加一个协同增效的药是知母，再加甘草，就是白虎汤。白虎汤中有粳米，之所以用粳米，是因为石膏难溶于水，加粳米能使石膏的有效成分更好地溶出，同时也有补充能量的作用。阳明病的发热是但热不寒的持续炎症，是白细胞介素2诱导的全身炎症反应。

三阳的处方配伍较简单，在太阳时有呼吸道症状咳嗽，加一味止咳片（杏仁）；在少阳时正邪相争，加人参、生姜、大枣；在阳明时加粳米，帮助石膏溶出。

三阴的发热，太阴气虚生大热，主要用甘草退太阴之热，用黄芪增加甘草的疗效，这就是黄芪建中汤法、补中益气汤法。中医讲甘温除大热，黄芪建中汤、补中益气汤都可以退烧。

少阴病的发热用细辛，以附子助细辛，有表证配麻黄，则是麻黄细辛附子汤；有里证配大黄，则是大黄附子汤。

厥阴病的发热用乌梅，厥阴热化用黄连配乌梅，厥阴寒化用花椒配乌梅，代表方剂分别是温病的连梅汤、椒梅汤。治疗厥阴病的发烧，简单的办法是用乌梅泡黄糖，也能退烧。

由上可看到这些知识都是套路，如有疾病模型的思想，治病有套路，看病就不那么辛苦，对疾病的转归、方剂的配伍会更加清楚。

七、六经病的主要表现

太阳病更多地表现为上呼吸道病毒的感染，可以伴随水液代谢紊乱与凝血状态紊乱。呼吸道病毒的感染，若是体质壮实之人是麻黄汤证，体质偏虚之人是桂枝汤证，合并水液代谢紊乱则是五苓散证，合并凝血功能紊乱则是桃核承气汤等膀胱蓄血证。这就是太阳病的伤寒、中风、蓄水、蓄血4个证。

少阳病的本质特点是继发细菌感染，出现口苦、咽干、目眩、两耳无所闻，这是小柴胡汤证。同时，可合并边缘系统的功能紊乱，由边缘系统影响肌肉系统，这是四逆散证。我们在"中医生理学"课上讲过少阳的特点，讲过肝的特点与边缘平滑肌系统。下文，我们将结合条文，详细讲边缘平滑肌系统对少阳病的影响。

阳明病主要是炎症反应，局部的炎症反应以栀子为主药，代表方为栀子汤诸方；全身炎症反应综合征——大热、大渴、大汗、脉洪大，这是白虎汤证的特点；炎症反应抑制胃肠道蠕动出现便秘，则用承气汤诸方。这就是阳明病，分为在经、在腑。

太阴病的特点表现为消化吸收功能紊乱和免疫功能低下。"腹满而吐食不下，时腹自痛，自利益甚"，这是消化吸收功能紊乱，属太阴病。同时，可合并免疫低下。因为吸收和腺体分泌有关，所以太阴病常见腺体分泌紊乱，比如下利。太阴病篇将作详细讲解。

少阴病的特点是内分泌紊乱，下丘脑-垂体-肾上腺轴的节律紊乱表现为少阴阴虚，水平低下表现为少阴阳虚。在下丘脑-垂体-肾上腺功能紊乱的基础上，可合并肾功能异常，出现水肿、腰痛等症状。

厥阴病表现为休克和边缘系统功能紊乱。休克是我们讲的厥热胜复、厥阴冲逆等，这些都是边缘平滑肌系统的功能紊乱。举个例子，吴茱萸汤治干呕、头痛、吐涎沫。为什么会干呕？合并胃痉挛。厥阴病的头痛合并胃痉挛，总是恶心想吐，伴有血管神经性疼痛，可以感觉到脉搏的搏动，这就是边缘平滑肌系统的功能紊乱。再比如，大建中汤证"上冲皮起，如有头足"，这是伴有肠道肌肉的痉挛。肠梗阻以后导致肠道肌肉痉挛形成肠形，可看到"上冲皮起，如有头足"。

我们讲的六经传变既有外感，也有内伤，还有外感诱发的内伤。外感和内伤的关系比较复杂，《伤寒杂病论》本身是不分伤寒和金匮的。汇通总论是重新温习其他课中讲过的内容，目的是让大家建立疾病模型的基本思想，然后从太阳病开始讲伤寒汇通的具体知识。如此可把大家学过的东西重新回忆起来，否则这些知识分散在各本书中，难以整合起来。

第二章　太阳汇通（上）
太阳本证

太阳病分了上、中、下三篇：上篇是太阳本证，中篇是太阳兼证，下篇是太阳类证。太阳本证讲一个普通人得了太阳病，会是怎样的表现；太阳兼证讲体质异常之人得了太阳病，会是什么表现；太阳类证不是太阳病，但是表现类似太阳病。发热、恶寒、头疼是感染的前期症状，可以是急性上呼吸道病毒感染，也可以是其他感染的前期症状，需要与太阳病相鉴别。临床误治基本都是太阳类证，明明不是感冒，却把它当成感冒治疗，甚至可能导致患者死亡。

太阳本证是正常人得了太阳病的表现，有 4 个基本的证：伤寒、中风、蓄水、蓄血。其中，伤寒、中风我们称之为太阳在经，蓄水、蓄血称之为太阳在腑。中医讲足太阳是膀胱经，与膀胱相关，太阳蓄水、蓄血也与膀胱相关，所以叫太阳在腑。伤寒、中风是发生在体表的症状，是胸腹腔以外的症状，所以归在了太阳在经。

一、太阳脉证提纲

重订 3 条：太阳之为病，脉浮，头项强痛而恶寒。（1）【先辨病，后辨证。】

重订 4 条：太阳病，发热，汗出，恶风，脉缓者，名为中风。（2）【辨证，虚。】

重订 5 条：太阳病，或已发热，或未发热，必恶寒，体痛，呕逆，脉阴阳俱紧者，名为伤寒。（3）【辨证，实。】

重订 6 条：太阳病，发热而渴，不恶寒者，为温病。若发汗已，身灼热者，名风温。（6）【温病，传染病及细菌感染。】

【太阳病的脉证提纲共有 4 条。第一条是"太阳之为病，脉浮，头项强痛而恶寒"。下面又分了太阳三证：伤寒、中风和温病。

我们先讲太阳病的本质，"太阳之为病，脉浮、头项强痛而恶寒"，浮脉是怎么出现的？因为肾上腺素分泌增加。肾上腺素的一个功能是使脉搏更表浅，使体表的动脉变得更表浅，随后通过动脉发热、汗出带走体温。当动脉更表浅时温度更高，出汗后，一蒸发就带走了体温。可见，在太阳病时，肾上腺素分泌增加，动脉变得更表浅，有助于出汗带走体温，这是人体的一个正常生理反应。

肾上腺素分泌增加有一个副作用：肾上腺素不仅使脉搏更表浅，还能够收缩血管。单纯的肾上腺素分泌增加会使血管收缩，导致患者恶寒。太阳病有个特点是怕冷，血管动脉更表浅以便散热，加上体温调节中枢上调，患者会觉得怕冷、战栗发抖。为什么发抖呢？因为骨骼肌产热，随后体温升高，然后再出汗。换言之，体温要上升必须产热增加，怎么才能产热增加呢？骨骼肌不停地收缩，产生更多的热量，患者就表现为发抖。麻黄汤证脉紧，为什么脉紧？也是因为感冒以后肾上腺素分泌增加，肾上腺素可导致外周血管收缩，血管的张力增加，所以摸着是紧脉。

太阳病除了肾上腺素分泌增加，还分泌干扰素。干扰素导致患者发烧和头项强痛。干扰素是我们体内抗病毒的一个细胞因子，大家若在肝病科工作过，会知道患者注射了干扰素可出现流感样症候群，这是干扰素的副作用。

人体感染病毒之后，主要出现干扰素引起的流感样症候群和肾上腺素分泌增加导致的脉浮和恶寒。我们看《伤寒杂病论》的条文："太阳之为病，脉浮"是肾上腺素分泌增加所致，"头项强痛"是干扰素所致，"恶寒"也是肾上腺素分泌增加所致。

单纯的肾上腺素分泌增加，可看到"太阳病，或已发热，或为发热，必恶寒，体痛，呕逆，脉阴阳俱紧者，名为伤寒"。肾上腺素分泌增加一定有"恶寒"。"脉阴阳俱紧"，这也是肾上腺素分泌增加所致。为什么体痛？这是干扰素引起的，大家若注射过干扰素就会知道，注射了干扰素之后一身疼痛，出现流感样症候群。机体感染病毒以后，会自动分泌更多的肾上腺素和干扰素去对抗病毒感染。由此可见，太阳病的核心特征就是重订3、5两条。

"太阳病，发热，汗出，恶风，脉缓者，名为中风。"大家要记住这一条，太阳病除了有肾上腺素、干扰素分泌增加导致的脉浮和流感样症候群，还可以伴体温调节中枢与自主神经功能紊乱。体温调节中枢的紊乱表现为发热，自主神经功能紊乱表现为汗出（交感神经兴奋增加）。这句话在说什么？有一些人，尤其是有的小孩一次严重感冒以后，总是发热汗出，这就是由于感冒导致的体温调节中枢紊乱。这种小孩本身就脾虚，身体瘦、面色白、不爱吃东西，发生感冒以后导致体温调节中枢的紊乱。这种情况成人也有，但多见于小孩。西医说是体温调节中枢紊乱，中医讲是外感引发的内伤。

太阳病还可伴有自主神经功能紊乱，交感神经兴奋增加，一天都在冒汗，比如更年期。重订3、5两条讲外感疾病，重订4条讲的是内伤，告诉大家内伤也可以表现为太阳病，桂枝汤证不仅是感冒，也可以是内伤。小孩感冒以后遗留发烧、消瘦、不欲饮食，可开桂枝汤；女性更年期，也有用桂枝汤的机会。】

二、太阳中风

桂枝汤证

重订 14 条：太阳病，头痛，发热，汗出，恶风，桂枝汤主之。（13）【中风辨证。】

重订 18 条：伤寒发汗已解，半日许复烦，脉浮数者，可更发汗，宜桂枝汤。（57）【桂枝汤本脉浮缓，若脉浮数而烦，发热则数，不见里热。】

重订 16 条：太阳病，外证未解，脉浮弱者，当以汗解，宜桂枝汤。（42）【弱为气虚，心脏收缩不足。】

重订 26 条：桂枝本为解肌，若其人脉浮紧，发热汗不出者，不可与之也。常须识此，勿令误也。（16）

【"太阳病，头痛，发热，汗出，恶风，桂枝汤主之"，这是辨太阳中风的基本脉证。

"伤寒发汗已解，半日许复烦，脉浮数者，可更发汗，宜桂枝汤。"后世中医讲的桂枝下咽，阳盛立毙，我觉得太夸张了。大家有没有误开过桂枝汤，是不是吃了立刻就死了？我好像没见哪个有热的人，吃了桂枝汤，下咽还没到胃，刚在食管人就死了。西医不理解中医在说什么，学西医的就会问，桂枝下咽，药在胃里吸收，刚咽下去还没到胃，还没吸收呢，人怎么就死了？中医有的表述不太客观，用的词语虽然很形象，但是太夸张了。而且就算是阳盛之人，还可用白虎加桂枝汤，也没见吃了立刻就死亡了。

桂枝汤证是脉缓，不是数脉，但是为什么"脉浮数"呢？为什么脉数也可用桂枝汤呢？因为发烧，"时发热，自汗出"，体温增加1℃，脉搏增加10次，发烧时脉可以数。"半日许复烦"，机体发烧时交感神经兴奋，心脏的输出量增加，患者首先会觉得心烦、心慌。小青龙汤条文讲烦躁加石膏，这也是交感神经兴奋，马上要发烧了。

"太阳病，外证未解，脉浮弱者，当以汗解，宜桂枝汤。""脉浮弱者"，弱是脉的力气不够，意味着心脏的收缩不足，收缩的力量不够，这就是中医讲的气虚。我们讲太阳病，凡是脉力不够的，都是有气虚。所以，桂枝汤证是一个气虚外感。

"桂枝本为解肌，若其人脉浮紧，发热汗不出者，不可与之也。常须识此，勿令误也。"这条讲桂枝有解肌的作用，也就是说与肌肉有关的疾病，可考虑用桂枝汤。后面，我们会详细讲与肌肉有关的疾病。可以考虑桂枝汤。】

桂枝汤

桂枝（去皮，三两）　　芍药（三两）　　甘草（炙，二两）　　生姜（切，三两）　大枣（擘，十二枚）

服已，须臾啜热稀粥一升余，以助药力。温覆令一时许，遍身漐漐，微似有汗者益佳；不可令如水流漓，病必不除。若一服汗出病瘥，停后服，不必尽剂；若不汗，更服依前法。又不汗，后服小促其间，半日许，令三服尽。若病重者，一日一夜服，周时观之。服一剂尽，病证犹在者，更作服。若汗不出，乃服至二三剂。

禁生冷、黏滑、肉面、五辛、酒酪、臭恶等物。【消化功能减退。】

【桂枝汤的服用方法在讲什么呢？桂枝汤用桂枝、芍药、甘草、生姜、大枣。服用之后要喝粥，然后把身体盖起来出汗，禁食生冷、黏滑、肉面、五辛、酒酪、臭恶等物。为什么桂枝汤证要禁食生冷、黏滑、肉面等物呢？因为桂枝汤证脾虚，感冒以后消化功能减退，所以不能吃油腻的食物。桂枝汤证的特点是脾虚外感，感冒之后肾上腺素分泌增加，抑制胃肠道的蠕动，消化吸收功能减退，不能吃油荤的食物，吃了不吸收、不消化。大家经常听到桂枝汤证的人感冒之后问："我忌啥？"因为是脾虚之人，可告诉他"少吃肉，不要吃生冷、不消化的食物"。】

桂枝的作用

第一解热，第二镇痛，第三镇静，第四扩张血管，第五增加心率（无热脉缓，发热脉数，芍药制之）。其中，解热、镇痛、镇静是一类作用，解热作用常伴有镇静、镇痛作用，类似于西医的解热镇痛药。桂枝的解热作用，比如桂枝汤治疗"时发热，自汗出"；桂枝的镇痛作用，比如感冒以后一身肌肉酸痛；桂枝的镇静作用，代表方剂是防己地黄汤；桂枝的扩张血管作用，代表方剂是当归四逆汤，治疗脉微细欲绝；桂枝增加心率，代表方剂是桂枝甘草汤，30g桂枝、10g甘草就能增加心率。既然桂枝增加心率，为什么脉数还能用桂枝呢？这种脉数是因为发烧，是一过性的，而且处方里还有甘草、芍药监制桂枝。桂枝证本是脉缓，发热时可见脉数，热一退脉又缓了。这是桂枝的5个基本作用，大家认识了桂枝的作用，就可以把《伤寒杂病论》中所有用桂枝的方套进去，都能够理解为什么配桂枝。

阿司匹林白糖米浆汤

阿司匹林：相当于桂枝、生姜。

白糖：相当于甘草、大枣。

米浆：啜热稀粥。

【我们家有个处方是阿司匹林白糖米浆汤，我父亲常用它治疗气虚感冒。给患者服用阿司匹林，然后喝一碗热米汤，里面放一勺白糖。喝完之后，盖上被子躺一会儿。服用方法与桂枝汤一样，见效也很快。阿司匹林起桂枝的解热镇痛作用，白糖类似大枣、甘草，米汤就是桂枝汤的啜热粥。原理是一样的，不外乎桂枝汤有甘草，发挥皮质激素样作用。其实，阿司匹林白糖米浆汤中也可以用2.5mg的泼尼松，也可以用生姜水。

桂枝汤用的桂枝是解热镇痛药；加了甘草来退烧，甘草中的甘草酸具有拟糖皮质激素作用；加了补气的药生姜、大枣，提高能量代谢。西医治疗感冒，补充葡萄糖也有助于减轻症状，桂枝汤中也加了生姜、大枣。

桂枝汤有个特殊的作用：其中的桂枝、芍药可调节自主神经的功能，可治疗自主神经功能的紊乱。】

桂枝汤的作用

大家可以发现，桂枝汤可以治疗以下几种情况。

第一，气虚外感，免疫低下的人出现气虚外感。桂枝汤既可治疗气虚外感，也可治疗感冒后导致的免疫功能低下。比如，小儿发生了一次肺炎，出院后不欲饮食，越长越瘦，长不高，面色㿠白，就可用桂枝汤。如果伴有淋巴结肿大，合上我们的验方肥儿散（山药、鸡内金、蜈蚣、天龙，详见《太湖验方》），这种小儿多表现为多汗、面色㿠白、腹胀、消瘦、不欲饮食。

第二，自主神经功能紊乱，我们叫作虚性亢进。桂枝汤可以治疗交感神经亢进的人，但是这种亢进是虚性亢进。交感神经的实性亢进，典型的是白虎汤证。白虎汤证大热、大渴、大汗、脉洪大，是交感神经功能的实性亢进，多是体质壮实之人。虚性亢进发在白天，白天发热、汗出，消瘦的，用桂枝汤；晚上发烧、汗出，消瘦的，用知柏地黄丸。桂枝汤证、知柏地黄丸证，都可表现为交感神经的虚性亢进。

举个例子，桂枝汤证的人多是白面郎君，有性欲，知柏地黄丸证的患者很多也有性欲，而且性冲动很频繁，但是时间很短，这就是《金匮要略》桂枝加龙骨牡蛎汤条文讲的精自出。桂枝汤证和知柏地黄丸证都能见到性冲动频率高，但是性冲动的强度不够、持续时间不够，从而出现早泄。这是因为患者的交感神经亢进，性冲动的频率正常，甚至高于正常，有的经常手淫，但是这种亢进是虚性的亢进，所以强度和持续时间不够。桂枝汤、桂枝加龙骨牡蛎汤可以治疗早泄，机制都是抑制交感神经的虚性亢进。

第三，体温调节中枢功能紊乱。体温调节中枢功能紊乱与气虚外感相似，感冒可诱发体温调节中枢功能紊乱。比如，小孩的中枢神经系统发育不完善，得了感冒或者肺炎，发热39℃，持续一周才退热。感冒好了之后，患者体温调节中枢的调定点可能上移，被移到了37℃或38℃，所以每天都要发几次烧、出几次汗，孩子也消瘦、不想吃东西。为什么多见于小孩？因为小孩的中枢神经系统发育不完善，容易受外界因素的影响。

第四，解除肌肉的痉挛。桂枝具有解肌的作用，治疗肌肉的痉挛可用桂枝汤。少阳、厥阴病可引起边缘平滑肌系统的问题，桂枝汤也可以解肌。

阴阳-荣卫-气血-男女

自主神经系统功能紊乱表现为交感神经亢进，如果实性的交感神经亢进发生外感疾病，表现为大热、大渴、大汗、脉洪大，此为持续的炎症反应，是白虎汤证；虚性的交感神经亢进，白天发热、汗出、消瘦是桂枝汤证；晚上发热、汗出、消瘦是知柏地黄丸证。白天选用桂枝汤—桂枝加龙骨牡蛎汤—小建中汤（当归建中汤、黄芪建中汤等）—二加龙牡汤；晚上用知柏地黄丸。假如分不清是知柏地黄丸证还是桂枝汤证，可合用，合用则是李东垣的当归六黄汤，方中的黄芪取法于桂枝汤退热、黄柏取法于知柏地黄丸退热。

副交感神经亢进是什么样子呢？"少阴之为病，脉微细，但欲寐"，经常打瞌睡的是副交感神经亢进，可用麻黄附子甘草汤。

一位中国台湾的微信群友问我："老师你知不知道麻黄细辛附子汤、麻黄附子甘草汤能够治疗同性恋？"我说："是啊，《黄帝内经》就讲了'阴阳者，血气之男女也'。"如果男人像女人一样，可用麻黄附子甘草汤化裁。但是，如果是真同性恋，则效果不好，因为先天决定了他的染色体出现异常；效果好的是对后天因素引起的假同性恋者。

我们的《吴述伤寒杂病论研究》讲方法，《吴述重订伤寒杂病论》讲知识，《吴述伤寒汇通》讲返璞归真，回到中医最基本的理论，不要弄得那么复杂。这本书就是让大家回到中医最基本的理论上去，弄明白了就知道怎么治了。比如，治疗虚性兴奋，为什么白天用桂枝汤、晚上用知柏地黄丸呢？还是阴阳的问题，《黄帝内经》讲"阳在外，阴之使也；阴在内，阳之守也；凡阴阳之要，阳密乃固"。桂枝汤证的特点是阳浮阴弱。为什么会阳浮阴弱呢？因为"阴在内，阳之守也"，出现虚阳外越。而这个虚阳外越是阵发性的，本身不是阳气有余，而是虚阳，热不发仍是气虚，只是因为阴不足导致阳气外浮。所以，"阳浮而阴弱，阳浮者热自发，阴弱者汗自出"，这是桂枝汤证的一个基本机理。中医把阳浮阴弱讲得很复杂，西医看就是自主神经系统功能紊乱，交感神经的虚性亢进。

中医讲卫气是怎么来的？心阳出于瞳孔，周行全身就是卫气。西医认为，免疫系统的免疫细胞，通过心脏的体循环运输到身体的各个部位。决定心脏体循环的一个核心环节是肾上腺素，肾上腺素决定了心脏的输出量。随着肾上腺素分泌的增加，心脏的输出量就会增加。具体的机理，我们在后面详细讲。

当归建中汤证

重订 490 条：《千金》内补当归建中汤：治妇人产后虚赢不足，腹中刺痛不止，吸吸少气，或苦少腹中急摩痛，引腰背，不能饮食。产后一月，日得服四五剂为善，令人强壮宜。（金匮·妇人产后病篇）

当归建中汤

当归（四两）　桂枝（三两）　芍药（六两）　生姜（三两）
甘草（二两）　大枣（十二枚）

上六味，以水一斗，煮取三升，分温三服，一日令尽。

若大虚，加饴糖六两，汤成纳之，于火上暖令饴消，若去血过多，崩伤内衄不止，加地黄六两，阿胶二两，合八味，汤成纳阿胶，若无当归，以川芎代之，若无生姜，以干姜代之。

【当归建中汤条文后讲："若去血过多，崩伤内衄不止，加地黄六两，阿胶二两。"这句话在讲桂枝汤证的荣弱卫强，这一套路的疾病都是发烧、消瘦、面色㿠白。不管当归建中汤、黄芪建中汤、桂枝加龙骨牡蛎汤、桂枝汤等全都是一个套路。当然了，如果当归建中汤证的人性生活时间很短，加龙骨、牡蛎收敛，那就是桂枝加龙骨牡蛎汤证的路子。为什么不能在当归建中汤里加龙骨、牡蛎呢？只要明白其中的道理，一样可以的！临床上，患者是个当归建中汤证，如果他说："哎呀，医生我还有个问题，我性生活时间短。"处方给加上龙骨、牡蛎，这说明你的《伤寒杂病论》学活了。否则，条文是死的，你到临床一看病，

啥都不会呀！】

温经汤证

重订 634 条： 问曰：妇人年五十所，病下利数十日不止，暮即发热，少腹里急，腹满，手掌烦热，唇口干燥，何也？

师曰： 此病属带下。何以故？曾经半产，瘀血在少腹不去。何以知之？其证唇口干燥，故知之。当以温经汤主之。（金匮·妇人杂病篇）

温经汤

吴茱萸（三两）　当归　川芎　芍药（各二两）　人参　桂枝　阿胶　牡丹皮（去心）　生姜　甘草（各二两）　半夏（半升）　麦门冬（一升，去心）

上十二味，以水一斗，煮取三升，分温三服。

亦主妇人少腹寒，久不受胎；兼取崩中去血，或月水来过多，及至期不来。

【温经汤治不孕、月水过多，及至期不来。】

【"暮即发热""手掌烦热"，这是不是开始发烧了？是不是桂枝汤证的"时发热"？"少腹里急，腹满……何也？师曰：此病属带下。何以故？曾经半产，瘀血在少腹不去。何以知之？其证唇口干燥，故知之。当以温经汤主之。"温经汤治什么病？"亦主妇人少腹寒，久不受胎；兼取崩中去血，或月水来过多，及至期不来。"温经汤是个什么方？它就是桂枝汤加了些养血和散寒的药物。温经汤以桂枝汤为基础，"其人内有久寒"加吴茱萸、生姜，血虚加当归、川芎、阿胶，一样是桂枝汤的套路。临床用桂枝汤证治疗妇科疾病，如果患者肚子凉，加吴茱萸，血虚加当归、川芎、阿胶等药。这样你开的桂枝汤就可以变化了，完全可以效仿温经汤去变化你的处方。

我们没必要把《伤寒杂病论》的处方孤立起来，当归建中汤可以加龙骨、牡蛎，桂枝汤也可以加吴茱萸、当归、川芎、阿胶。当然，桂枝汤加吴茱萸、当归、川芎、阿胶肯定不是用来治感冒。感冒时不欲饮食，桂枝汤证忌食油荤，阿胶属于油荤，难以消化，所以不能用阿胶。大家不要看到桂枝汤可以加阿胶，临床上遇到感冒的患者，也在桂枝汤里加 20g 阿胶。患者一吃不仅汗不出，而且肚子胀、不欲饮食，然后质疑桂枝汤可加阿胶吗？这不是一个事情啊！用桂枝汤治感冒时别照搬温经汤法。大家要把它学灵活了。阿胶的一个特点是抑制胃肠道蠕动，脾虚之人服用后易腹胀。感冒时，胃肠道的蠕动受肾上腺素分泌增加的影响，进一步被抑制，所以桂枝汤证的感冒患者不要吃油荤食物。】

桂枝汤证的望诊

望气：气色、营卫。㿠白。红黄隐隐，明润含蓄。男子面色薄者，主渴及亡血；卒喘悸，脉浮者，里虚也。

望形：桂枝证、土行人。

【桂枝汤证怎么望诊呢？这是传统中医的内容。望形可以望桂枝证和土行人。桂枝证是面白、皮细、毛孔纤弱，土行人是小脑袋、圆圆的。（注：《灵枢经》讲的土行人"圆面大头"为脾虚湿盛之人，此处土行人"圆面小头"为小建中汤证的虚劳之人。）

怎么望气呢？望气看的是人的气色。卫属气，营属血，看一个人的气色其实是看他的营卫。包着身体一圈，距体表1cm之内，是我们的营卫。营，营养，指血；卫，防卫，指气。桂枝汤证的"荣弱卫强"，是指有气无营，看得到卫、看不到营。面色㿠白属气虚，卫气看得清楚但看不到营血，这就是桂枝汤证。黄种人的正常皮肤颜色是红黄隐隐、明润含蓄，包着机体的卫气的特点是白里透红、红里透白，白的是卫气、红的是营血、黄色是皮肤底色。在黄色的基础上，看他的气是白里透红、红里透白。白里透红的红是营是血，红里透白的白是气是卫。如果这个人面色㿠白，就是"荣弱卫强"，就是桂枝汤证。《金匮要略》讲"男子面色薄者，主渴及亡血；卒喘悸，脉浮者，里虚也"。告诉大家：如果"男子面色薄"——面色㿠白，并且脉浮，此为"里虚也"，是太阴病桂枝证。

《伤寒论·序言》讲："每览越人入虢之诊，望齐侯之色，未尝不慨然叹其才秀也。"中医可深可浅，关键是掌握入门的办法。大家读《伤寒杂病论》深入研究过桂枝汤吗？如果桂枝汤都不研究，怎么能说研究过《伤寒杂病论》呢？大家有没有逐条读《伤寒杂病论》？】

吴门验方：阳旦汤（原仲景方）

重订 20 条：产后风，续之数十日不解，头微痛，恶寒，时时有热，心下闷，干呕，汗出。虽久，阳旦证续在耳，可与阳旦汤。（即桂枝汤，方见下利中。）（金匮·妇人产后病篇）

【《外台秘要》卷二引《古今录验》阳旦汤乃桂枝汤加黄芩。

产后：荣弱。续之数十日不解：虽久桂枝证不解。

少阳暴躁者，交感神经亢进，和桂枝汤一虚一实。如更年期，即桂枝汤合奔豚汤，再入葛根。

对方：阳旦汤-奔豚汤。】

【吴门验方里有几个不是我们的方，而是张仲景的方，所以叫"原仲景方"。这几个方是考证出来的，也是有争议的方。

重订 20 条："产后风，续之数十日不解，头微痛，恶寒，时时有热，心下闷，干呕，汗出。虽久，阳旦证续在耳，可与阳旦汤。"这是说产后中风，虽然几十天不好，但是阳旦证仍在，就可与阳旦汤。"即桂枝汤"，这 4 个字是林忆写的，他在整理《金匮要略》的时候，发现没有阳旦汤，与后面的条文一对比，就写上"即桂枝汤"。张仲景没说过这句话，这句话有问题。唐代的《外台秘要》引用《古今录验》记载的阳旦汤："乃桂枝汤加黄芩。"《外台秘要》引的这句话，直接引出了阳旦汤的组成。大家理解这个处方时，不是桂枝汤加黄芩，而是桂枝汤与黄芩汤的合方，当然，桂枝汤合黄芩汤的药物组成就是桂枝汤加黄芩。

"产后风"，产后失血荣弱。"续之数十日不解"，虽久桂枝证不解，仍用阳旦汤。交感神经亢进除了前面所讲，还有一种情况是少阳暴躁之人。因为肝主疏泄，边缘系统可以调节交感神经活性，表现为抑郁或暴躁，所以少阳病有两种表现。第一，副交感神经活性增强，默默不欲饮食，偏于抑郁。查房时，患者靠着墙睡，告诉他查房了，他慢慢翻身看你一眼，这就表现为"默默"，就是偏抑郁的少阳病。第二，少阳病还可表现为暴躁。有的患者说几句话就拍桌子，这就是偏暴躁的少阳病。

少阳暴躁型的交感神经亢进与桂枝汤证一实一虚，处方可把桂枝汤与黄芩汤合用，即为阳旦汤。如果交感神经亢进、自主神经系统紊乱发生在更年期，再加葛根，此为合奔豚汤。阳旦汤与奔豚汤的区别是什么？阳旦汤用于偏寒之人，奔豚汤用于偏热之人，阳旦汤有桂枝证在。奔豚汤的症状也是一阵阵潮热、汗出、发作欲死、烦躁。为什么阳旦汤是合黄芩汤？大家看六经为病欲解时（彩图6），早上3点到9点叫阳旦。什么是"旦"？太阳在地平线。少阳当令之时是早上3点到9点，就是阳旦。我认为阳旦汤就是桂枝汤合黄芩汤。《辅行诀》中的阳旦汤有多个，我认为阳旦汤只有一个，就是桂枝汤加黄芩。】

　　重订126条：伤寒，脉浮，自汗出，小便数，心烦【黄芩】，微恶寒，脚挛急【黄芩】，反与桂枝，欲攻其表，此误也，得之便厥。咽中干，烦躁，吐逆者，作甘草干姜汤与之，以复其阳。若厥愈足温者，更作芍药甘草汤与之，其脚即伸。若胃气不和，谵语者，少与调胃承气汤。若重发汗，复加烧针者，四逆汤主之。（29）

　　【"心烦"是黄芩证，没有发烧就心烦，此为少阳证，少阳心烦用黄芩。"微恶寒，脚挛急，反与桂枝"，"反与桂枝"说明桂枝汤不是阳旦汤。】

　　重订127条：问曰：证象阳旦，按法治之而增剧，厥逆【因加附子】，咽中干【少阳】，两胫拘急【痉挛】而谵语。师曰：言夜半手足当温，两脚当伸。后如师言，何以知此？答曰：寸口脉浮而大，浮为风，大为虚，风则生微热【黄芩】，虚则两胫挛。病形象桂枝，因加附子参其间，增桂令汗出，附子温经，亡阳故也。厥逆，咽中干，烦躁，阳明内结【化热转阳明】，谵语烦乱，更饮甘草干姜汤，夜半阳气还，两足当热。胫尚微拘急，重与芍药甘草汤，尔乃胫伸；以承气汤微溏，则止其谵语。故知病可愈。（30）

　　【重订127条讲机理，"问曰：证象阳旦，按法治之而增剧，厥逆"，因为厥逆，所以加了附子，用了桂枝加附子汤。本身是阳旦汤证，应该用桂枝汤加黄芩，但是因为手脚凉，误加了附子。加附子之后，出现的"咽中干"属少阳，"两胫拘急"也是少阳。"而谵语。师曰：言夜半手足当温，两脚当伸。后如师言，何以知此？答曰：寸口脉浮而大，浮为风，大为虚，风则生微热，虚则两胫挛。病形象桂枝，因加附子参其间，增桂令汗出，附子温经，亡阳故也。厥逆，咽中干，烦躁，阳明内结"。"阳明内结"说明化热转阳明，因为用了附子，所以化热转阳明。"谵语烦乱，更饮甘草干姜汤，夜半阳气还，两足当热。胫尚微拘急，重与芍药甘草汤，尔乃胫伸；以承气汤微溏，则止其谵语。故知病可愈。"这条讲了个对方：桂枝加附子汤与阳旦汤。前一方用桂枝汤加附子，治疗阳虚之人；后一方用桂枝汤加黄芩，治疗烦躁心烦之人。这里的心烦是少阳证，桂枝汤证本身也可以烦，那是因为发热。

《伤寒论》讲的一发烧就心烦，是因为发热时肾上腺素分泌增加。"伤寒发汗已解，半日许复烦，脉浮数者，可更发汗，宜桂枝汤"。这条就讲了心烦，因为要发热，所以心烦。但是，在没发热的时候心烦，说明合并少阳证，可在桂枝汤基础上加黄芩，即为阳旦汤。】

桂枝加厚朴杏子汤证

重订 21 条： 太阳病，下之微喘者，表未解故也，桂枝加厚朴杏子汤主之。（43）

桂枝加厚朴杏子汤

桂枝（去皮，三两）　甘草（炙，二两）　生姜（切，三两）芍药（三两）　大枣（擘，十二枚）　厚朴（炙，去皮，二两）　杏仁（去皮尖，五十枚）

上七味，以水七升，微火煮取三升，去滓，温服一升，覆取微似汗。

【厚朴、杏子，宣肺通便，治桂枝汤不大便者。】

重订 22 条： 喘家，作桂枝汤，加厚朴、杏子佳。（18）

【这条讲的是桂枝汤证兼有气紧的，加厚朴、杏仁。为什么讲"下之微喘者"？太阳病为什么要下？因为患者大便不好解。由此条可知，桂枝汤证出现大便不好解可加厚朴、杏仁，两药都能通便，不需用大黄去下。】

表里先后

感染化热：重订 74 条： 伤寒不大便六七日，头痛有热者，与承气汤。其小便清者，知不在里，仍在表也，当须发汗。若头痛者，必衄。宜桂枝汤。（56）

【虽不大便，小便清者，知不在里，阳明热病，必尿黄；不大便、尿黄而头痛有热者，此属阳明。

干扰素（IFN）身痛：吐利止而身痛不休者，当消息和解其外，宜桂枝汤小和之。

发汗后，身疼痛，脉沉迟者，桂枝加芍药生姜各一两人参三两新加汤主之。

胃肠抑制：下利清谷，不可攻表，汗出必胀满。】

【最后是桂枝汤证涉及的表里先后。第一是感染化热。"伤寒不大便六七日，头痛有热者，与承气汤。其小便清者，知不在里，仍在表也，当须发汗。若头痛者，必衄，宜桂枝汤。"为什么大便不好解"其小便清者，知不在里"？因为如果已经化热，出现细菌感染的持续炎症反应，一定尿黄，只要小便不黄，就没有合并阳明病。此时不大便怎么办？不要用大黄下，可用桂枝汤"加厚朴、杏子佳"。

什么是"若头痛者，必衄"？其实是若衄者必头痛，不大便，血不下行而上逆。如果感冒后流鼻血一定伴有头痛，因为血管扩张，导致鼻黏膜血管破裂出血。这种患者伴有两个症状：大便不解、头痛。

第二是干扰素引起的身痛。"吐利止而身痛不休者，当消息和解其外，宜桂枝汤小和之。""发汗后，身疼痛，脉沉迟者，桂枝加芍药生姜各一两人参三两新加汤主之。"桂枝汤证的人，外感之后由于干扰素分泌增加，容易出现一身肌肉酸疼，此时可用桂枝汤。如果力量不够，可加人参，用桂枝加芍药生姜各一两人参三两新加汤。为什么加芍药和生姜？因为这两味药有镇痛作用，可增加处方的镇痛作用。

第三是胃肠抑制。"下利清谷，不可攻表，汗出必胀满。"这是讲用了麻黄之类的发表药，会抑制胃肠道蠕动。因为肾上腺素抑制胃肠道蠕动，而感冒后体内肾上腺素分泌增加，所以不想吃东西。麻黄具有拟肾上腺素作用，患者若本就脾虚，再用麻黄发汗，会更加脾虚，导致腹胀满、不欲饮食，所以不能用麻黄发汗。】

三、太阳伤寒

麻黄汤证

重订 28 条：太阳病，头痛发热，身疼腰痛，骨节疼痛，恶风无汗而喘者，麻黄汤主之。（35）

麻黄汤

麻黄（去节，三两）　　桂枝（去皮，二两）　　甘草（炙，一两）杏仁（去皮尖，七十个）

上四味，以水九升，先煮麻黄，减二升，去上沫，纳诸药，煮取二升半，去滓，温服八合。覆取微似汗，不须啜粥，余如桂枝法将息。

【新方麻黄汤：麻黄——伪麻黄碱（麻黄素）；桂枝——解热镇痛药（阿司匹林）；甘草——激素（泼尼松）；杏仁——去咳片。】

【我们家有个新方麻黄汤，就用麻黄素、阿司匹林、泼尼松、止咳片，也具有麻黄汤的效果。麻黄主要靠伪麻黄碱发挥作用，也可用麻黄素；桂枝为解热镇痛药，可用阿司匹林；甘草有拟皮质激素样作用，就用 2.5mg 泼尼松；杏仁换成去咳片（愈创甘油醚），它与杏仁的作用机制一样，杏仁的杏仁苷在呼吸道排出，能够化痰止咳，愈创甘油醚也可化痰止咳，这些药合起来就叫新方麻黄汤，效果也一样。

麻黄汤用桂枝解热镇痛，用麻黄增强疗效。为什么麻黄可以增强桂枝的疗效？因为麻黄可使血管更靠近体表，桂枝是解热镇痛药，扩张血管使体温上升，一出汗就带走了体温。但是，若想尽快带走体温，首先要使动脉更加表浅，这就是麻黄的作用。麻杏石甘汤治"汗出而喘无大热"，为什么无大热？因为麻黄本身不能解热，而石膏没有配知母，也没有增强解热镇痛的作用。麻黄本身不解热，麻黄汤去桂枝叫三拗汤，治疗咳嗽，不是发汗解表药，不具备明显的解热作用。一个患者感冒了咳嗽，你开三拗汤退不了热，可以再加阿司匹林与三拗汤一起吃。有人会问："中药、西药能混用吗？"麻黄素就是中药，甘草里的甘草酸与皮质激素的结构类似，它们分子的母核都是一样的。那有啥区别？强度不一样，怎么就不能一起使用呢？】

重订 29 条：太阳病，脉浮紧，发热，身无汗，自衄者愈。（47）

【脉浮紧，因体温上升期血管收缩。继发热，后至体温下降期，或以汗解，或以血解。体温下降期血管扩张，鼻黏膜毛细血管脆性大者因血管扩张，压力增加，破裂出血，出血带走热能，故散热而愈，此夺血者无汗，夺汗者无血。】

【脉浮紧是因为体温上升期血管收缩，麻黄碱的作用也是收缩外周血管。持续发热至体温下降期，有两个解热办法：一是通过出汗带走体温，一是通过出血带走体温。为什么出血呢？因为体温下降期血管扩张，桂枝也有扩张血管作用，可使大量血液从体表带走体温，但是有的人鼻黏膜毛细血管脆性大，血管扩张就破裂出血。为什么有些人夏天容易流鼻血？夏天脉洪大，血管扩张，所以容易流鼻血，类似桂枝扩张血管。体温下降期流鼻血，出血直接带走体温，所以"夺血者无汗，夺汗者无血"。】

重订 31 条：伤寒脉浮紧，不发汗，因致衄者，麻黄汤主之。（55）

【此衄不解者，麻黄汤主之，麻黄收缩血管，可治衄，自衄者愈，服药后发烦目瞑，再与麻黄汤，剧者必衄，衄乃解；不发汗，因致衄者，麻黄汤主之。】

【如果衄不解，持续流鼻血，可用麻黄汤止血。西医则用麻黄素滴鼻，收缩外周血管，治鼻衄；用棉球蘸肾上腺素搽鼻，也可以止鼻血。】

重订 33 条：脉浮而数者，可发汗，宜麻黄汤。（52）

重订 34 条：脉浮数者，法当汗出而愈。（49）【发热则数。】

【麻黄汤证是脉浮紧，不应是脉数，脉数说明已化热。为什么脉浮而数可发汗？因为正发烧，体温增加脉搏就变数。如果是持续发热，则是阳明病的白虎汤证，不能用麻黄汤。所以重订 5 条讲"或已发热，或未发热"，未发热时脉浮紧，不数，发热后脉可以数。如果不了解其中的道理，就不能与白虎汤证的脉数相区分。脉数为什么可发汗？因为脉浮，表证未解。】

重订 36 条：脉浮紧者，法当身疼痛，宜以汗解之。假令尺中迟者，不可发汗。何以知然？以荣气不足，血少故也。（50）【桂枝加芍药生姜各一两人参三两新加汤证，脉迟故也。】

【"假令尺中迟者，不可发汗"，这是讲如果脉浮弱，脉搏没有力气，不能用麻黄汤发汗，若用麻黄汤发汗后会引起一身疼痛。应该用什么方？可用桂枝加芍药生姜各一两人参三两新加汤。因为脾虚的人对干

扰素敏感，干扰素会引起一身肌肉疼痛，所以不要用麻黄汤发汗。】

续命汤证

《古今录验》兼治妇人产后去血者，及老人、小儿。

续命汤

麻黄　桂枝　当归　人参　石膏　干姜　甘草（各三两）　川芎（一两）　杏仁（四十枚）

上九味，以水一斗，煮取四升，温服一升，当小汗，薄覆脊，凭几坐，汗出则愈，不汗更服，无所禁，勿当风。

【麻黄、杏仁、桂枝、甘草发表。当归、川芎养血为营。人参、干姜扶正为卫，提高免疫力。石膏退热，防止继发感染。治疗免疫功能低下型感冒。

治妇人产后去血者，以妇人产后失血，外感需有当归、川芎养血，人参、干姜扶正，以产后忌凉也。】

【续命汤治的是妇女产后去血者、老人和儿童等气血两虚的感冒，麻黄、杏仁、桂枝、甘草是麻黄汤，加当归、川芎、人参、干姜补气养血，再加石膏退热，防止继发感染。不论是妇女产后去血者、老人，还是儿童，说到底此方治的是虚人感冒。虚人感冒除了用麻黄汤发表，还要加当归、川芎、人参、干姜扶正，加石膏防止发热。前面一条讲"假令尺中迟者，不可发汗"，讲脉搏力气不够，不可用麻黄汤发汗。这一条又告诉大家，还是可以发汗，可用续命汤发汗，治疗妇女产后去血者、老人和儿童。当然，不只是治妇人，男人虚弱也可用。续命汤是治疗虚人外感的方，也可以治疗中风、面瘫等疾病。我们这里不讲中风、面瘫，把此方放于此处，是为了告诉大家上一条讲不可发汗，这一条讲还是可以发汗，大家要把《伤寒杂病论》的条文学灵活。】

麻黄汤禁忌

重订38条：淋家，不可发汗，发汗必便血。（84）（金匮·消渴小便不利淋病篇）

【淋证初起，多疑似太阳证。西医所谓急性肾盂肾炎或慢性肾盂肾炎急性发作，多见恶寒发热等感染中毒症状。此太阳类证，何以区别太

阳病？轻者肾区叩痛也，重则腰痛，知非太阳，不可发汗。】

【《伤寒杂病论》中大便出血、小便出血就叫便血，这一条的便血指尿血。"淋家不可发汗"，淋证初期的表现像太阳病。西医讲的急性肾盂肾炎或慢性肾盂肾炎急性发作，就出现恶寒发热，身疼痛，这不是太阳病，而是太阳类证。如果按太阳病发汗，发汗后小便更加不好解，所以不可发汗。如何可知不是太阳病？尺脉长，肾区叩痛，伴有一侧腰痛或叩诊腰痛。很多肾盂肾炎患者初期症状像感冒，所以就去看感冒，其实这不是太阳病，是不能发汗的。】

重订 39 条：淋之为病，小便如粟状，小腹弦急，痛引脐中。（金匮·消渴小便不利淋病篇）【小腹弦急，痛引脐中，此西医尿路结石。】

【这条与上面一条的淋病有区别。"小腹弦急，痛引脐中"，此为尿路结石急性活跃。重订 38 条是尿路感染，重订 39 条是尿路有结石，"小便如粟状"即小便中有石头。】

重订 40 条：太阳中暍，发热恶寒，身重而疼痛，其脉弦细芤迟。小便已，洒洒然毛耸，手足逆冷，小有劳，身即热，口开前板齿燥。若发其汗，则其恶寒甚；加温针，则发热甚；数下之，则淋甚。（金匮·痉湿暍病篇）

【小便已，洒洒然毛耸，此属淋家。】

【这条也是讲淋家的鉴别。"小便已，洒洒然毛耸"，此属淋家。这种淋家的脉弦细芤迟。芤为血虚，淋家为何血虚？因为是慢性肾盂肾炎。促红细胞生成素在肾脏分泌，慢性肾盂肾炎伴有颗粒性肾固缩时，促红细胞生成减少，会出现脉芤。一般的慢性肾盂肾炎不会出现贫血，伴有颗粒性肾固缩已经是晚期。但是，临床上很多慢性肾盂肾炎患者还没有出现颗粒性肾固缩时，中医脉诊就是芤脉，其中的机制尚不清楚。

大家治过虚劳吗？治过气虚发热吗？气虚发热是一疲劳就发烧，该用什么方？通常用补中益气汤、黄芪建中汤，但是如果这两个方无效呢？这条讲"小有劳，身即热"，这是慢性尿路感染。这种人疲劳后就发热，而且疲劳特别容易诱发慢性尿路感染的急性发作，即便没有急性发作，有的人也表现为发热，这种人不耐疲劳可用猪苓汤，而不用补中益气汤。猪苓汤证偏血虚夹湿，脉芤，所以血虚，慢性尿路感染，所以夹湿。临床上各种病都可以遇到，大家要钻研《伤寒杂病论》的条文。

我能够用西医的知识将大多数问题讲清楚，但有个别问题讲不清楚。比如，有的女性得过淋病，治疗好多年后会出现疲劳就发烧的症状，淋病确实好了，也不是伏邪，也查不到病原生物，为什么一疲劳就发热呢？治疗可用猪苓汤，但是还不清楚其中的机制。】

重订 41 条：疮家，虽身疼痛，不可发汗，汗出则痉。（金匮·痉湿暍病篇）

【疮家，虽身疼痛，恶寒发热等感染中毒症状，此太阳类证，不可发汗。】

【疮家的一身疼痛、恶寒发热是感染中毒症状，不是太阳病，发汗也好不了。疮家会恶寒发热，这不是太阳病，需要治疮。这些太阳类证有共同特点：虽然恶寒发热、身疼痛，但是没有鼻塞、流涕等卡他症状。】

重订 42 条：诸浮数脉，应当发热，而反洒淅恶寒，若有痛处，当发其痈。（金匮·疮痈肠痈浸淫病篇）

【痈证初起多有表证，不可发汗，此后世仙方活命饮证。】

【这是痈证，痈证初起多有表证，不可发汗，可用仙方活命饮。】

重订 46 条：汗家，重发汗，必恍惚心乱，小便已阴疼，与禹余粮丸。（88，方本阙）【麻黄有兴奋性。】

【汗家又发汗，必恍惚心乱。为什么恍惚心乱？汗家的交感神经兴奋性增加，不能再用麻黄汤发汗。比如桂枝汤证"时发热，自汗出"就是汗家，本来交感神经兴奋性增加，如再用麻黄发汗，麻黄含有的麻黄碱、伪麻黄碱、次麻黄碱是交感神经递质，吃了之后就像吃了摇头丸一样会更兴奋，导致恍惚心乱。因为麻黄具有神经系统兴奋性，能够影响中枢神经系统，导致交感神经兴奋性增加。举个恍惚心乱的例子：摇头丸是麻黄碱的衍生物，舞厅里有的人服用摇头丸，恍惚心乱，跳舞出一身大汗都不觉得累。】

四、麻桂合方

桂枝麻黄各半汤证

重订 47 条：太阳病，得之八九日，如疟状，发热恶寒，热多寒少，其人不呕，清便欲自可，一日二三度发。脉微缓者，为欲愈也；脉微而恶寒者，此阴阳俱虚；不可更发汗、更下、更吐也；面色反有热色者，未欲解也，以其不能得小汗出，身必痒，宜桂枝麻黄各半汤。(23)

【发热恶寒，热多寒少，须知有无化热，清便自可，知未化热，化热尿黄。一日二三度发，此时发热，需桂枝法。面红身痒，桂枝麻黄各半汤。】

桂枝麻黄各半汤

桂枝（去皮，一两十六铢）　芍药　生姜（切）　甘草（炙）麻黄（去节，各一两）　大枣（擘，四枚）　杏仁（汤浸，去皮尖及两仁者，二十四枚）

上七味，以水五升，先煮麻黄一二沸，去上沫，纳诸药，煮取一升八合，去滓，温服六合。

本云：桂枝汤三合，麻黄汤三合，并为六合，顿服。将息如上法。

【自主神经/体温调节中枢紊乱：发热恶寒，热多寒少，一日二三度发，面色反有热色，过敏，身必痒。

过敏与感冒：组织胺释放（皮肤/鼻塞）。】

【这些条文不用去背，很多人背了也不会用。大家记住一条："发热恶寒，热多寒少。"首先要区别有没有化热。"清便欲自可"，小便不黄就没有化热；一天发热两三次叫"时发热"，要用桂枝汤；仍有身痒，合上麻黄汤，即桂枝麻黄各半汤。换言之，一个人一天发热两三次是桂枝汤证，要问一问小便黄不黄；如果不黄，还要问身痒不痒；如果痒，合上麻黄汤，即桂枝麻黄各半汤。为什么要合上麻黄汤呢？因为麻黄碱具有免疫抑制作用，能够抑制免疫应答。

桂枝麻黄各半汤治疗自主神经或者体温调节中枢紊乱，出现发热恶寒，热多寒少。一日二三度发，面色反有热色者，说的就是桂枝麻黄各半汤治疗发热，一日二三度发就是桂枝汤证的"时发热，自汗出"，但是伴有身痒。身痒是什么？大家知道荨麻疹吗？荨麻疹是组织胺释放导致形成一个个的皮丘，皮丘长在皮肤叫荨麻疹，如果长在鼻腔就是鼻塞。这种鼻塞不是鼻息肉，是组织胺释放引起的，是一过性的，这不就是感冒吗？所以，抗过敏的方能治感冒，治感冒的方能抗过敏。西医大夫治感冒要加一片扑尔敏，道理是一样的。同样，桂枝汤、麻黄汤不仅能治感冒，还能治过敏，能够收缩鼻黏膜，抑制组织胺释放，防止鼻黏膜水肿，进而治疗鼻塞；也能治疗组织胺释放引起的皮肤水肿，也就是可治疗荨麻疹。身痒轻者无疹，重者有疹，如果疹流水，去杏仁加薏苡仁。】

桂枝二麻黄一汤证

重订 48 条：服桂枝汤，大汗出，脉洪大者，与桂枝汤，如前法。若形似疟，一日再发者，汗出必解，宜桂枝二麻黄一汤。(25)

【汗出，脉大，既可见于白虎汤证，又可见于桂枝汤证。《金匮要略·血痹虚劳病篇》，桂枝加龙牡汤证脉大为劳，故重用桂枝汤。形似疟，日再发，为体温调节中枢紊乱。】

桂枝二麻黄一汤

桂枝（去皮，一两十七铢）　芍药（一两六铢）　麻黄（去节，十六铢）　生姜（切，一两六铢）　杏仁（去皮尖，十六个）　甘草（炙，一两二铢）　大枣（擘，五枚）

上七味，以水五升，先煮麻黄一二沸，去上沫，纳诸药，煮取二升，去滓，温服一升，日再服。

本云：桂枝汤二份，麻黄汤一份，合为二升，分再服。今合为一方。将息如前法。

【汗出脉大，既可见于白虎汤证，也可见于桂枝汤证。桂枝汤证的脉大一定是脉大无力。"一日再发"是体温调节中枢紊乱，还是在讲桂枝汤证，一天反复发烧，若遇见脉大，可在桂枝汤的基础上加小剂量的麻黄汤，即为桂枝二麻黄一汤。换言之，"时发热，自汗出"的人用了桂枝汤不见效，可加小剂量的麻黄、杏仁，即为桂枝二麻黄一汤。】

桂枝二越婢一汤证

重订 49 条：太阳病，发热恶寒，热多寒少。脉微弱者，此无阳也，不可发汗，宜桂枝二越婢一汤。(27)

【发热恶寒，热多寒少，此有化热，热多故与石膏，以桂枝汤扶正解表，越婢汤解表清里。脉微弱者，气虚合桂枝汤，此与白虎加人参汤同，唯在表。】

桂枝二越婢一汤

桂枝（去皮）　芍药　麻黄　甘草（炙，各十八铢）　大枣（擘，四枚）　生姜（切，一两二铢）　石膏（碎，绵裹，二十四铢）

上七味，以水五升，煮麻黄一二沸，去上沫，纳诸药，煮取二升，去滓，温服一升。

本云：当裁为越婢汤、桂枝汤合之，饮一升。今合为一方，桂枝汤二份，越婢汤一份。

【"发热恶寒，热多寒少"，如果已经化热了，加石膏，即为桂枝二越婢一汤。

麻桂合方讲了3个证："时发热，自汗出"的桂枝汤证，如果身痒，用桂枝麻黄各半汤；如果是一般的"时发热，自汗出"的桂枝汤证，用了桂枝汤效果不好，少加一点儿麻黄、杏仁；如果化热了，"发热恶寒，热多寒少"，小便黄，加石膏，即为桂枝二越婢一汤。】

五、太阳蓄水

大家学中医、喜欢传统中医，很多人标榜自己是传统中医，好像不传统就表示中医水平不行。但是，我问大家认真读过《黄帝内经》吗？若说《黄帝内经》读不了，至少有两篇需要认真读，一篇是《上古天真论》，一篇是《阴阳应象大论》。如果这两篇都没有仔细读过，你说是传统中医，是在胡说，只能说明你文化水平低。不是说会开四君子汤，完全不懂西医，就叫传统中医，真正的传统中医对中医有着很深的认知。为什么一定要读《上古天真论》《阴阳应象大论》呢？这两篇很重要，《上古天真论》主要讲人，首先要知道什么是人；《阴阳应象大论》是讲道，讲天地万物运行的基本规律。我不太喜欢讲《阴阳应象大论》，因为涉及道的层面，讲太浅了，大家觉得没意思；讲太深了又涉及道，需要自己去悟。传统中医绝不是掩饰文化水平低的借口，很多自称的传统中医对中医研究得不深，对西医完全不懂。大家需要好好读《上古天真论》《阴阳应象大论》，真正把这两篇读明白了，会对中医有很多新的体会。

五苓散证

重订 55 条：太阳病，发汗后，大汗出，胃中干，烦躁不得眠，欲得饮水者，少少与饮之，令胃气和则愈。若脉浮，小便不利，微热，消渴者，五苓散主之。(71)

【脉浮——发表，小便不利——利尿，微热——解热，消渴——止渴。五苓散治疗膀胱咳，膀胱不稳定。】

五苓散

猪苓（去皮，十八铢）　　泽泻（一两六铢）　　白术（十八铢）茯苓（十八铢）　　桂枝（去皮，半两）

【桂枝、白术：提高膀胱括约肌张力；猪苓、泽泻、茯苓：利尿。】

【脉浮，需要发表；小便不利，需要利尿；微热，需要解热；消渴，需要止渴，五苓散主之。五苓散治疗的第一个证是膀胱咳。膀胱不稳定用桂枝、白术提高膀胱括约肌的张力，用茯苓、猪苓、泽泻利尿。五苓散除了治膀胱咳，还可治产后尿潴留，能够增强膀胱的收缩；还能止渴，治疗消渴。】

重订 56 条：中风，发热，六七日不解而烦，有表里证，渴欲饮水，水入则吐者，名曰水逆，五苓散主之。(74)

重订 57 条：发汗后，水药不得入口，为逆；若更发汗，必吐下不止。(76)

【凡呕吐清稀水液者，名水逆，多水入则吐，有表里证，表证发热，里证烦渴呕吐。】

【凡呕吐清水者为水逆。"有表里证"，表证指发热，里证指呕吐，吐出来的都是水。】

重订 59 条：太阳病，寸缓、关浮、尺弱，其人发热汗出，复恶寒，不呕，但心下痞者，此以医下之也。如其不下者，病人不恶寒而渴者，此转属阳明也。小便数者，大便必鞕，不更衣十日，无所苦。渴欲饮水，少少与之，但以法救之。渴者，宜五苓散。(244)

【此便秘，数日不便而不苦，多先干后溏，宜五苓散，肠蠕动及吸收减退。】

【此条用五苓散治的是便秘，这是五苓散的另一个适应证。这种便秘的特点是"不更衣十日，无所苦也"，好几天不解大便都不难受，大便先干后溏，前面的大便干，后面的大便不成形。什么原因？肠蠕动及吸收功能减退。由于肠道吸收功能减退，所以水分多，大便是溏的；由于肠道蠕动功能减退，大便在乙状结肠停留时间过久，所以大便前面是干的。】

重订 179 条：**本以下之，故心下痞，与泻心汤。痞不解，其人渴而口燥烦，小便不利者，五苓散主之。**（156）

【饮停于胃作痞，渴者五苓散，胃蠕动减退。】

【这条讲的痞（腹胀）为什么与泻心汤不解？因为此腹胀是饮停于胃而作痞。此人胃的蠕动功能减退，渴者用五苓散。为什么不用茯苓甘草汤？因"其人渴而口燥烦"，所以不用茯苓甘草汤，而用五苓散。】

重订 62 条：**太阳病，小便利者，以饮水多，必心下悸；小便少者，必苦里急也。**（127）

【痰饮素盛之人，得太阳病，饮水多，水停心下，即胃中停饮不去，与茯苓甘草汤。重订 413 条："伤寒，厥而心下悸，宜先治水，当服茯苓甘草汤，却治其厥。不尔，水渍入胃，必作利也。"水分代谢异常，小便少；必苦里急，下利也。】

【这条讲饮停心下的患者可以出现心悸。比如，痰饮素盛的人体质偏胖，得了太阳病之后容易出现胃中停饮，导致痞和心悸。治疗这种痞与心悸，可用两种办法：一种是用茯苓甘草汤，另一种是用五苓散。

重订 413 条讲："伤寒，厥而心下悸，宜先治水，当服茯苓甘草汤，却治其厥。不尔，水渍入胃，必作利也。"也就是说，这种人常常伴有大便稀溏，所谓"小便少者，必苦里急也"，指尿少的人大便稀溏。

这两条讲的是什么？太阳为寒水之经，得了太阳病之后，容易出现水液代谢的异常，如果水液停留在胃，可表现为痞或心悸；如果小便少，那大便一定是稀溏的。这种痞用泻心汤治疗不见效，因为泻心汤治的是虚痞，而这个痞是饮痞，胃中有水。胃中有水为什么不用茯苓甘草汤？因为渴、口干，茯苓甘草汤中有生姜，用了会加重口干，所以用五苓散。若此人还发烧，那一定用五苓散，因为表证未解，桂枝能解热镇痛。

重订 56 条讲："中风，发热六七日不解而烦，有表里证，渴欲饮水，水入则吐者，名曰水逆，五苓散主之。"这里的里证可表现为水入即吐的水逆，也可表现为胃中停饮。胃中有停饮不想喝水，容易发生水逆；胃中有停饮还可引起心悸；胃中停饮若伴有发烧，一定要选五苓散。

五苓散可以治疗大便稀，也可以治大便干。五苓散证的大便干是先干后溏，数日不苦，肠道蠕动功能减退就干，吸收功能减退就溏。】

重订 60 条：未持脉时，病人手叉自冒心，师因教试令咳，而不咳者，此必两耳聋无闻也。所以然者，以重发汗，虚，故如此。发汗后，饮水多必喘，以水灌之亦喘。（75）

【此即《黄帝内经》所谓膀胱咳，咳而遗尿，又支原体肺炎。】

【这条描述的是膀胱咳，咳而遗尿，我们可用五苓散治疗支原体肺炎。】

重订 61 条：假令瘦人，脐下有悸，吐涎沫而癫眩，此水也，五苓散主之。（金匮·痰饮咳嗽病篇）

【腹主动脉。】

【这条讲消瘦的患者，可看到或摸到腹主动脉的搏动，或者伴有腹主动脉瘤，这都是脐下有悸。为什么是瘦人？因为腹主动脉在腹腔靠背的一侧，只有很瘦的人才能被摸到，对于胖人，则摸不到腹主动脉的搏动。大家见过肿瘤患者的恶病质消耗吗？患者的肚子都瘪了，前胸贴后背，一摸就能摸得着腹主动脉的搏动。如果正常人摸到腹主动脉搏动，说明腹主动脉瘤很大了，要小心患者因腹主动脉瘤破裂而死亡。

总结一下五苓散的证治。第一治渴，治舌淡苔白多津的渴，有的糖尿病患者就可用五苓散。第二治呕，如果患者吐出的东西都是清水，用五苓散。比如小朋友感冒后咳嗽，引起呕吐，吐出来的都是清水，用五苓散。脾虚的小孩感冒后就咳，咳得厉害就吐，吐的都是水，像痰一样黏糊糊的，其实这是胃液，为五苓散证。第三治咳，治疗膀胱咳——咳而遗尿，比如支原体肺炎。第四治悸，有的心悸可用五苓散，也是舌淡苔白多津。第五治痞，这种痞是水痞，B超显示胃里都是水，渴的可用五苓散，不渴的可用茯苓甘草汤。第六治便秘，大便先干后溏，几天不解大便都不着急。第七治下利，大便稀溏。第八治发烧，为什么可治发烧？方中的桂枝是解热镇痛药。第九治小便不利，它有利尿的作用。五苓散证治的临床表现，主要有这9个。临床运用五苓散时没有必要去背，五苓散证的特点第一是桂枝证，第二表现为舌淡多津，出现这两个表现就可以了，其余的随证化裁即可。

五苓散有几个需要注意的地方。如果患者"时发热，自汗出"，用了桂枝汤不见效怎么办？假如舌淡多津，可以用五苓散。如果一个患者大便先干后溏，另一个患者大便稀，是不是都可以用五苓散？都可以。如果痞证，用了泻心汤不见效，怎么办？可考虑用五苓散。如果水痞，口渴很明显，不适合用茯苓甘草汤，又怎么办？用五苓散。如果患者是水痞，表现为上腹胀，首先要问有没有其他症状，大便干还是稀，"伤寒，厥而心下悸，宜先治水，当服茯苓甘草汤，却治其厥。不尔，水渍入胃，必作利也"。】

奔豚
茯苓桂枝甘草大枣汤证
重订50条：发汗后，其人脐下悸者，欲作奔豚，茯苓桂枝甘草大枣汤主之。（65）

【腹主动脉搏动/腹主动脉瘤。】

茯苓桂枝甘草大枣汤
茯苓（半斤）　桂枝（去皮，四两）　甘草（炙，二两）　大枣（擘，十五枚）

上四味，以甘澜水一斗，先煮茯苓，减二升，纳诸药，煮取三升，去滓，温服一升，日三服。

做甘澜水法：取水二斗，置大盆内，以勺扬之，水上有珠子五六千颗相逐，取用之。

【富氧水】

【此条治疗的还是腹主动脉搏动或腹主动脉瘤的搏动。发汗可诱发瘦人的腹主动脉搏动或者腹主动脉瘤搏动，用茯苓桂枝甘草大枣汤主之。

所谓的甘澜水是把水来回地扬，叫千扬水，又叫潦水。水来回扬之后，第一个变化是富氧，变为富氧水。为什么泡茶的水只能三沸？水壶里的水一见到水珠子相逐，马上就要关火，这是因为若再烧，水中的氧气就随水蒸气沸出，泡出来的茶不好喝。所以，泡茶的时候，要求水煮三沸，水珠子一逐，马上就要关火，如果是红茶直接用这个水泡；如果是绿茶，水温降到 80℃ 再泡茶。为什么泡茶一定要取流水呢？因为富氧。

这条治的是腹主动脉的搏动或者是腹主动脉的血管瘤，为什么用富氧水？可能与动脉含氧有关系，具体机制不是很清楚。】

六、太阳蓄血

桃核承气汤证

重订 68 条：太阳病不解，热结膀胱，其人如狂，血自下，下者愈。其外不解者，尚未可攻，当先解其外；外解已，但少腹急结者，乃可攻之，宜桃核承气汤。（106）

【血自下，尿血也，外感而尿血者，多见于西医出血热。《温病条辨》中加减桃核承气汤入泽兰，活血利水佳。桂枝、大黄、芒硝镇静。】

桃核承气汤

桃仁（去皮尖，五十个）　　大黄（四两）　　桂枝（去皮，二两）　甘草（炙，二两）　芒硝（二两）

上五味，以水七升，煮取二升半，去滓，纳芒硝，更上火，微沸，下火，先食温服五合，日三服，当微利。【抗凝。】

【桃核承气汤证主要见于西医讲的出血热，或者腺病毒感染导致的出血性膀胱炎和脑膜炎。其实，急性上呼吸道感染，最多见的是腺病毒感染导致的出血性膀胱炎和脑膜炎，还不是一般的出血热。20 世纪 70 年代的一批中医研究桃核承气汤，认为治的是西医讲的出血热，感染以后出现尿血。但是，桃核承气汤证不仅有尿血，还有"其人如狂"，而且是太阳病所引起的，真的是太阳病不是太阳类证。大家知道哪个病毒可以引起急性上呼吸道感染吗？腺病毒。这个病毒可以同时诱发出血性膀胱炎和脑膜炎。所以，现在看来，我个人更倾向于它是一个腺病毒感染。腺病毒感染刚开始就是太阳病的表现——发热、恶寒、流鼻涕、打喷嚏等，本身就是急性上呼吸道感染，然后继发出血性膀胱炎和脑

膜炎。】

抵当汤证

重订 71 条：太阳病，六七日表证仍在，脉微而沉，反不结胸，其人发狂者，以热在下焦，少腹当硬满，小便自利者，下血乃愈。所以然者，以太阳随经，瘀热在里故也。抵当汤主之。（124）

【少腹当硬满：膀胱肿瘤；小便自利：没有梗阻；下血乃愈：排出坏死物。】

抵当汤

水蛭（熬）　虻虫（去翅足，熬）各三十个　桃仁（去皮尖，二十个）　大黄（酒洗，三两）

上四味，以水五升，煮取三升，去滓，温服一升。不下，更服。

【水蛭能抗血小板。】

【抵当汤用水蛭、虻虫、桃仁、大黄。方中的水蛭是抗血小板的药物，中医明确抗血小板最典型的药物就是水蛭，所以抵当汤的一个适应证是患者血小板增加。

"太阳病，六七日表证仍在，脉微而沉，反不结胸；其人发狂者，以热在下焦，少腹当硬满"，"少腹当硬满"指的是什么？大家知道少腹在耻骨联合上面，耻骨联合上面满而硬。肿瘤的硬度是正常组织的 5~30 倍，"少腹当硬满"说明有膀胱肿瘤；"小便自利"说明没有梗阻；"下血乃愈"说明吃了抵当汤可以排出坏死的肿瘤组织。尿路若没有梗阻，可用抵当汤，服用后有一部分肿瘤会坏死，坏死的肿瘤可以从尿道排出来。抵当汤治疗少腹肿瘤，所谓"下血乃愈"，指排出一些碎肉组织。如果小便不利呢？说明梗阻了，吃不得。】

重订 72 条：太阳病，身黄，脉沉结，少腹硬，小便不利者，为无血也。小便自利，其人如狂者，血证谛也，抵当汤主之。（125）

【爆发性肝衰竭可见此证。抵当汤，其人如狂而少腹硬满，此瘀热在下，血不得降，血之与气并走于上为躁狂、脑瘤、脑血管病变等，当下其血，故云下血乃愈。】

【这条治的是肝衰竭。"身黄"是黄疸。"少腹硬，小便不利者，为无血也。小便自利，其人如狂者，血证谛也"，为什么其人如狂，少腹硬满？瘀热在下，血不得降，血之与气并走于上，所以要下血。这一条描述的是典型的爆发性肝衰竭，其实抵当汤不仅治疗爆发性肝衰竭，其他脑部疾病也可以治疗。】

蓄血证的形质病
桂枝茯苓丸证

重订 410 条： 妇人宿有癥病，经断未及三月，而得漏下不止，胎动在脐上者，为癥痼害。妊娠六月动者，前三月经水利时，胎也。下血者，后断三月，衃也。所以血不止者，其癥不去故也，当下其癥，桂枝茯苓丸主之。（金匮·妇人妊娠病篇）

桂枝茯苓丸

桂枝　茯苓　牡丹（去心）　桃仁（去皮尖，熬）　芍药各等分

上五味，末之。炼蜜和丸如兔屎大，每日食前服一丸。不知，加至三丸。

【脾主肌肉：用桂枝、芍药、茯苓。丹皮、芍药止血（治疗黏膜下肌瘤）。】

【桂枝茯苓丸治子宫肌瘤。脾主肌肉，所以用桂枝、芍药、茯苓。方中的丹皮、芍药可止血。为什么加丹皮止血？因为是黏膜下肌瘤，条文讲"而得漏下不止"，此为黏膜下肌瘤的出血。为什么选桂枝茯苓丸？因为脾主肌肉。但是，临床用此方治疗子宫肌瘤经常无效，怎么办？加地黄 60g，生地、熟地都可以，熟地的效果好。为什么加地黄60g？子宫肌瘤和雌激素有关，中医讲填地户，西医讲抗雌激素，调节激素水平。】

血室蓄血
大黄甘遂汤证

重订 406 条： 妇人少腹满，如敦状，小便微难而不渴，生后者，此为水与血俱结在血室也，大黄甘遂汤主之。（金匮·妇人杂病篇）

大黄甘遂汤

大黄（四两）　甘遂（二两）　阿胶（二两）

上三味，以水三升，煮取一升，顿服之，其血当下。

【血室蓄血，此在子宫，多见于西医所谓子宫癌等症。水与血俱结在血室，故用甘遂下水，阿胶养血，大黄下之。此证又多腹水，宜大黄甘遂汤。验之临床，卵巢癌腹水者多血性腹水，其脉多芤，故用阿胶。血结血室者，可与下瘀血汤，若为水与血俱结在血室，大黄甘遂汤主之。】

【大黄甘遂汤证最典型的是卵巢癌，属于盆腔的肿瘤。盆腔的肿瘤出现腹水，所以"少腹满，如敦状"。为什么小便难？一是肿瘤、腹水的压迫，二是水都到腹腔去了，小便就少。大黄甘遂汤是治疗腹腔肿瘤合并腹水的一个特异性处方。

如果没有甘遂怎么办？用 30g 泽漆代替甘遂，但是见效会变慢。若想效果好，快速消水用甘遂。方中为什么用阿胶呢？因为出血。肿瘤导致的腹水以血性腹水为主，腹腔有出血，脉是芤脉，所以用阿胶。大黄甘遂汤是治疗癌性腹水的最经典的一个处方，条文描述的很典型。大家见过卵巢癌的腹水吗？因为有出血，血与水聚结在血室，这种腹水抽出来是淡红色，也有的是深红色。大家读懂了条文之后，是不是觉得写得很直接？遇到这种病就可以用它，没有必要来来回回说这是什么证啊，直接就可以用，其实《伤寒杂病论》的条文写得很直接。】

枳实芍药散证
重订 409 条：产后腹痛，烦满不得卧，枳实芍药散主之。（金匮·妇人产后病篇）

【枳实收缩子宫，促进瘀血排出，促进产妇子宫复旧。】

枳实芍药散
枳实（烧令黑，勿太过）　芍药等分

上两味，杵为散，服方寸匕，日三服。并主痈脓，以麦粥下之。

【这条讲产后腹腔有瘀血，西医用手按压，中医用枳实收缩子宫，都是为了排出瘀血，促进子宫复旧。如果产后腹胀很明显，说明腹部肌肉的收缩力减退，尤其是剖宫产用了麻药，肌肉麻痹，子宫复旧慢。怎么办？用枳实促进子宫收缩，使瘀血从阴道排出（中医叫恶露），子宫就可以快速复旧。产后腹胀，整个肠道的肌肉蠕动减退，子宫的肌肉收

缩减退，就用枳实收缩肌肉。枳实能够收缩肠道肌肉，比如大、小承气汤；枳实也能够收缩子宫的肌肉，比如枳实芍药散。】

太阳本证小结

【1. 脉浮：肾上腺素。

2. 流感样症候群：干扰素（发热，头项强痛）、肾上腺素（恶寒）。

3. 体温调节中枢与自主神经功能紊乱：发热（中枢）、汗出（交感神经）。】

【大家听了太阳本证之后有什么感悟呢？是不是讲中医的内容较多，把西医的内容淡化了呢？我们小结一下。太阳病的症状都是肾上腺素和干扰素分泌引起的，感冒后肾上腺素和干扰素分泌增加，产生太阳病的症状。

感冒结束之后，可以遗留体温调节中枢紊乱，表现为桂枝汤证；也可能是女性没有感冒，自身就出现体温调节中枢的紊乱，表现为桂枝汤证。男性也有，但是女性多一些。因为女性的精神系统跟男性不一样，容易出现自主神经功能紊乱。

如果是桂枝汤证，大家去理解条文：为什么桂枝汤证不能吃生冷油面？因为是个虚人，消化功能减退。桂枝的作用是解热、镇痛、镇静、增加心率、扩张血管，这个太重要了，一定要记住。比如，五苓散为什么用桂枝？第一可以解热；第二可以扩张入球小动脉血管，从而增加泌尿，可以增强利尿的作用。

外感之后，为什么会引起膀胱蓄水？得了外感，肾上腺素分泌增加，肾上腺素可以收缩入球小动脉，导致泌尿减少，所以外感后容易诱发膀胱蓄水，此时用五苓散。如果外感后夹饮，仍在发热，表证未去，用五苓散。换言之，条文讲有表里证，什么叫有表里证？患者得了感冒，又舌淡多津，用了桂枝汤不见效，此时用五苓散。五苓散就能治感冒，不一定非要用桂枝汤。

讲完桂枝汤，我们讲了当归四逆汤、温经汤、桂枝汤证的望诊等一些中医的内容，让大家了解传统中医。讲了阳旦汤，调节自主神经系统的功能。然后，讲了麻黄汤，讲了西医对麻黄汤配伍的解读。然后讲了续命汤，讲了虚人感冒的治法。太阳蓄水主要讲了五苓散。五苓散可治疗发热，一些发热用了桂枝汤不见效，舌淡多津的用五苓散。桂枝汤证兼有痰饮，就可考虑用五苓散，大方向如此。】

第三章　太阳汇通（中）
太阳兼证

一、太阳兼证

（一）兼少阳肝胆

重订84条：伤寒六七日，发热，微恶寒，肢节烦疼，微呕，心下支结，外证未去者，柴胡桂枝汤主之。（146）

【肢节烦痛：牵涉痛。心下支结，乃慢性胆囊炎或胆结石导致肌肉紧张。

1. 慢性肝病多并发慢性胆囊炎，慢性肝胆疾病者外感多此证，柴胡治痼疾，桂枝治新感。

2. 慢性肝炎患者合并外感多有柴胡桂枝汤证，医者不知，予柴胡桂枝汤一剂表解，以为神效，实不知漏诊其慢性肝病，患者日久发为肝硬化、肝癌，终不免一死。何以知其肝病？见柴胡桂枝汤证，必望其舌，舌边肿胀，然后叩其肝区，肝区叩痛。

3. 急性无黄疸型肝炎：厌油、乏力。

4. 坐骨神经痛。】

柴胡桂枝汤

桂枝（去皮，一两半）　黄芩（一两半）　人参（一两半）　甘草（炙，一两）　半夏（洗，二合半）　芍药（一两半）　大枣（擘，六枚）　生姜（切，一两半）　柴胡（四两）

上九味，以水七升，煮取三升，去滓，温服一升。

本云：人参汤，作如桂枝法，加半夏、柴胡、黄芩，复如柴胡法。今用人参作半剂。

【太阳兼证首先是兼少阳。什么叫"肢节烦疼"？合并肝胆疾病的时候，容易出现牵涉痛。两个原因导致肢节烦疼：一个是病毒性肝炎，因为干扰素分泌增加，出现一身肌肉酸疼；一个是合并胆道疾病，可以出现胆道那一侧的脖子、肩关节的疼痛，这都是慢性胆囊炎或胆结石导致的牵涉痛。"心下支结"指局部肌紧张，西医叫墨菲氏征阳性（胁下正中点出现压痛）。

柴胡桂枝汤治什么？第一，慢性肝病合并慢性胆囊炎。第二，慢性肝病合并外感。此病常常表现为柴胡桂枝汤证，但是一般医生很少诊断肝病，开完柴胡桂枝汤治好感冒就收工了。这其实是不对的，因为把肝炎、肝硬化漏诊了。第三，急性无黄疸型肝炎。它最主要的表现是厌油和乏力，如果一个感冒患者表现为高度厌油和乏力，要考虑是否是急性无黄疸型肝炎。如何判断是肝炎呢？①叩诊肝区。②舌头两边肿胀。因为厌油，所以用小柴胡汤，因为乏力，所以用桂枝汤，合方就是柴胡桂枝汤。第四，坐骨神经痛。坐骨神经痛屈伸不利是神经的疾病，用小柴胡汤；梨状肌的肌肉压迫神经，用桂枝汤解肌，治疗肌肉压迫神经，合起来就是柴胡桂枝汤。如果用了柴胡桂枝汤解肌的效果不好，怎么办？比如患者舌苔厚腻，怎么办？白术不行，白术能除湿但不能解肌，我告诉大家一个可以解肌的药物——薏苡仁，病本身又在下焦，可以加薏苡仁60g。"胸痹缓急者，薏苡附子散主之"，薏苡仁能解肌，扩张血管，减除肌肉的压迫，其中扩张血管可用于治疗冠心病——胸痹缓急者。】

重订85条：太阳与少阳并病，头项强痛，或眩冒，时如结胸，心下痞鞭者，当刺大椎第一间、肺俞、肝俞，慎不可发汗；发汗则谵语，脉弦，五日谵语不止，当刺期门。（142）

【因其心下支结，头项强痛，故需鉴别结胸。何以头项强痛？西医所谓肝胆疾病牵涉右肩疼痛也。】

【这条讲太阳与少阳并病。"时如结胸，心下痞鞭"，需要与结胸相鉴别，这里的"心下痞鞭"指有肝脏疾病，在心下的一侧肝脏长大了。为什么"头项强痛"不能发汗？因为这是肝胆疾病牵扯导致的右肩、颈椎右侧的疼痛，这是少阳病，不是葛根汤证。】

（二）兼阳明胃肠

阳明在经
大青龙汤证
重订88条：太阳中风，脉浮紧，发热恶寒，身疼痛，不汗出而烦

躁者，大青龙汤主之。若脉微弱，汗出恶风者，不可服之。服之则厥逆，筋惕肉瞤，此为逆也。（38）

【麻黄汤证化热初起，或兼内热。若脉微弱，汗出恶风者，此桂枝证，不可与之。】

大青龙汤

麻黄（去节，六两）　　桂枝（去皮，二两）　　甘草（炙，二两）杏仁（去皮尖，四十枚）　　生姜（切，三两）　　大枣（擘，十枚）石膏（如鸡子大，碎）

上七味，以水九升，先煮麻黄，减二升，去上沫，纳诸药，煮取三升，去滓，温服一升，取微似汗。汗出多者，温粉粉之。一服汗者，停后服。若复服，汗多亡阳遂（一作逆）虚，恶风烦躁，不得眠也。

【麻黄兴奋性。】

【太阳兼阳明在经的第一个方是大青龙汤。大青龙汤证有两条需要注意。第一条，《伤寒杂病论》中但凡烦躁都加石膏。为什么加石膏？因为继发感染，交感神经兴奋，交感神经有心脏活性，导致心脏收缩加强，患者首先表现为心烦，随后体温升高，所以烦躁加石膏。

第二条，"若脉微弱，汗出恶风者，不可服之。服之则厥逆，筋惕肉瞤，此为逆也"。如果脉微弱汗出恶风者，这是交感神经虚性亢进，不能再用麻黄发表。"若复服，汗多亡阳遂（一作逆）虚，恶风烦躁，不得眠也。"虚证为什么汗多亡阳，烦躁不得眠？因为方中的麻黄具有兴奋性，好比吃了摇头丸。所以，这种桂枝汤证的人用了麻黄之后睡眠不好，他本身是交感神经虚性亢进，再吃麻黄，会觉得不舒服。】

麻黄杏仁甘草石膏汤证

重订91条： 发汗后，不可更行桂枝汤，汗出而喘，无大热者，可与麻黄杏仁甘草石膏汤。（63）

【麻黄汤证继发感染。】

麻黄杏仁甘草石膏汤

麻黄（去节，四两）　　杏仁（去皮尖，五十个）　　甘草（炙，二两）　　石膏（碎，绵裹，半斤）

上四味，以水七升，煮麻黄，减二升，去上沫，纳诸药，煮取二升，去滓，温服一升。

【麻黄无桂枝，石膏无知母，故此方主治无大热。】

【麻黄汤发汗后不能再用桂枝汤，因为发汗化热了，要用麻杏石甘汤。为什么无大热？麻黄无桂枝，石膏无知母，麻杏石甘汤的退热作用不强。麻杏石甘汤退热靠石膏，而石膏无知母辅助，退热作用不强，主要是平喘。如果有大热怎么办？加知母。有人说加桂枝，那不行，一般阳明病不能用桂枝解热，原则上阳明病从阳明治，当然也有特殊，比如白虎加桂枝汤。】

阳明在腑
厚朴七物汤证
重订94条：病腹满，发热十日，脉浮而数，饮食如故，厚朴七物汤主之。（金匮·腹满寒疝宿食病篇）

【感染发热抑制胃肠道蠕动。】

厚朴七物汤

厚朴（半斤）　甘草　大黄（各三两）　大枣（十枚）　枳实（五枚）　桂枝（二两）　生姜（五两）

上七味，以水一斗，煮取四升，温服八合，日三服。呕者加半夏五合；下利去大黄；寒多者加生姜至半斤。

【加减厚朴七物汤：厚朴30g，生姜30g，半夏15g，甘草9g，枳实9g，桂枝6g，大枣9g（原仲景方）。】

【太阳兼阳明在腑的第一个方是厚朴七物汤。我们知道持续的炎症反应，可以抑制胃肠道的蠕动。当感染发热抑制胃肠道的蠕动时，用厚朴七物汤。

厚朴七物汤是厚朴三物汤合桂枝去芍药汤。因为方中已有厚朴、大黄、枳实，所以没用芍药（芍药可通便）。因为发热，所以脉数；因为有表证，所以脉浮；因为有里证，所以腹胀。

这个方我们临床常用，感染发热后抑制胃肠道的蠕动用厚朴七物汤。厚朴七物汤很值得深讲，"呕者加半夏五合，下利去大黄，寒多者加生姜至半斤"。什么样的人会寒多？寒多的人大便偏稀，所以"下利去大黄，寒多者加生姜至半斤"，这是在讲一个事情的两个方面。按照此法加减之后，叫加减厚朴七物汤：厚朴 30g，生姜 30g，半夏 15g，甘草 9g，枳实 9g，桂枝 6g，大枣 9g。这是张仲景的原方。为什么要讲加减厚朴七物汤？大家会发现它是在厚朴生姜半夏甘草人参汤的基础上去人参，加枳实、桂枝、大枣。如果患者腹胀，脉搏无力，手心无汗，这是厚朴生姜半夏甘草人参汤证；如果患者腹胀，脉搏无力，手心都是汗，则用加减厚朴七物汤，去人参加桂枝。《伤寒杂病论》的加减法，大家都要去研究它。举个例子，假如脾虚之人，用了麻黄汤发汗后腹胀满，用厚朴生姜半夏甘草人参汤，一吃肠胃就动了；几天后肠胃又不动了，就可用加减厚朴七物汤。】

厚朴生姜半夏甘草人参汤证

重订 111 条：发汗后，腹胀满者，厚朴生姜半夏甘草人参汤主之。（66）

【此太阴脾虚之人，外感发汗后腹胀满，麻黄抑制胃肠道蠕动；至于内伤脾虚胃实，仍是良方。此方之要，在于厚朴、生姜、半夏、甘草、人参剂量递减。】

厚朴生姜半夏甘草人参汤

厚朴（炙，去皮，半斤）　生姜（切，半斤）　半夏（洗，半斤）
甘草（二两）　人参（一两）

上五味，以水一斗，煮取三升，去滓，温服一升，日三服。

【这条讲太阴脾虚之人，外感发汗抑制胃肠道蠕动，就会出现腹胀。不仅外感，内伤也可以用，虚实夹杂的腹胀可用厚朴生姜半夏甘草人参汤。前三剂药最见效了，几剂药之后就不见效了，那就要换思路了。厚朴生姜半夏甘草人参汤与加减厚朴七物汤是对方，前一方不见桂枝证，用了人参；另一方见桂枝证，用桂枝、大枣，如果伴有便秘，加大黄，那就是厚朴七物汤。

大家要注意厚朴生姜半夏甘草人参汤的剂量，疗效若好，一定要按照剂量递减——30g、30g、15g、6g、3g，即厚朴、生姜各 30g，半夏 15g，甘草 6g，人参 3g，这样除胀的作用才好。如果十分胀除了七八分，仍有两三分除不掉，怎么办？就把剂量倒着用，人参 6g，甘草 6g，把厚朴、半夏、生姜的剂量减下来，又有了效果。因为前面除去的 70% 是实胀，后面的 30% 是虚胀，虚实夹杂首先祛其实，再补其虚，祛实不忘补虚，补虚不忘祛实。具体剂量大家可以化裁，但是基本规则还是要有的。】

（三）兼太阴

兼太阴肺
小青龙汤证

重订 95 条：伤寒表不解，心下有水气，干呕发热而咳，或渴，或利，或噎，或小便不利，少腹满，或喘者，小青龙汤主之。（40）

【多见于慢性呼吸道疾病患者合并外感，此新感引动伏饮。噎者，多食管癌。此证吞咽梗阻，多呕吐清稀黏液，停饮故也。】

小青龙汤

麻黄（去节）　芍药　细辛　干姜　甘草（炙）　桂枝（去皮，各三两）　五味子（半升）　半夏（洗，半升）

上八味，以水一斗，先煮麻黄，减二升，去上沫，纳诸药，煮取三升，去滓，温服一升。若渴，去半夏，加栝蒌根三两；若微利，去麻黄，加荛花，如一鸡子，熬令赤色；若噎者，去麻黄，加附子一枚，炮；若小便不利，少腹满者，去麻黄，加茯苓四两；若喘，去麻黄，加杏仁半升，去皮尖。且荛花不治利，麻黄主喘，今此语反之，疑非仲景意。

【这条讲的是慢性呼吸道疾病被外感引发，中医讲的新感引动伏饮。还有一个或然证——或噎，指的是食管癌。食管癌刚开始可以用小青龙汤去麻黄加附子缓解症状。此方用一段时间就无效了，因为小青龙汤是治急性病的。感冒后诱发的慢性呼吸道疾病，也可用小青龙汤。小青龙汤证的特点是咳痰清稀，痰液分泌增加，方中很重要的药就是干姜抑制腺体分泌（干姜、细辛、五味子、半夏是抑制腺体分泌的）。】

重订 99 条：妇人吐涎沫，医反下之，心下即痞，当先治其吐涎沫，小青龙汤主之。涎沫止，乃治痞，泻心汤主之。（金匮·妇人杂病篇）

【小青龙汤可止涎沫，以干姜、半夏抑制体液分泌故也。

重订 697 条：大病瘥后，喜唾，久不了了，胸上有寒，当以丸药温之，宜理中丸。】

【关于干姜抑制腺体分泌，除了小青龙汤，再给大家讲一讲。第一，鼻涕清稀可用甘草干姜汤，用干姜抑制分泌。第二，唾液多。有的人一边说话一边冒白泡，就像鱼一样。上周一个患者乳腺癌切除术后，我们给她开了阳和汤合小青龙汤。因为她唾液多，一边说话一边冒白泡，那就像鱼一样。这就是重订 99 条讲的"妇人吐涎沫，医反下之，心下即痞，当先治其吐涎沫，小青龙汤主之"。还有一个乳腺癌术后的抑郁症患者，走进诊室一看她的脸型就可知道（前文已讲中医望气色），手心是潮的，我们开的是桂枝汤。第三，大家知道甘草干姜汤可以治遗尿吗？《金匮要略》有原文的，有的中医注解甘草干姜汤治遗尿，讲得很热闹，如果学了西医是很直接的，其实就是干姜可以抑制腺体分泌，减少尿量生成，只要见到干姜证，出现遗尿就可以用。第四，白带清稀如水，怎么办？用甘姜苓术汤。第五，大便稀溏怎么办？理中丸用干姜。这些都是套路啊，一旦明白背后的机理，根本不用像很多注解那样学中医。比如，有人讲甘草干姜汤能治遗尿是因为干姜能温脾胃，但是温脾胃的药这么多，为什么选干姜呢？说不清楚的，其实用西医汇通之后，它就那么简单，都是套路。没有必要完全用中医去解释，有的人用中医解释，很多是自圆其说，如果反问他，很多解释是回答不了的。】

重订 100 条：肺胀，咳而上气，烦躁而喘，脉浮者，心下有水，小青龙加石膏汤主之。（金匮·肺痿肺痈咳嗽上气病篇）

【烦躁加石膏。慢性肺病，每因外感而致急性发作。初起在太阳，二三日化热致支气管炎、肺部感染。肺胀，西医有云肺气肿。】

小青龙加石膏汤

麻黄　芍药　桂枝　细辛　甘草　干姜（各三两）五味子　半夏（各半升）　石膏（二两）

上九味，以水一斗，先煮麻黄，去上沫，纳诸药，煮取三升。强人服一升，羸者减之，日三服，小儿服四合。

【这条治的是外感引发的慢性肺病。肺胀指肺气肿，外感引发的慢阻肺急性发作。如果有烦躁，化热加石膏。】

兼太阴脾

桂枝加芍药生姜各一两人参三两新加汤证

重订106条：发汗后，身疼痛，脉沉迟者，桂枝加芍药生姜各一两人参三两新加汤主之。（62）

【脉浮紧者，法当身疼痛，宜以汗解之。假令尺中迟者，不可发汗。何以知然？以荣气不足，血少故也。】

桂枝加芍药生姜各一两人参三两新加汤

桂枝（去皮，三两）　　芍药（四两）　　甘草（炙，二两）　　人参（三两）　　大枣（擘，十二枚）　　生姜（四两）

上六味，以水一斗二升，煮取三升，去滓，温服一升。

本云：桂枝汤，今加芍药、生姜、人参。【干扰素作用。】

【本条讲的是脾虚之人发汗后，因为干扰素分泌增加出现一身疼痛，用桂枝加芍药生姜各一两人参三两新加汤。脾主肌肉，这里的一身疼痛是肌肉酸痛，不是骨头痛。桂枝加芍药生姜各一两人参三两新加汤治的是肌肉酸疼，若是骨头痛用此方肯定不准确，怎么办？合麻黄、附子、细辛，才能治疗骨节疼痛。】

小建中汤证

重订107条：伤寒，阳脉涩，阴脉弦，法当腹中急痛，先与小建中汤，不瘥者，小柴胡汤主之。（100）

【伤寒，腹中急痛，与小建中汤，阳脉涩，故与小建中；阴脉弦，腹痛故也，不瘥者，弦属少阳，小柴胡汤主之。

重订487条：虚劳里急，悸，衄，腹中痛，梦失精，四肢酸疼，手足烦热，咽干口燥，小建中汤主之。

重订277条：伤寒五六日中风，往来寒热，胸胁苦满，嘿嘿不欲饮食，心烦喜呕，或胸中烦而不呕，或渴，或腹中痛，或胁下痞鞕，或心下悸，小便不利，或不渴、身有微热，或咳者，小柴胡汤主之。】

小建中汤

桂枝（去皮，三两）　　甘草（炙，二两）　　大枣（擘，十二枚）　　芍药（六两）　　生姜（切，三两）　　胶饴（一升）

上六味，以水七升，煮取三升，去滓，纳胶饴，更上微火消解。温服一升，日三服。

重订 108 条：伤寒二三日，心中悸而烦者，小建中汤主之。（102）

【重订 119 条：伤寒脉结代，心动悸，炙甘草汤主之。】

【小建中汤证与小柴胡汤证都可以见到腹痛。外感病伴有腹痛或者伴有心悸，可以选择小建中汤。因为小建中汤本身是桂枝汤重用芍药，加了饴糖。】

桂枝人参汤证

重订 110 条：太阳病，外证未除，而数下之，遂协热而利，利下不止，心下痞硬，表里不解者，桂枝人参汤主之。（163）

【此表里双解法。太阴脾虚之人外感，身疼当救表为主，用新加汤（桂枝汤加人参）；腹痛心悸，用小建中汤；下利当救里为主，用桂枝人参汤（理中汤加桂枝）。】

桂枝人参汤

桂枝（别切，四两）　甘草（炙，四两）　白术（三两）　人参（三两）　干姜（三两）

上五味，以水九升，先煮四味，取五升，纳桂枝，更煮取三升，去滓，温服一升，日再，夜一服。

【这是表里双解的办法。换言之，太阴脾虚之人外感，如果一身疼痛，用新加汤，如果伴有下利，用桂枝人参汤。

那么，外感桂枝汤证若伴有大便不好解，用什么方？桂枝加厚朴杏子汤。如果伴有腹泻呢？桂枝人参汤。如果一个人平时经常腹泻，现在感冒了，也可用桂枝人参汤。桂枝人参汤与桂枝加厚朴杏子汤是对方，一个伴便秘，一个伴腹泻、大便稀。

若太阳病兼太阴脾虚引起腹胀，就是麻黄碱抑制胃肠道蠕动，用厚朴生姜半夏甘草人参汤。】

（四）兼少阴

桂枝去芍药汤证

重订 112 条：太阳病，下之后，脉促胸满者，桂枝去芍药汤主之。（21）

【呼吸道病毒感染导致心肌炎，脉促，脉来数而时一止，属西医快速性心律失常。】

桂枝去芍药汤

桂枝（去皮，三两）　　甘草（炙，二两）　　生姜（切，三两）大枣（擘，十二枚）

上四味，以水七升，煮取三升，去滓，温服一升。

桂枝去芍药加附子汤证

重订113条：若微寒者，桂枝去芍药加附子汤主之。（22）

【二方皆治新感。】

桂枝去芍药加附子汤

桂枝（去皮，三两）　　甘草（炙，二两）　　生姜（切，三两）大枣（擘，十二枚）　　附子（炮，去皮，破八片，一枚）

上五味，以水七升，煮取三升，去滓，温服一升。

【什么叫脉促？脉来数而时一止。什么叫脉来数时一止？就是快速性心律失常。这个人是呼吸道病毒感染导致心肌炎，即病毒性心肌炎的表现。桂枝去芍药汤治疗病毒性心肌炎。如果患者伴有恶寒，加附子，即桂枝去芍药加附子汤。简言之，桂枝去芍药汤治疗病毒性心肌炎，桂枝去芍药加附子汤治疗病毒性心肌炎伴恶寒。】

葛根汤证

重订115条：太阳病，项背强几几，无汗，恶风，葛根汤主之。（31）

【颈椎病。太阳少阴为表里，颈椎病压迫内脏神经，每至胸痹心痛，葛根汤主之。】

葛根汤

葛根（四两）　　麻黄（去节，三两）　　桂枝（去皮，二两）　　生姜（切，三两）　　甘草（炙，二两）　　芍药（二两）　　大枣（擘，十二枚）

上七味，以水一斗，先煮麻黄、葛根，减二升，去白沫，纳诸药，煮取三升，去滓，温服一升。覆取微似汗，余如桂枝法将息及禁忌。诸汤皆仿此。

【什么叫作背强几几？就是讲有颈椎病，所以葛根汤不仅能治颈椎病，还能治心悸——颈椎压迫引起的颈心综合征。】

重订 116 条：太阳与阳明合病者，必自下利，葛根汤主之。（32）

【肠道病毒感染，初起当与葛根汤，误治传入少阴，引发病毒性心肌炎，转葛根黄芩黄连汤证。葛根汤逆流挽舟，后世喻嘉言用荆防败毒散治疗腹泻，与此相通。葛根汤，又属截断法，不传少阴。所谓阳明合病，下利也，其病位属阳明。】

【这条讲葛根汤能治胃肠型感冒，也就是后世荆防败毒散治的胃肠型感冒。荆防败毒散是喻嘉言的处方，他的逆流挽舟法就来自于葛根汤。葛根汤治胃肠型感冒比荆防败毒散好，大家知道为什么吗？因为胃肠型的病毒感染容易引发心肌炎，而葛根汤能治疗病毒性心肌炎。肠道病毒感染刚开始与葛根汤，如果误治传入少阴，可以引起病毒性心肌炎，转葛根黄芩黄连汤证。葛根芩连汤不仅可治疗炎症明显的病毒性心肌炎，还可治疗细菌性心内膜炎。

为什么说葛根汤是太阳阳明合病呢？因为有腹泻——"必自下利"，病位在阳明。】

重订 115 条：太阳病，项背强几几，无汗，恶风，葛根汤主之。（31）

【雌激素：丰胸、美白、多囊卵巢综合征、颈椎病。】

【我们前面讲的病毒性心肌炎，无汗用葛根汤，为肠道病毒感染所致；有汗用桂枝去芍药汤；怕冷用桂枝去芍药加附子汤。

葛根汤的主治是补充雌激素、丰胸美白、治多囊卵巢综合征，治颈椎病和颈心综合征。葛根可补充雌激素，补充雌激素就能丰胸美白，尤其是针对女性，葛根汤的美容效果很强，会使皮肤更白，线条感更强。用了葛根汤后有几个变化：一是毛孔变细，女性怕毛孔粗，用了葛根汤毛孔收缩，皮肤变细；二是皮肤代谢会增强、变快，面部皮肤会更嫩；三是乳房会长大，变得更加紧致；四是用了葛根汤以后，发表行水，能够把女性多余的水分利掉，变得更有线条感，体形更有张力。所以，葛根汤的美容效果还是很好的。

使用葛根汤时可以加减，如治颈椎病，可用我们的加减葛根汤，可

加枸杞、骨碎补等药，加减之后的效果更好；如丰胸，也可加其他补充雌激素的药物，可加狗脊、地黄等。】

重订 116 条：**太阳与阳明合病者，必自下利，葛根汤主之。**（32）

【病毒性肠炎。】

【这条讲的是治疗病毒性肠炎，它容易合并心脏疾病。】

重订 117 条：**太阳与阳明合病，不下利，但呕者，葛根加半夏汤主之。**（33）

【病毒性胃肠炎，感染所致急性胃炎。重订 266 条：太阳与少阳合病，自下利者，与黄芩汤；若呕者，黄芩加半夏生姜汤主之。二方皆利，一在太阳脉浮，一在少阳脉弦。呕者，均入半夏、生姜（葛根汤本有生姜，但加半夏）。黄芩汤多细菌感染，属热化，与葛根汤多病毒感染的寒化不同。】

葛根加半夏汤

葛根（四两）　麻黄（去节，三两）　甘草（炙，二两）　芍药（二两）　桂枝（去皮，二两）　生姜（切，二两）　半夏（洗，半升）　大枣（擘，十二枚）

上八味，以水一斗，先煮葛根、麻黄，减二升，去白沫，纳诸药，煮取三升，去滓，温服一升。覆取微似汗。

【葛根加半夏汤治疗病毒性胃肠炎，它伴有呕吐。大家知道葛根汤与黄芩汤的区别是什么吗？黄芩汤治疗的是细菌性肠炎、细菌性胃肠炎，呕者加半夏、生姜；葛根汤治疗的是病毒性肠炎、病毒性胃肠炎。一个治疗细菌感染，一个治疗病毒感染，一寒一热。】

葛根黄芩黄连汤证

重订 118 条：**太阳病，桂枝证，医反下之，利遂不止。脉促者，表未解也。喘而汗出者，葛根黄芩黄连汤主之。**（34）

【肠道病毒感染导致心肌炎，汗出，汗为心之液，心衰者喘，对比桂枝去芍药汤，所谓胸满，脉促，心律失常，二方皆促，而炙甘草汤云脉结代。太阳与少阴为表里，陷下即入少阴。】

葛根黄芩黄连汤

葛根（半斤）　甘草（炙，二两）　黄芩（三两）　黄连（三

两）

上四味，以水八升，先煮葛根，减二升，纳诸药，煮取二升，去滓，分温再服。

【这条讲的就是心肌炎。病毒性心肌炎和细菌性心内膜炎的炎症很明显时，就可用葛根汤。为什么这条又讲葛根黄芩黄连汤呢？当炎症很严重时，需用黄芩、黄连抗炎；再加具有类皮质激素作用的甘草，再加可保护心脏的葛根，治疗急性期心肌炎或者细菌性心内膜炎。记住，葛根要先煮。】

炙甘草汤证
重订 119 条：伤寒，脉结代，心动悸，炙甘草汤主之。（177）

【慢性心脏疾病合并上呼吸道感染，此有形质受损之痼疾，外感为新感，心动悸，动则心悸，或自觉心动而悸。】

炙甘草汤
甘草（炙，四两）　生姜（切，三两）　人参（二两）　生地黄（一斤）　桂枝（去皮，三两）　阿胶（二两）　麦冬（去心，半升）　麻仁（半升）　大枣（擘，三十枚）

上九味，以清酒七升，水八升，先煮八味，取三升，去滓，纳阿胶，烊消尽，温服一升，日三服。一名复脉汤。

【严重心脏疾病的患者得了感冒，可以用炙甘草汤。大家临床治感冒开过小建中汤和炙甘草汤吗？没有。为什么没有？我告诉大家小建中汤和炙甘草汤是可以治感冒的，炙甘草汤治的是形质大损之人。

《难经·第十四难》中"治损之法奈何？损其心者，调其营卫"。为什么"损其心者，调其营卫"呢？营卫是怎么来的？营卫是我们的中气贯心脉而行呼吸，就成了宗气。中气指脾胃之气，宗气是胸中的大气。宗气出于瞳孔周行全身，就是营卫。我们讲了有气有色，色是营，气是卫，所以要观察气色好或不好。

心脏的输出量取决于两个重要的因素：第一是取决于心肌本身的收缩，心肌本身的收缩能力受中医脾的影响，脾主肌肉，脾给它提供能量，提供 ATP。第二是受肾上腺素的影响，肾上腺素分泌增加，心脏的收缩就增强，输出的血液量就更多。动脉血输送到全身运行，中医叫营卫，血里的红细胞叫营，血里的白细胞跑出来叫卫。白细胞为卫，具有免疫功能；红细胞为营，具有濡养功能，运输氧和营养物质，滋养全身。血液周行全身就是营卫，所以"损其心者，调其营卫"。】

防己地黄汤证

重订 121 条：治病如狂状妄行，独语不休，无寒热，其脉浮。（金匮·中风历节病篇）

【此属神志，合前三方（葛根芩连汤、桂枝去芍药汤、炙甘草汤），少阴心之形、气、神皆备。防风疏风，有镇痛及镇静安神作用，用于破伤风角弓反张、抽搐痉挛等症，与天南星、白附子、天麻同用，即玉真散；用于安神，即防己地黄汤。】

防己地黄汤

防己（一分）　桂枝（三分）　防风（三分）　甘草（一分）

上四味，以酒一杯，浸之一宿，绞取汁。生地黄二斤，㕮咀，蒸之如斗米饭久，以铜器盛其汁，更绞地黄汁，和，分再服。

【原方地黄二斤，此方以大剂量地黄（60～300g）配伍肉桂治疗失眠甚效。然大剂量地黄容易碍胃，防风为胃肠疏风药，可促进胃肠蠕动，此为后世李东垣法；大剂量地黄容易生湿，防己利水可解。】

【防己地黄汤治的是太阳兼少阴的神志病。"寸脉浮"用桂枝，"尺脉沉"用地黄，用大剂量的地黄配桂枝，就是防己地黄汤。

关于太阳兼少阴病，我们讲到了形质病（器质性疾病）用炙甘草汤，气化病用葛根黄芩黄连汤、桂枝去芍药汤等；神志病用防己地黄汤，这就是《伤寒杂病论》的套路。防己地黄汤可用于治疗感冒诱发的精神分裂症。为什么感冒容易诱发精神分裂症呢？"太阳之为病，脉浮"，感冒时肾上腺素分泌增加，就容易诱发精神分裂症。感冒诱发精神分裂症不是说得了感冒后又得了精神分裂症，而是本身就有精神分裂症，可能已经缓解了，感冒之后"狂状妄行"又复发了。用什么治疗？防己地黄汤。如果不是感冒诱发的精神病，能不能用呢？一样能用啊，只要是桂枝证，伴有神经兴奋性增强，伴有失眠烦躁、神志情绪异常等，就可以用防己地黄汤。

防己地黄汤的处方配伍很简单。防己是个镇痛药，有镇静的作用。

防风也能镇静，同时能够促进胃肠道蠕动，可拮抗大剂量地黄引起的腹胀。玉真散也利用防风镇静，而且玉真散不仅用防风的镇静作用，它还能解白附子的毒。解附子的毒用甘草、蜂蜜，解白附子的毒用防风。附子的毒首先表现为心脏毒性，具有拟洋地黄样作用，所以解毒以甘草为主。白附子的毒表现为神经毒性，中毒时可出现抽搐，所以用防风的镇静作用，防风是一味解白附子毒的特异性药物。】

阴虚外感

重订 124 条：少阴病，咳而下利谵语者，被火气劫故也，小便必难，以强责少阴汗也。（16）

【少阴病阴症，不可强责少阴汗，汗之谵语、小便难，当与加减葳蕤汤。方以生葳蕤二至三钱，淡豆豉三钱到四钱，红枣二枚，生葱白二枚至三枚，炙甘草五分，桔梗、苏薄荷各一钱至钱半，东白薇五分至一钱。麻黄有兴奋作用。】

【兼少阴肾者，此阳虚外感，属太少两感，少阴在经。

重订 541 条：少阴病，得之二三日，麻黄附子甘草汤微发汗。以二三日无症，故微发汗也。

重订 543 条：少阴病始得之，反发热，脉沉者，麻黄细辛汤附子汤主之。】

【少阴阴虚之人不能发汗，发汗后会谵语、小便难，当与加减葳蕤汤。为什么少阴阴虚之人不能发汗？因为阴虚，本来尿就不多，若再一发汗，他的尿就更少了。他为什么会谵语呢？阴虚之人交感神经兴奋性增加，再用麻黄更兴奋，会很难受。阴虚集中表现为晚上交感神经兴奋性增加，为知柏地黄丸证。白天交感神经兴奋性增加明显，则是桂枝汤证。阴虚之人本就交感神经兴奋性增加，而麻黄中的麻黄碱是个交感神经递质，所以不能再用麻黄发汗。】

（五）兼厥阴

麻黄升麻汤证

重订 123 条：伤寒六七日，大下后，寸脉沉而迟，手足厥逆，下部脉不至，喉咽不利，唾脓血，泄利不止者，为难治。麻黄升麻汤主之。

（357）

【麻黄、桂枝，太阳伤寒；石膏、知母，阳明；黄芩、芍药，少阳；三阴递进，白术、干姜、茯苓为甘姜苓术汤，合桂枝治太阴泄利；天门冬、玉竹，少阴经，玉竹治心衰独特，故入少阴；升麻、黄芩、甘草、当归、芍药，厥阴转出少阳，当归、芍药养肝之体。寸脉沉而迟，升麻托邪外出，盖下为泄利，上脉沉迟。】

麻黄升麻汤

麻黄（去节，二两半）　升麻（一两一分）　当归（一两一分）　知母（十八铢）　黄芩（十八铢）　葳蕤（一作菖蒲，十八铢）　芍药（六铢）　天门冬（去心，六铢）　桂枝（去皮，六铢）　茯苓（六铢）　甘草（炙，六铢）　石膏（碎，绵裹，六铢）　白术（六铢）　干姜（六铢）

上十四味，以水一斗，先煮麻黄一两沸，去上沫，纳诸药，煮取三升，去滓，分温三服。相去如炊三斗米顷，令尽，汗出愈。

【麻黄升麻汤用麻黄、桂枝、石膏、知母、黄芩、芍药，三阳的药用齐了；三阴的药用白术、干姜、茯苓，这是甘姜苓术汤，治疗太阴泄利；天门冬、玉竹是少阴病的专药，加减葳蕤汤就用玉竹养少阴；然后加升麻、黄芩、甘草、当归、芍药，厥阴转出少阳。也就是说三阳的方各选了一个——麻黄汤、白虎汤、黄芩汤，然后加了三阴的药，加太阴健脾的药、养少阴之阴的药，再加厥阴托邪的药，这就构成了麻黄升麻汤。

麻黄升麻汤的配伍与升麻鳖甲汤非常相似，升麻鳖甲汤里的花椒具有拟肾上腺素的作用，也能发汗。区别是花椒除了发表，还有温里的作用，治疗病位在下焦。大家见过四川人吃火锅吗？哎呀，围在火锅边吃得直冒汗啊，这是因为里面的花椒能够发汗。为什么四川人这么吃火锅呢？因为环境太潮湿了。】

二、太阳误治

（一）误汗伤阳

桂枝加附子汤证
重订 125 条：太阳病，发汗，遂漏不止，其人恶风，小便难，四肢

微急，难以屈伸者，桂枝加附子汤主之。（20）

【桂枝证误与麻黄汤发汗亡阳，汗多尿少。】

桂枝加附子汤

桂枝（去皮，三两）　　芍药（三两）　　甘草（炙，三两）　　生姜（切，三两）　　大枣（擘，十二枚）　　附子（炮，去皮，破八片，一枚）

上六味，以水七升，煮取三升，去滓，温服一升。

本云：桂枝汤，今加附子，将息如前法。

【这条讲的是桂枝汤证误用了麻黄汤发汗，导致了亡阳。《伤寒杂病论》讲的亡阳不是阳没有了，而是阳受伤了。为什么小便难呢？汗多则尿少，出那么多汗小便怎么能不难吗？治疗用桂枝加附子汤，其实是治疗多汗症。】

四逆汤证

重订 126 条：伤寒脉浮，自汗出，小便数，心烦，微恶寒，脚挛急，反与桂枝欲攻其表，此误也。得之便厥，咽中干，烦躁吐逆者，作甘草干姜汤与之，以复其阳。若厥愈足温者，更作芍药甘草汤与之，其脚即伸。若胃气不和，谵语者，少与调胃承气汤。若重发汗，复加烧针者，四逆汤主之。（29）

【伤寒脉浮，自汗出，证象阳旦。伤寒二三日，心中悸而烦者，小建中汤主之。而予桂枝加附子汤误治，此解救之法。二条一自汗出，一漏汗不止；一小便数，一小便难；一微恶寒，一恶风；一脚挛急，一四肢微急，难以屈伸。此条分刚柔两端，芍药甘草汤用柔，甘草干姜汤用刚，芍药甘草汤加附子为芍药甘草附子汤，甘草干姜汤加附子为四逆汤。里有实热，大黄、芒硝，里有虚寒，干姜、附子，皆佐之以甘草，而为调胃承气汤与四逆汤。咽中干、烦躁吐逆者，予此方重加炙甘草，以土盖火。】

【这一条前面已经讲过，这里不再重复。】

芍药甘草附子汤证

重订 128 条：发汗，病不解，反恶寒者，虚故也，芍药甘草附子汤主之。（68）

【反恶寒，虚故也。】

芍药甘草附子汤

芍药　甘草（炙）各三两　附子（炮，去皮，破八片，一枚）

上三味，以水五升，煮取一升五合，去滓，分温三服。

【"反恶寒者，虚故也"讲的是什么？太阳病发完汗之后不该恶寒了，反而恶寒，说明阳虚，所以以加附子温阳。】

（二）误汗惊狂

桂枝甘草汤证

重订133条：发汗过多，其人叉手自冒心，心下悸欲得按者，桂枝甘草汤主之。（64）

【此证患者来诊，述其苦时以手按心者；又有容易惊吓，以手按心者。】

桂枝甘草汤

桂枝（去皮，四两）　甘草（炙，二两）【桂枝：甘草=2：1，桂枝镇静。】

上二味，以水三升，煮取一升，去滓，顿服。

【为什么会误汗惊狂？因为麻黄碱的兴奋性。一次我在外地开会时，给一位老师开了阳和汤，可能是麻黄开的剂量特别大，或是没有开成炙麻黄，他吃了1剂，人就晕倒了，心悸冒汗，"发汗过多，其人又手自冒心，心下悸欲得按者"这些症状全都出来了。阳和汤里还有地黄等药监制麻黄，都出现了这些表现。所以，临床上患者若桂枝证很明显，大家开阳和汤时麻黄应该用炙麻黄。阳和汤中的麻黄剂量大，效果才好，可把麻黄炙了以后按6g、9g、12g、15g、21g、30g，慢慢往上加剂量。这种一次看诊有个缺陷，开6g麻黄可能没效，一下子用30g麻黄，患者可能会晕倒。

"发汗过多，其人叉手自冒心，心下悸欲得按者，桂枝甘草汤主之"。这条的表现就因为麻黄碱的兴奋性。为什么用桂枝甘草汤呢？镇静啊！我们讲过桂枝具有解热、镇痛、镇静、扩血管、加快心率的作用，防己地黄汤也用了桂枝的镇静作用。大家把背后的机制弄明白，会发现都有套路。】

桂枝甘草龙骨牡蛎汤证

重订 134 条：火逆下之，因烧针烦躁者，桂枝甘草龙骨牡蛎汤主之。(118)

【加钙镇静。】

桂枝甘草龙骨牡蛎汤

桂枝（去皮，一两）　　甘草（炙，二两）　　牡蛎（熬，二两）龙骨（二两）

上四味，以水五升，煮取二升半，去滓，温服八合，日三服。

【如果患者还有烦躁症状，可加龙骨、牡蛎。】

桂枝去芍药加蜀漆牡蛎龙骨救逆汤证

重订 135 条：伤寒，脉浮，医以火迫劫之，亡阳，必惊狂，卧起不安者，桂枝去芍药加蜀漆牡蛎龙骨救逆汤主之。(112)

【加蜀漆镇惊。】

桂枝去芍药加蜀漆牡蛎龙骨救逆汤

桂枝（去皮，三两）　　甘草（炙，二两）　　生姜（切，三两）大枣（擘，十二枚）　　牡蛎（熬，五两）　　蜀漆（洗去腥，三两）龙骨（四两）

上七味，以水一斗二升，先煮蜀漆，减二升，纳诸药，煮取三升，去滓，温服一升。

【如果患者惊狂，都不能睡觉了，加蜀漆。其实，这几个处方都是利用桂枝镇静的药理作用。】

太阳兼证小结

【太阳病的兼证讲的都是体质异常之人得了太阳病如何处理。体质异常无外乎自身有肝、心、脾、肺、肾的病变，从六经上讲是兼有少阳病、阳明病、太阴病、少阴病、厥阴病。

第一，兼少阳病。兼少阳病是兼肝胆疾病，有肝胆疾病的人得了感冒很常见。而且一些肝胆疾病刚开始的表现就像一个感冒，一定要好好地鉴别，不要误诊。

第二，兼阳明病。为什么常见？因为太阳病一化热就传阳明了。比如患者病毒感染之后继发细菌感染，这就是兼阳明病。继发细菌感染之后，首先是兼阳明在经，如果没有治好，发热几天之后出现便秘，那就是兼阳明在腑，需要治便秘。

第三，兼太阴病，包括兼太阴肺和兼太阴脾两个方面。兼太阴肺特别多见，因为慢性肺病容易被感冒引发，比如慢性支气管炎、肺气肿大多数由感冒引起急性发作。为什么可兼太阴脾呢？因为病毒感染可以抑制胃肠道的蠕动。感冒之后肾上腺素分泌增加，导致胃肠道蠕动被抑制，就会出现消化吸收不良等太阴脾虚的症状。对于太阳兼太阴脾虚，如果患者表现为腹胀，用厚朴生姜半夏甘草人参汤；如果表现为一身疼痛，用桂枝加芍药生姜各一两人参三两新加汤；如果表现为腹痛、心悸，用小建中汤；如果表现为腹泻，用桂枝人参汤。

第四，兼少阴病。兼少阴是指感冒容易陷入少阴，出现心肌炎、心内膜炎、肾小球肾炎和肾病综合征。这些疾病容易被感冒引发，而且疾病发作的时候也会出现类似感冒的症状，但不是感冒。如果是心肌炎、心内膜炎，可用桂枝去芍药汤、葛根汤、葛根芩连汤等处方，在急性炎症活动时可用葛根芩连汤。慢性心脏疾病患者本身是心脏功能不全、形质受损的，感冒之后可用炙甘草汤。感冒影响心神，诱发精神病发作的，用防己地黄汤。少阴阴虚外感的人，用加减葳蕤汤。

第五，兼厥阴病，用麻黄升麻汤。

关于太阳误治，如果误汗，过汗而汗出不止，用桂枝加附子汤；如果误汗出现惊狂、神经系统兴奋性大大增加，用桂枝甘草汤。误汗汗多是什么原因呢？因为使用了麻黄以后，交感神经兴奋性增加，还是一个虚性亢进，本质上与桂枝汤证一样。交感神经兴奋性增加，如果表现为出汗多、不停地冒汗，用桂枝加附子汤；如果表现为心跳加快，出现心慌，用桂枝甘草汤；烦躁者，再加龙骨、牡蛎；神志受影响的，再加蜀漆，即桂枝去芍药加蜀漆牡蛎龙骨救逆汤。

这就是太阳病兼证的内容，最后讲的误汗亡阳、误治惊狂属太阳误治。】

第四章　太阳汇通（下）
太阳类证

太阳汇通下讲太阳病的类证，本身不是太阳病，但是容易被当成太阳病去处理的疾病。

一、结胸

重订 153 条：病胁下素有痞，连在脐傍，痛引少腹，入阴筋者，此名脏结，死。（167）

【此条描述多见于肝癌，连在脐旁，痛引少腹，此癌已巨。肝脏无痛觉神经，痛引少腹，肿瘤已经侵犯肝包膜。】

【太阳类证第一个是结胸。"病胁下素有痞，连在脐傍，痛引少腹"，此时已是一个巨大的肿物。这个肿物已经长到了脐，是一个很大的癌肿。肝和脾都没有痛觉神经，如果病在肝脾，痛引少腹，说明肿瘤已经侵犯到了包膜，已经是一个很大的肿瘤，所以治不了。这是第一个，"脏结，死"。】

重订 155 条：太阳少阳并病，而反下之，成结胸；心下鞭，下利不止，水浆不下，其人心烦。（150）

【此本肝胆疾病，外感太阳，而反下之，成结胸，实为肝胆疾病发作加重。】

【这条讲的是本肝胆疾病，初发外感像太阳病，"而反下之，成结胸"，出现肝胆疾病的发作或加重。】

重订 152 条：脏结，无阳证，不往来寒热（一云，寒而不热），其人反静，舌上苔滑者，不可攻也。（130）

【与大柴胡汤鉴别。大柴胡汤证往来寒热，结胸不往来寒热。】

【这条与大柴胡汤证相鉴别。大柴胡汤证往来寒热，但是这种患有巨大的肿瘤患者不见寒热往来，患者舌上苔滑，是个白腻苔。"不可攻也"，其实攻不攻，用处也不大，大部分都治不好。这是晚期肿瘤，大多数患者最终是死亡。】

十枣汤证

重订 165 条：太阳中风，下利，呕逆，表解者，乃可攻之。其人漐漐汗出，发作有时，头痛，心下痞鞕满，引胁下痛，干呕短气，汗出不恶寒者，此表解里未和也，十枣汤主之。（152）

【重订 417：饮后水流在胁下，咳唾引痛，谓之悬饮。此方治胸腔积液，甚效。然为治标法，不可反复用之，伤正故也。】

十枣汤

芫花（熬）　甘遂　大戟各等分

上三味等分，各别捣为散，以水一升半，先煮大枣肥者十枚，取八合，去滓，纳药末，强人服一钱匕，赢人服半钱，温服之，平旦服。若下少，病不除者，明日更服，加半钱，得快下利后，糜粥自养。

【第一个讲结胸的十枣汤证。"太阳中风，下利，呕逆，表解者，乃可攻之。其人漐漐汗出，发作有时，头痛，心下痞鞕满，引胁下痛，干呕短气，汗出不恶寒者，此表解里未和也，十枣汤主之。"这条在讲什么？"水流在胁下，咳唾引痛，谓之悬饮。"其实讲的是现代医学的胸腔积液。

十枣汤是一个快速消胸水的处方，用大戟、甘遂、芫花，捣为散，也可以外用。但是这里有一条需要注意：这个办法不要反复使用！当胸水消了以后再用，容易伤人正气，煎煮法中也讲了"得快下后，糜粥自养"。这是一个快速消除胸水的办法，还有一些缓慢的办法，比如《金匮要略》的泽漆汤。泽漆汤中的泽漆属大戟科，也能利水，但是作用很弱，非常温和，治疗胸水需要持续地服用，不如十枣汤见效快。】

重订 166 条：脉沉而弦者，悬饮内痛。（金匮·痰饮咳嗽病篇）

重订 167 条：病悬饮者，十枣汤主之。（金匮·痰饮咳嗽病篇）

【结胸脉浮，故以杏仁宣表；此脉沉。】

重订 168 条：咳家其脉弦，为有水，十枣汤主之。（金匮·痰饮咳嗽病篇）

【其脉，指右寸。】

【这几条讲的是什么呢？结胸"脉沉而弦"，指的是右手的寸脉。

《金匮要略》讲"脉沉者，泽漆汤主之"，右手寸脉独沉是肺癌；如果右寸"脉沉而弦"，则是肺癌合并胸水，十枣汤主之。临床上用患者的阳脉比阴脉，如果右手的寸脉比右手的尺脉还要沉，这是肺癌；如果右寸沉而弦，则是肺癌合并胸水。如何快速消胸水呢？用十枣汤。

"咳家其脉弦，为有水"，这条讲咳嗽脉弦为有水，临床上咳嗽脉弦的患者太多了，但是咳嗽者如果右手的寸脉沉弦，此人有胸水。这是讲右寸脉弦，而不是关脉，不是其他的脉弦。"脉沉而弦者，悬饮内痛"，也是指右寸。"咳而脉沉者，泽漆汤主之"，也是指右手的寸脉独沉，比尺脉还沉，这是肺癌的脉象。《伤寒杂病论》讲得很有道理，如果大家不仔细研究，会觉得患者一咳嗽，摸到脉弦就开十枣汤，这不对，很多脉弦的人都不能吃十枣汤。】

大陷胸丸证

重订 160 条：结胸者，项亦强，如柔痉状，下之则和，宜大陷胸丸。(131)

【胸膜炎初起多有表证，曾见外感数日转肺炎，再数日继发胸膜炎胸水者。项亦强，如柔痉状，牵涉痛。】

大陷胸丸

大黄（半斤） 葶苈子（熬，半升） 芒硝（半升） 杏仁（去皮尖，熬黑，半升）

上四味，捣筛二味，纳杏仁、芒硝，合研如脂，和散取如弹丸一枚，别捣甘遂末一钱匕，白蜜二合，水二升，煮取一升，温顿服之，一宿乃下，如不下，更服，取下为效。禁如药法。

【大黄、芒硝：肠道。葶苈子、甘遂：水路。】

【这条讲的是胸膜炎初起有表证。为什么"项亦强，如柔痉状"呢？因为有胸腔积液。胸腔积液会发生牵涉痛，就像胆囊炎可以导致颈和肩臂的疼痛，所以有胸水的人，有胸水的那一侧会出现项强，肩臂、胳膊的疼痛。比如，右侧的胸腔积水，会出现右侧项强，肩臂、胳膊的疼痛。用什么治疗？用大陷胸丸。这是胸水局部的病变导致的牵涉痛，不是项背强几几的葛根汤证。

大陷胸丸的大黄和芒硝，是通过下法使大量的水从从肠道排出，从大便排出；葶苈子和甘遂抑制水通道蛋白，使水不再分泌到胸腔。】

大陷胸汤证

重订 161 条：太阳病，脉浮而动数，浮则为风，数则为热，动则为痛，数则为虚，头痛发热，微盗汗出，而反恶寒者，表未解也。医反下之，动数变迟，膈内拒痛，胃中空虚，客气动膈，短气躁烦，心中懊恼，阳气内陷，心下因硬，则为结胸，大陷胸汤主之。若不结胸，但头汗出，余处无汗，剂颈而还，小便不利，身必发黄。（134）

大陷胸汤

大黄（去皮，六两）　芒硝（一升）　甘遂（一钱匕）

上三味，以水六升，先煮大黄，取二升，去滓，纳芒硝，煮一两沸，纳甘遂末。温服一升。得快利，止后服。

【心下因硬，恐为胃及左肝肿瘤，累及胸膜则为结胸，累及肝则发黄。】

【大陷胸汤治的病也很难治。条文讲的身黄、心下硬说的是肝脏左叶的肿瘤。因为肝脏的左叶长在心下，在胃的旁边，肿瘤长大了就挤压胃，所以"心下因硬""身必发黄"是有肿瘤。这条治疗的是左肝的肿瘤，也是很麻烦的一个病，难治。】

重订 162 条：伤寒六七日，结胸热实，脉沉而紧，心下痛，按之石硬者，大陷胸汤主之。（135）

【按之石硬者，此胃癌、肝癌，以恶性肿瘤硬度为正常组织的 5~30 倍，故按之石硬。】

【这条讲的是左肝和胃的肿瘤。什么叫作按之石硬？恶性肿瘤的硬度为正常组织的 5~30 倍，所以中医称之为岩，形容恶性肿瘤的硬度像石头。】

重订 163 条：伤寒十余日，热结在里，复往来寒热者，与大柴胡汤。但结胸无大热者，此为水结在胸胁也。但头微汗出者，大陷胸汤主之。（136）

【与大柴胡汤证鉴别，大柴胡汤证往来寒热，结胸无大热，但头微汗出。其病机为水结在胸胁，即西医胸水也。】

【这条讲大陷胸汤证需与大柴胡汤证相鉴别。大柴胡汤证往来寒热，结胸无大热，但头微汗出，其病机为水结在胸胁，即西医讲的胸水。为什么要与大柴胡汤证相鉴别？结胸与大柴胡汤证都有便秘，胁下硬满。比如，胸水积在右侧，右侧胁部不舒服，同时伴有便秘，很容易开出大柴胡汤。胸胁不舒服，加上便秘就一定是大柴胡汤证吗？这条讲的结胸就不是大柴胡汤证。因为结胸的机制是水结在胸胁，就是西医讲的胸水导致胸胁不舒服，应该用大陷胸汤，而不应用大柴胡汤，大柴胡汤不治胸水。】

重订 164 条：太阳病，重发汗而复下之，不大便五六日，舌上燥而渴，日晡所小有潮热（一云日晡所发，心胸大烦），从心下至少腹硬满而痛不可近者，大陷胸汤主之。（137）

【日晡所潮热，此转阳明，为可下之征。从心下至少腹硬满而痛不可近者，此腹膜炎。可见大陷胸汤不独治胸膜炎，腹膜炎也可用之。】

【从 "心下至少腹硬满而痛不可近者"，这条是讲急性腹膜炎。压痛、反跳痛、肌紧张，整个腹部张力很高，这就是急性腹膜炎的表现。这条说明大陷胸汤不仅能治胸膜炎，还能治腹膜炎。

以后临床看病速度可以更快，不需要那么复杂的辨证。为什么很多人需要复杂的辨证呢？因为没有病的观念。对临床上任何一个患者，都只进行中医辨证，所以每天都在辨证论治。其实，有的时候是不需要辨证论治的，一看患者是什么病、什么情况，你的处方就能出来，未必每一个人都需要很复杂的辨证论治。

《伤寒杂病论》的很多条文，大家记不住。重订 164 条："太阳病，重发汗而复下之，不大便五六日，舌上燥而渴，日晡所小有潮热，从心下至少腹硬满而痛不可近者，大陷胸汤主之。"大家记不记得住？记不住。我告诉大家一个办法，就能记住：大陷胸汤同时可以治腹膜炎。这样你就记住这一条了。

重订 163 条："伤寒十余日，热结在里，复往来寒热者，与大柴胡汤。但结胸无大热者，此为水结在胸胁也。但头微汗出者，大陷胸汤主之。"这一条你还是记不住，我告诉大家大陷胸汤证需要与大柴胡汤证相区别，你就记住了。大陷胸汤证与大柴胡汤证都表现为胁部不舒服和大便硬，前者有胸水，后者没有胸水，这样是非常好记的。

大陷胸汤的条文讲了几个病？第一是胃和左肝的肿瘤，第二是胸膜炎，第三是腹膜炎，就讲了这几个病的治疗。】

葶苈大枣泻肺汤证

重订 170 条：支饮不得息，葶苈大枣泻肺汤主之。（金匮·痰饮咳嗽病篇）

【此方用大枣，法同十枣汤。《温热经纬》云：余治虚弱人，患实痰哮喘者，用葶苈炒黄，煎汤去渣，以汤煮大枣食之。亦变峻剂为缓剂之一法也。】

葶苈大枣泻肺汤

葶苈（熬令黄色，捣丸如弹丸大）　大枣（十二枚）

上先以水三升，煮枣取二升，去枣，纳葶苈，煮取一升，顿服。

【葶苈大枣泻肺汤与十枣汤一样都用大枣，再加了葶苈子。葶苈子药性缓，特点是关闭水通道蛋白。大家记住：不管是大陷胸丸、葶苈大枣泻肺汤，还是己椒苈黄丸，葶苈子的核心作用都是关闭水通道蛋白。换言之，胸水、腹水、心包积液都可以使用葶苈子。葶苈子能关闭水通道蛋白，还能够强心。心衰会水饮泛滥、水肿，葶苈子关闭水通道蛋白，有强心的作用。倘若心衰出现肺部的积水，可用葶苈子。因为葶苈子的核心作用是关闭水通道蛋白，所以用真武汤时可合上葶苈子。而且葶苈子的药性很温和，用到 30g 都很安全。】

小陷胸汤证

重订 171 条：小结胸病，正在心下，按之则痛，脉浮滑者，小陷胸汤主之。（138）

【心下正贲门，正在心下，按之则痛，可见之西医贲门炎，此属胃食管反流病，多外感后加重。《温病条辨》将本方加枳实，以胃实而肠虚，肠实而胃虚，枳实通肠则胃虚，不使反流。小陷胸汤证，多大便黏稠，水难冲下，恶臭，服小陷胸汤，甚者大便下如涕痰，至大便实，黏液去，恶臭尽，病始愈。】

小陷胸汤

黄连（一两）　半夏（半升，洗）　栝蒌实（大者一枚）

上三味，以水六升，先煮栝蒌，取三升，去滓，纳诸药，煮取二升，去滓，分温三服。

【黄连，炎症；半夏，排空；栝蒌，反流似痰。栝蒌先煮。】

【小陷胸汤为什么要放在太阳病篇呢？正心下是西医讲的贲门，心下是剑突，剑突的位置是贲门，贲门是胃的上口。正心下按之疼，是在讲贲门炎，贲门炎是胃食管反流病的一个表现。为什么会发生贲门炎呢？因为感冒会引起胃食管反流病发作。为什么感冒会引起胃食管反流病发作？因为感冒后抑制胃肠道蠕动，胃的压力增强，致使食物往食管反流，刺激贲门，就会出现贲门炎的急性发作。

小陷胸汤用黄连、半夏加栝蒌。《温病条辨》又发展出了小陷胸汤加枳实汤，它的作用比小陷胸汤还强。为什么呢？因为枳实能减轻腹压，与单纯用半夏相比，又增强了减轻腹压的作用，所以小陷胸加枳实汤的效果优于小陷胸汤。

小陷胸汤中的黄连抗炎，针对局部的炎症。半夏促进胃的排空。栝蒌有什么作用呢？大家见过反流物吗？看过胃镜吗？不在消化科看不到胃镜。有个办法，大家吃过大餐吧，各种好吃的食物摆了一桌，吃撑了呕吐，吐出来的东西充满黏液，这就是反流物。大家若看胃镜，就会知道，胃里都是像痰一样的黏液，也就是胃液，或者叫消化液。在胃里不感觉恶心，但是你吐出来之后，看着它会觉得很恶心。大家可去看看胃镜，或者看一下自己吐出来的东西。反流物属于是中医痰的范畴，小陷胸汤中栝蒌主要作用是化痰。

小陷胸汤证的患者往往表现为痰秘。什么是痰秘呢？表现为大便黏滞，一天可能解四五次。但一天解四五次，也可能是腹泻，此时千万不可用小陷胸汤。痰秘就可表现为一天排大便四五次，但解不尽；有的人大便气味恶臭，他上过厕所后气味恶臭，别人不敢进卫生间；甚至大便泄下如黏痰，粘马桶。这些都是栝蒌的适应证。所以小陷胸汤用黄连、半夏、栝蒌，这三味药，一个抗炎、一个抑制反流、一个促进胃排空。注意一点：煎煮法中讲先煮栝蒌。

大家临床上多见的主要是痞证，结胸见的少。因为结胸有两种情况，一种是肿瘤的结胸，肿瘤导致的胸水大部分没有表证，不需要与太阳病相鉴别。真正需要鉴别的是第二种情况：一部分肺炎可以出现胸

水，此时有表证，需要与太阳病相鉴别。大家可看西医内科书的教材，肺炎可以出现胸水，就像前面讲的我父亲那次发生的情况。】

二、痞

重订 176 条：脉浮而紧，而复下之，紧反入里，则作痞。按之自濡，但气痞耳。（151）

【痞，按之自濡，胃蠕动减弱。】

【真正与太阳病关系比较大的是痞。"脉浮而紧，而复下之，紧反入里，则作痞。按之自濡，但气痞耳。"痞，"按之自濡"，胃痞按着是软的。为什么软呢？这种痞是由于胃的蠕动功能减退所导致，叫作气痞，我们又叫作虚痞。】

重订 177 条：太阳病，医发汗，遂发热、恶寒；因复下之，心下痞。（表里俱虚，阴阳气并竭，无阳则阴独，复加烧针，因胸烦，面色青黄，肤瞤者，难治；今色微黄，手足温者，易愈。）（153）

【脾胃素虚之人，外感后多见痞症，发汗（麻黄）、下之（大黄抑制胃排空）后多见。气痞：半夏泻心汤，虚。实痞：泻心汤（肠道排空，促进胃蠕动），实。】

【"太阳病，医发汗，遂发热、恶寒；因复下之，心下痞。"大家说，太阳病会用下法吗？张仲景是不是在编啊？不是的。大家记不记得，我们前面讲的桂枝加厚朴杏子汤就能治大便不好解，治的是脾虚之人感冒了，是桂枝汤证，大便又不好解。脾虚之人感冒以后，本就不好解大便，不想吃东西，一部分表现为肠胃蠕动减弱，应该用桂枝加厚朴杏仁汤，但是有的医生一看大便不好解，就误用了诸承气汤。

脾胃素虚之人外感后多见痞证。为什么呢？感冒之后，本身肾上腺素分泌增加，就会抑制胃肠道的蠕动、不想吃东西，若再用麻黄发汗，麻黄具有拟肾上腺素样作用，会进一步抑制胃肠道的蠕动。如果再用诸承气汤攻下，就更麻烦了。大家知道大黄有什么副作用吗？大黄促进肠道的排空，但是也可以抑制胃的排空。大黄是怎么促进肠道的排空呢？大黄抑制胃中的食物往下走，然后促进肠道里的食物往下走，这段肠就排空了。所以，脾虚之人用大黄下了以后，容易形成痞证。

有人会问大便通畅之后，胃不就舒服了吗？对于实证的患者而言，当大黄把肠道的食物排空以后，大黄的作用消失了，胃中的食物就从胃排到肠。如果患者是脾虚之人，把肠道的食物排空了以后，由于胃被抑制了，胃中的食物不能往肠道排。所以，对有实证的患者来讲，大黄本身抑制胃排空，用了大黄的一个作用却是促进胃的排空，这是因为大黄把肠道的食物排出之后，大黄也被代谢了，胃中的食物排到肠，这是一个正常的生理反应。但是，如果是脾虚的人，用了大黄攻下之后，胃就更加不蠕动了。因为大黄本身抑制胃的排空，脾很虚的人吃了通便药之后，一点儿胃口都没有。而对于一个实证的人，一天吃了 10 碗饭，肚子胀不舒服，用了大黄通便以后就又想吃东西了。这两种情况，一个是虚证，一个是实证，背后的机制都是一样的。

所以，张仲景在这一条上根本就没编，临床上确实可以见到，只是很多人没有这个知识。张仲景的书写得非常细。其实，痞证有气痞和实痞，气痞就是所谓的虚痞，比如半夏泻心汤证；实痞，比如泻心汤证。泻心汤是通过下法让肠道的食物排空，然后胃中的食物就下行到肠，胃一排空，胃的蠕动功能就恢复了，就不胀了，患者就感到舒服了。但是如果患者是桂枝汤证或桂枝加厚朴杏子汤证，看到大便不解就用泻心汤或诸承气汤攻下，胃更不蠕动了。】

半夏泻心汤证

重订 180 条：伤寒五六日，呕而发热者，柴胡汤证具，而以他药下之，柴胡证仍在者，复与柴胡汤。此虽已下之，不为逆，必蒸蒸而振，却发热汗出而解。若心下满而硬痛者，此为结胸也，大陷胸汤主之。但满而不痛者，此为痞，柴胡不中与之，宜半夏泻心汤。（149）

半夏泻心汤

半夏（半升，洗）　黄芩　干姜　人参　甘草（炙）各三两　黄连（一两）　大枣（十二枚，擘）

【半夏、干姜——功能；黄芩、黄连——消炎（甘草、大枣）；人参——免疫。】

上七味，以水一斗，煮取六升，去滓，再煎取三升。温服一升，日三服。

重订 181 条：呕而肠鸣，心下痞者，半夏泻心汤主之。（金匮·呕

吐哕下利病篇）

　　【重订180条讲伤寒误下的问题，如果下之后柴胡证仍在，用柴胡汤就可以蒸蒸而振，汗出而解；如果心下满而硬痛，病为结胸，可能是肿瘤；如果但满而不痛，此为痞，柴胡不中与之，宜半夏泻心汤。

　　半夏泻心汤的黄芩、黄连，是中医讲的泻心法；干姜、人参、大枣、甘草扶正健脾，虚痞形成的机制是本为脾虚，由于发表或攻下，抑制了胃肠道蠕动，所以用干姜、人参、大枣、甘草健脾；方中还有半夏和胃，促进胃排空。大家要注意方中的黄连，本方中黄连的量不能大，小剂量的黄连促进胃的蠕动，增强食欲，所以苦味的黄连在小剂量用时是健胃药，汤剂小于3g，吞粉小于1g，而在大剂量使用时黄连可以败胃。另外，半夏泻心汤证表现为痞、呕、利三个症状，大便是偏稀的，方中的干姜可止利。脾虚之人发汗后，如果是单纯的腹胀，可以用厚朴生姜半夏甘草人参汤；如果兼有便秘，用厚朴七物汤；如果表现为痞呕利，用半夏泻心汤。

　　半夏泻心汤中的半夏、干姜改善功能，治疗痞呕利；黄芩、黄连治疗炎症，甘草、大枣也有抗炎的作用；人参针对免疫，可以依证调节剂量，这就是半夏泻心汤的架构。大家有了这个思想就会知道怎么加减化裁。比如，黄连清心、黄芩清肝，如果炎症明显可以加蒲公英；如果肝阳盛、脾气太大，可以加栀子，加强泻肝的作用，如果是免疫性的炎症比如白塞氏病，甘草的剂量可以加大，那就是甘草泻心汤。

　　半夏泻心汤可以治疗胃的炎症，治疗慢性胃炎。我们的人体分了三焦——上焦、中焦、下焦，心火、胆火要下行，肾火和肝阳要上升，中焦若堵塞，心火、胆火就不能下行。如果心火不能下行，去黄芩，用黄连汤；胆火不能下行，去黄连用黄芩，那就是《外台》黄芩汤。所以，半夏泻心汤化裁还可以治疗心火、胆火不下行，胆火不下行表现为口苦，常见于合并慢性胆囊炎；心火不能下行表现为失眠、口疮、舌尖红。】

生姜泻心汤证

　　重订182条：伤寒，汗出解之后，胃中不和，心下痞硬，干噫食臭，胁下有水气，腹中雷鸣下利者，生姜泻心汤主之。（157）

【干噫食臭，胃，加生姜，抑制分泌。】

生姜泻心汤

生姜（切，四两）　甘草（炙，三两）　人参（三两）　干姜（一两）　黄芩（三两）　半夏（洗，半升）　黄连（一两）　大枣（擘，十二枚）

上八味，以水一斗，煮取六升，去滓，再煎取三升。温服一升，日三服。

【第二个方是生姜泻心汤。"干噫食臭"，说明胃中的食物没有消化。凡是病人嗳气，打出的饱嗝气味很臭，就像喝酒后呕吐物的气味，病都在胃，加生姜和胃。】

甘草泻心汤证

重订183条：伤寒中风，医反下之，其人下利日数十行，谷不化，腹中雷鸣，心下痞硬而满，干呕，心烦不得安。医见心下痞，谓病不尽，复下之，其痞益甚。此非结热，但以胃中虚，客气上逆，故使硬也，甘草泻心汤主之。（158）

【下利完谷。】

甘草泻心汤

甘草（炙，四两）　黄芩（三两）　干姜（三两）　半夏（洗，半升）　大枣（擘，十二枚）　黄连（一两）

上六味，以水一斗，煮取六升，去滓，再煎取三升。温服一升，日三服。

【甘草泻心汤治疗的是大便稀溏严重的痞。干噫食臭，呕吐严重的用生姜泻心汤，下利严重的用甘草泻心汤。】

重订184条：狐惑之为病，状如伤寒，默默欲眠，目不得闭，卧起不安，蚀于喉为惑，蚀于阴为狐，不欲饮食，恶闻食臭，其面目乍赤、乍黑、乍白。蚀于上部则声喝，甘草泻心汤主之。（金匮·百合狐惑阳毒病篇）

【口阴溃疡，音哑，此多见于西医所谓白塞氏病，此证不独口、肛溃疡，亦常见全消化道（口、咽、食管、胃、肠）溃疡，以甘草泻心汤泻心火，诸痛疮疡，皆属心火也：干姜、半夏，温中也，暖中补肌，

可使肉生；重加甘草，以土盖火，西医所谓甘草酸拟皮质激素作用，调节免疫。】

【这条讲甘草泻心汤还能治狐惑，治的是白塞氏病、复发性口腔溃疡。"蚀于喉为惑，蚀于阴为狐"，西医讲的白塞氏病是全消化道都可见到溃疡，也可以导致阴部的溃疡，为什么条文只讲口腔与阴部的溃疡呢？因为口腔与肛门之间看不到啊，眼睛能看见的就是口腔、肛门和阴部的溃疡。

诸痛疮疡，皆属心火，所以甘草泻心汤用泻心法；溃疡发生于消化道，从脾胃去治，用半夏、干姜、人参。甘草用以盖火，什么叫用甘草盖火？甘草的拟皮质激素作用，相当于西医用激素。干姜、人参暖中补肌，通过补脾促进肌肉的生长，促进溃疡的愈合。换言之，诸痛疮疡，皆属心火，用黄芩、黄连泻心以抗炎；既然有溃疡，用干姜、人参促进溃疡的愈合；然后甘草泻心汤重用甘草，用甘草来盖火，类似于使用皮质激素，这样就能治疗口腔溃疡。如果患者表现为口腔溃疡、肚子胀、大便稀，就可以用甘草泻心汤，不一定是白塞氏病，复发性口疮也可以。

甘草泻心汤配伍的机制很简单，只要是口腔溃疡就有心火，那就用黄芩、黄连去清；伴有腹胀、消化不良，那用半夏、人参、干姜去温；复发性口疮是免疫病，所以重用甘草，中医讲是以土盖火，西医讲是用些激素，这样就可以治疗口腔溃疡。甘草泻心汤的配伍还是比较简单明晰的。】

黄连汤证

重订185条：伤寒，胸中有热，胃中有邪气，腹中痛，欲呕吐者，黄连汤主之。（173）

【此上热下寒证。胸中有热而心烦失眠，主以黄连；下寒而腹痛，主以桂枝、甘草、人参、大枣。】

黄连汤

黄连（三两）　甘草（炙，三两）　干姜（三两）　桂枝（去皮，三两）　人参（二两）　半夏（洗，半升）　大枣（擘，十二枚）

上七味，以水一斗，煮取六升；去滓，温服，昼三夜二。【失眠。】

【《伤寒杂病论》还有两个与三个泻心汤相似的处方：黄连汤、黄芩汤。重订185条："伤寒，胸中有热，胃中有邪气，腹中痛，欲呕吐者，黄连汤主之。"黄连汤治疗的是所谓的上热下寒证，因为中焦有痞，心火不能下行，出现了失眠。

黄连有镇静的作用，如果患者没有热象，阳虚的失眠可不可以用黄连汤呢？可以的，就用黄连的镇静作用，方中有超过黄连剂量一倍的干姜和桂枝，不用担心。10g干姜、10g桂枝完全可以拮抗黄连的寒性，所以阳虚之人失眠也可以用黄连汤。

学生问："白天服用了八味回阳饮（炙麻黄、炮附子、甘草、红参、淫羊藿、牛蒡子、升麻、仙鹤草，详见'无门验方课程'），晚上可不可以用黄连汤？"可以的。既然用了八味回阳饮，说明患者肾虚，怎么单纯用黄连汤呢？可加30g地黄。黄连汤与防己地黄汤有什么区别？防己地黄汤证没有明显的腹胀，如果腹胀等消化道症状明显，地黄就不要加了，可以用黄连汤。为什么没有消化道症状时用防己地黄汤呢？因为服用大剂量的地黄会腹胀，如果有消化道症状会更不舒服。临床上，需要大家灵活化裁。

黄连汤的服法是昼三夜二，晚上怎么服用呢？晚饭后吃一次，睡前半小时再吃一次。

学生问："黄连三两，对于没有阳虚的人，剂量大不大？"大家知道大剂量的黄连可以降血糖，那么脾阳虚的人，用什么方？用干姜黄芩黄连人参汤。为什么用干姜黄芩黄连人参汤？因为人参也能降血糖。当药物发挥作用的时候，剂量减得太小，作用不明显。阳虚之人用黄连汤，用3g黄连不见效、6g黄连不见效，可以用9g、12g黄连，只要有干姜和桂枝配伍，都没关系的。有时候用3g、6g黄连，方子就有效，有时候剂量小了不见效，剂量可以大一些，没关系。】

《外台》黄芩汤证

重订186条：《外台》黄芩汤：治干呕下利。（金匮·呕吐哕下利病篇）

【少阳胆热肠寒。重订434条：干呕吐逆，吐涎沫，半夏干姜散

主之。】

《外台》黄芩汤

黄芩　人参　干姜（各三两）　桂枝（一两）　大枣（十二枚）
半夏（半升）

上六味，以水七升，煮取三升，温分三服。

【第二个是黄芩汤。黄芩汤治的是胆热肠寒，胆火不能下行。胆囊炎、胆囊结石患者兼有肚子饱胀不舒服、大便偏稀溏，就可用《外台》黄芩汤。】

干姜黄芩黄连人参汤证

重订 187 条：伤寒本自寒下，医复吐下之，寒格，更逆吐下，若食入口即吐，干姜黄芩黄连人参汤主之。（359）

【食入口即吐，胃不能受之，需极简方。糖尿病。】

干姜黄芩黄连人参汤

干姜　黄芩　黄连　人参（各三两）

上四味，以水六升，煮取两升，去滓，分温再服。

【干姜黄芩黄连人参汤可以治呕吐，就是关格，比如肾功能衰竭患者的关格，可用干姜黄芩黄连人参汤。此方还可以降血糖，取黄连的降血糖作用，黄连、人参都能降血糖，用干姜拮抗黄连的寒性。血糖不能下降还有一个原因是胆火不能下行，方中有黄芩降胆火。四逆散都能降血糖，因为糖尿病经常合并胆囊炎、胆结石，这种糖尿病患者的三焦水液运行的通道有异常，中医讲木生火，要从少阳治疗。

干姜黄芩黄连人参汤治疗糖尿病非常好。当然，大家不能照搬，糖尿病患者明明是白虎加人参汤证或者是六味地黄丸证，一点儿寒象都没有，也不是寒热错杂，就不要用干姜黄芩黄连人参汤。其实，不一定是寒热错杂，寒证也可用黄连。但是，若是个典型的热证，就不适合用干姜黄芩黄连人参汤。】

旋覆代赭汤证

重订 192 条：伤寒发汗，若吐、若下，解后，心下痞硬，噫气不除者，旋覆代赭汤主之。（161）

【重订 157 条：伤寒，汗出解之后，胃中不和，心下痞硬（痞），干噫食臭（呕），胁下有水气，腹中雷鸣，下利者，生姜泻心汤主之。此二条皆心下痞硬，干噫食臭，然旋覆代赭石汤无胁下有水气，雷鸣下利（利）。二方皆用人参、半夏、生姜、大枣、甘草，一用旋覆花、代赭石降逆，一用干姜、黄芩、黄连辛开苦降。】

旋覆代赭汤

旋覆花（三两）　人参（二两）　　生姜（五两）　代赭石（一两）　甘草（炙，三两）　半夏（洗，半升）　大枣（擘，十二枚）

上七味，以水一斗，煮取六升，去滓，再煎取三升，温服一升，日三服。

【旋覆代赭汤用旋覆花、代赭石和胃降逆。此方与生姜泻心汤怎么区别呢？生姜泻心汤证的特点是下利很明显，旋覆代赭汤证不伴有下利，而是单纯的胃气上逆。正因为下利不明显，所以旋覆代赭汤没用干姜。】

三、黄疸

麻黄连轺赤小豆汤证

重订 196 条：伤寒瘀热在里，身发黄，麻黄连轺赤小豆汤主之。（262）

【此表里同病，黄疸型肝炎，属急性热病，初起多有表证，不可误作太阳病。观其舌，两边肿胀，叩其胁，右胁痛，显著厌油并乏力，此属肝炎，其病不解者，二三日续黄，故曰身必黄。方用连翘，清热止呕，湿热尤宜，王孟英的甘露消毒丹用连翘由此出。】

麻黄连轺赤小豆汤

麻黄（去节，二两）　连轺（连翘根是，二两）　杏仁（去皮尖，四十个）　赤小豆（一升）　大枣（擘，十二枚）　生梓白皮（切，一升）　生姜（切，二两）　甘草（炙，二两）

上八味，以潦水一斗，先煮麻黄再沸，去上沫，纳诸药，煮取三升，去滓，分温三服，半日服尽。

【这条讲的是黄疸型肝炎，急性初起，多有表证，不能当成太阳病。如何鉴别肝炎与感冒呢？第一，观其舌，舌两边肿胀、左右两侧往上突起，说明肝脏长大了；第二，叩其胁，右胁疼痛，肝区叩痛；第三，显著厌油并乏力，比一般感冒要重；第四，没有卡他症状，没有鼻塞、流清涕、咳嗽等卡他症状。若出现这些情况，就是肝炎，几天治不好就会发黄，故曰"身必发黄"。

麻黄连轺赤小豆汤的用处很大，不仅可治疗肝炎，还可用于治疗疮疡、湿疹等多种疾病，后世的温病学由此方化生出很多方。方中的连翘能治疗皮肤疮疡、湿疹；还是个抗肿瘤的药物，可治疗头颈部的肿瘤；还可以止吐，大剂量的连翘有显著的止吐作用。温病学喜欢用连翘，甘露消毒丹、保和丸等处方都用了连翘的止吐作用。癌症患者化疗以后，我们用40g连翘也能止吐。这个配伍值得我们去学习。

麻黄连轺赤小豆汤证首先要与感冒区别开，一定不要当成感冒去治。我在南京的时候见过一例，有个西医的老教授，他下班前来了个感冒患者，快下班了，天黑得也早，一看患者的眼睛好像有点黄，也看不很清楚。于是老教授让患者回去观察一下，明天再来吧。那个患者第二天下午来了，身体发黄疸了，住了院，随后全身通黄，黄疸出来得非常迅速，很快出现爆发性肝衰竭，几天后就死亡了。这种严重的爆发性肝衰竭，西医的诊断办法是叩肝浊音界，可是叩不出来，或者浊音界很小。叩患者的肝脏，肝界叩不出来，其实是整个肝脏已经坏死溶解了，一定救不活的。】

四、风湿

（一）表虚证

桂枝附子汤证
重订198条：伤寒八九日，风湿相搏，身体疼烦，不能自转侧，不呕、不渴、脉浮虚而涩者，桂枝附子汤主之。若其人大便硬（一云脐下心下硬），小便自利者，去桂加白术汤主之。（174）（金匮·痉湿暍病篇同）

【湿家脉浮，鉴别太阳病。】

桂枝附子汤
桂枝（去皮，四两）　　附子（炮，去皮，破，三枚）　　生姜（切，

三两）　大枣（擘，十二枚）　甘草（炙，二两）

上五味，以水六升，煮取二升，去滓，分温三服。

【风湿的急性发作会出现脉浮、一身疼痛，这不是太阳表证，需要与太阳表证相鉴别。遇到风湿相搏，身体疼烦，脉浮虚而涩者，桂枝附子汤主之。桂枝附子汤是个桂枝证。为什么浮虚加附子？因为脉涩。为什么表现为风湿？也是因为涩。如果单纯是浮虚的脉，可能就是桂枝汤证，正因为浮虚而涩，所以表现为风湿，需要鉴别太阳病。】

甘草附子汤证

重订199条：风湿相搏，骨节疼烦，掣痛不得屈伸，近之则痛剧，汗出短气，小便不利，恶风不欲去衣，或身微肿者，甘草附子汤主之。（175）（金匮·痉湿暍病篇同）

甘草附子汤

甘草（炙，二两）　附子（炮，去皮，破，二枚）　白术（二两）桂枝（去皮，四两）

上四味，以水六升，煮取三升，去滓，温服一升，日三服，初服得微汗则解，能食。汗止复烦者，将服五合。恐一升多者，宜服六七合为妙。

【甘草附子汤用附子配桂枝，加白术、甘草，治疗疼痛很明显的风湿。附子配桂枝，增桂枝令汗出，附子能够增强桂枝发汗的作用；附子配白术，术附并走皮中，逐水气；再加类激素作用的甘草。甘草可补充外源性激素，附子能够增强内源性皮质激素的分泌，白术能够调节免疫，桂枝是个解热镇痛药。

曾升平老师治疗类风湿，就是在调节这几种药物的剂量，在这4味药之间变化，然后再加其他一些药。曾老师治疗类风湿很有特色，效果也很好，这4味药是主要的处方架构，在细处上变化。治疗类风湿要提高细胞免疫，抑制体液免疫，如果觉得白术调节免疫的作用不够强，再加200g黄芪配白术；如果觉得桂枝的解热镇痛作用不够强，加30g防己，防己也能镇痛；如果要用甘草快速缓解疼痛，用30g甘草发挥类激素的作用。处方的主体结构就在这里面调节。换言之，曾老师治疗风湿关键的药就那几个，处方开出来看似千篇一律，但是仔细去研究，每个方子都有自己的特点。大家如果跟我门诊，会发现我的处方也是千篇一律。实际上，如果仔细去研究，每个人的用药都有变化，细处见功夫。大家仔细研究甘草附子汤，会发现有很多细处见功夫的地方，什么叫术附并走皮中？什么叫增桂枝令汗出？都值得大家研究。】

桂枝芍药知母汤证

重订 205 条：诸肢节疼痛，身体魁羸，脚肿如脱，头眩短气，温温欲吐，桂枝芍药知母汤主之。（金匮·中风历节病篇）

【多见类风湿病后期，关节肿痛变形，甘草附子汤加芍药、麻黄、防风、生姜、知母。前方在气化，此方在形质。】

桂枝芍药知母汤

桂枝（四两）　芍药（三两）　甘草（二两）　麻黄（二两）
生姜（五两）　白术（五两）　知母（四两）　防风（四两）　附子（二两，炮）

上九味，以水七升，煮取二升，温服七合，日三服。

防己黄芪汤证

重订 208 条：风湿，脉浮，身重，汗出恶风者，防己黄芪汤主之。（金匮·痉湿暍病篇）

【前方少阴阳虚，此方太阴脾虚，用防风，即后世玉屏风散，皆气虚，有夹湿夹风之别，一身重或肿，一反复外感。】

防己黄芪汤

防己（一两）　甘草（半两，炒）　白术（七钱半）　黄芪（一两一分，去芦）

上剉麻豆大，每抄五钱匕，生姜四片，大枣一枚，水盏半，煎八分，去滓，温服，良久再服。喘者，加麻黄半两；胃中不和者，加芍药三分；气上冲者，加桂枝三分；下有陈寒者，加细辛三分。服后当如虫行皮中，从腰下如冰，后坐被上，又以一被绕腰以下，温令微汗，瘥。

【前面已讲了：如果觉得白术的补气作用不够强，加黄芪；觉得桂枝的镇痛作用不够强，加防己，这些都是从《伤寒杂病论》脱化出

来的。】

重订 209 条：风水，脉浮身重，汗出恶风者，防己黄芪汤主之。腹痛者加芍药。（金匮·水气病篇）

【风水、风湿同治。】

重订 210 条：《外台》防己黄芪汤：治风水，脉浮为在表，其人或头汗出，表无他病，病者但重下，从腰以上为和，腰以下当肿及阴，难以屈伸。（金匮·水气病篇）

【从腰以上为和，腰以下肿及阴，难以屈伸，此见西医之肝腹水，凡严重低蛋白血症之腹水，重用白术，或再加黄芪。防己一药，可降低门静脉压，严重低蛋白血症之水肿，血管内水分因低蛋白溢出，日久血容量不足，其脉多芤，其舌少津，此类阴血不足之证，重用白术补脾生津。重订 589 条："恶寒，脉微（一作缓）而复利，利止，亡血也，四逆加人参汤主之。"此补气生血（津），又一法。】

【"从腰以上为和，腰以下当肿及阴，难以屈伸"，多见于西医讲的肝腹水，或者严重低蛋白血症的水肿。防己黄芪汤中的防己可以降低门静脉高压，白术升高白蛋白，治疗严重低蛋白血症导致的水肿。这种水肿，水从血管里渗出，会出现血容量不足，血管里缺水，机体却肿得一塌糊涂。患者的脉是芤的，舌没有津液。为什么脉芤，舌没有津液？因为血管里缺水。当血容量不足时，人的唾液分泌就会减少；血容量不足，摸着就是芤脉。这种芤脉养血没有用，要用白术补脾生津，就是升高白蛋白，西医输丙蛋白也有用。防己黄芪汤最常用于治疗肝硬化腹水，或者肝硬化导致的下肢水肿。大家见过肝硬化患者腰以下肿及阴囊的吗？病房应该很多见，阴囊肿得像皮球似的。

有的时候治芤脉，不能养血。第一，严重低蛋白血症的芤脉，要用白术，白术是升高白蛋白特异性的药物。比如，肝硬化低蛋白血症导致的血容量不足，脉芤，机体肿得一塌糊涂，养血不见效，要用白术健脾生津，其实就是升高白蛋白。防己黄芪汤是一个治疗肝硬化的常用处方，有特殊的疗效。第二，呕吐、腹泻导致的津液减少、血容量不够，此时的芤脉要用人参补气固脱生津。这种芤脉养血没有用，太慢了，还没养好血，人就休克了。西医可以输液，不需要输蛋白，中医可以用人参补气生津。

　　还有一个问题是肾病，中医讲的肾病不完全是补肾的问题。如果肾病完全是补肾的问题，那么太阳病篇的好多方都不管用了，都不能补肾。如果肾病涉及黏膜免疫，要从脾论治。比如，IgA 肾病是黏膜免疫，IgA 是黏膜免疫的抗体，单纯补肾效果不好。大家要拓宽自己的思路，不能说肾病综合征就要补肾，不见效怎么办？还可以从脾论治，还有很多办法。】

（二）表实证

麻黄加术汤证

　　重订 211 条：湿家身烦疼，可与麻黄加术汤发其汗为宜，慎不可以火攻之。（金匮·痉湿暍病篇）

　　【此表实证。防己黄芪汤治汗出恶风之表虚证。】

　　麻黄加术汤

　　麻黄（三两，去节）　　桂枝（二两，去皮）　　甘草（一两，炙）　杏仁（七十个，去皮尖）　白术（四两）

　　上五味，以水九升，先煮麻黄，减二升，去上沫，纳诸药，煮取二升半，去滓，温服八合，覆取微似汗。

　　【风湿表实证的第一方是麻黄加术汤。风湿可以出现表证，可以用麻黄汤加白术。】

麻黄杏仁薏苡甘草汤证

　　重订 212 条：病者一身尽疼，发热，日晡所剧者，名风湿。此病伤于汗出当风，或久伤取冷所致也，可与麻黄杏仁薏苡甘草汤。（金匮·痉湿暍病篇）

　　【与麻黄加术汤不同在于发热，日晡所剧，故去桂枝，加薏苡仁。薏苡仁除阳明湿热，温病多用之。此方可治 EB 病毒感染，此病多苔腻，身疼。】

麻黄杏仁薏苡甘草汤

　　麻黄（去节，半两，汤泡）　　甘草（一两，炙）　　薏苡仁（半两）　杏仁（十个，去皮尖）　白术（四两）

　　上剉麻豆大，每服四钱匕，水盏半，煮八分，去滓，温服，有微汗，避风。

【麻黄杏仁薏苡甘草汤最特殊的作用是可以治疗 EB 病毒感染。EB 病毒感染表现出中医风湿的症状，身疼、发烧、下午加重、舌苔厚腻，可用麻黄杏仁薏苡甘草汤治疗。方中的薏苡仁可特异性地抑制 EB 病毒。大家知道 EB 病毒可以引起什么病吗？EB 病毒可以引起鼻炎、鼻咽癌、淋巴瘤、白血病，还有 10% 的胃癌由 EB 病毒引起。治疗 EB 病毒感染要用大剂量的薏苡仁，100~300g 都是安全的。实际上，用大量的薏苡仁在疗效上优于传统的麻黄杏仁薏苡甘草汤。原方中薏苡仁只有半两，剂量并不重，但是我们用麻黄杏仁薏苡甘草汤时，薏苡仁起手就是 60g、90g，剂量很重，效果非常迅速。这在《伤寒杂病论》的基础上有所发展，因为我们更强调药物的特异性，直接针对这个疾病。】

防己茯苓汤证

重订 217 条：皮水为病，四肢肿，水气在皮肤中，四肢聂聂动者，防己茯苓汤主之。（金匮·水气病篇）

【皮水较之风水，表证不显。如乳腺癌术后上肢水肿，即无明显表证。防己黄芪汤与防己茯苓汤，二方皆用防己、黄芪、甘草。防己黄芪汤治风湿，除湿用白术，防己茯苓汤治皮水，利水用桂枝、茯苓，防己黄芪汤气上冲者加桂枝三分，则与防己茯苓汤仅茯苓、白术之异，然风湿在表，故防己黄芪汤加姜枣为引。】

防己茯苓汤

防己（三两）　黄芪（三两）桂枝　（三两）　茯苓（六两）甘草（二两）

上五味，以水六升，煮取二升，分温三服。

【这条治的水肿没有明显的表证，比如乳腺癌术后上肢水肿，就可考虑用防己茯苓汤，单用不行，还要加一些通络的药。】

五、风水

越婢汤证

重订 215 条：风水恶风，一身悉肿，脉浮不渴，续自汗出，无大热，越婢汤主之。（金匮·水气病篇）

【汗出，无大热，与麻杏石甘汤相同，一方治喘，一方治肿。重用

麻黄，发表行水，脉浮，鉴别太阳病。恶风加附子，风水加术。】

越婢汤

麻黄（六两）　　石膏（半斤）　　生姜（三两）　　大枣（十五枚）甘草（二两）。

上五味，以水六升，先煮麻黄，去上沫，纳诸药，煮取三升，分温三服。恶风者，加附子一枚，炮；风水，加白术四两。

【汗出，无大热与麻杏石甘汤证相同，区别是麻杏石甘汤治喘，而越婢汤治肿，治疗风水。为什么我们将本条放在太阳病篇？因为风水脉浮。越婢汤治疗急性肾小球肾炎或慢性肾脏疾病的急性发作，见效很明显。若要见效快，麻黄要用 20~30g，一直吃到全身畅快地汗出，自己觉得一身汗出透了，但不是大汗，不是大汗淋漓。如果用了，不出汗，必然尿多。

越婢汤"恶风者，加附子一枚，炮"，其实就是麻黄附子甘草汤加石膏、生姜、大枣。慢性肾脏疾病的急性发作要加附子，气虚之人再加白术。之所以加白术，因为这个病容易伴有气虚，肾病综合征导致白蛋白从尿液中漏出，形成蛋白尿。我个人觉得这个方治疗肾脏疾病见效快。如果效果不好，问题在哪里？第一，明显阳虚的患者若不加附子，单用越婢汤的效果不好；第二，患者伴有明显的低蛋白血症，这是中医讲的气虚，若不加白术，单用越婢汤的效果不好；第三，最主要的是麻黄的剂量不够，越婢汤的效果不好。越婢汤中麻黄的剂量一定要够，而且是生麻黄不去节，它发表的作用就很强了。】

甘草麻黄汤证

重订 216 条：里水，越婢加术汤主之，甘草麻黄汤亦主之。（金匮·水气病篇）

【之所以加白术，以里水脾虚故也。水病，但见西医白蛋白低下者，重用白术，见效尤捷，而人参、黄芪不及也。】

甘草麻黄汤

甘草（二两）　　麻黄（四两）

上二味，以水五升，先煮麻黄，去上沫，纳甘草，煮取三升，温服一升，重覆汗出，不汗，再服，慎风寒。

六、痉

栝蒌桂枝汤证

重订 218 条：太阳病，发热，脉沉而细者，名曰痉，为难治。（金匮·痉湿暍病篇）【辨痉病脉证。】

重订 219 条：夫痉脉，按之紧如弦，直上下行。（金匮·痉湿暍病篇）

重订 222 条：太阳病，发热无汗，反恶寒者，名曰刚痉。（金匮·痉湿暍病篇）【辨刚痉、柔痉。】

重订 223 条：太阳病，发热汗出，而不恶寒，名曰柔痉。（金匮·痉湿暍病篇）

重订 227 条：太阳病，其证备，身体强，几几然，脉反沉迟，此为痉。栝蒌桂枝汤主之。（金匮·痉湿暍病篇）【此条脉反沉迟，若脉浮者，用桂枝加葛根汤。】

栝蒌桂枝汤

栝蒌根（二两）　桂枝（三两）　芍药（三两）　甘草（二两）生姜（三两）　大枣（擘，十二枚）

上六味，以水九升，煮取三升，分温三服，取微汗。汗不出，食顷，啜热粥发之。

【痉病无汗的是刚痉，有汗的是柔痉。如果桂枝汤证出现痉证，其脉沉，用栝蒌桂枝汤，用桂枝汤加天花粉；如果脉浮，不加天花粉，加葛根，用桂枝加葛根汤。】

桂枝加葛根汤证

重订 228 条：太阳病，项背强几几，反汗出恶风者，桂枝加葛根汤主之。（14）

【汗出，桂枝加葛根汤主之；无汗，葛根汤主之。】

桂枝加葛根汤

葛根（四两）　麻黄（去节，三两）　芍药（二两）　生姜（切，三两）　甘草（炙，二两）　大枣（擘，十二枚）　桂枝（去

皮，二两）

上七味，以水一斗，先煮麻黄、葛根，减二升，去上沫，纳诸药，煮取三升，去滓，温服一升，覆取微似汗，不须啜粥，余如桂枝法将息及禁忌。（臣亿等谨按仲景本论，太阳中风自汗用桂枝，伤寒无汗用麻黄，今证云汗出恶风，而方中有麻黄，恐非本意也。第三卷有葛根汤证，云无汗恶风，正与此方同，是合用麻黄也。此云桂枝加葛根汤，恐是桂枝中但加葛根耳。）

葛根汤证

重订 229 条：太阳病，无汗而小便反少，气上冲胸，口噤不得语，欲作刚痉。葛根汤主之。（金匮·痉湿暍病篇）

【汗多尿少，汗少尿多，此生理常识，故云无汗而小便反少，麻黄发表，汗不多，必利尿。发汗治如太阳伤寒无汗，利尿治如风水等疾。】

葛根汤

葛根（四两）　麻黄（去节，三两）　桂枝（去皮，三两）　芍药（二两）　甘草（炙，二两）　生姜（切，三两）　大枣（擘，十二枚）

上七味，㕮咀，以水七升，先煮麻黄、葛根，减二升，去白沫，纳诸药，煮取三升，去滓，温服一升，覆取微似汗，不须啜粥，余如桂枝法将息及禁忌。

【葛根汤治疗的是无汗的刚痉。汗多就尿少，汗少就尿多，这是常识。但是条文讲"无汗而小便反少"，说明需要发汗，发完汗要么汗多，要么尿多，这就是用麻黄发汗的特点。"无汗而小便反少"，需要用麻黄发汗，所以用葛根汤。】

七、中风

越婢加术汤证

重订 236 条：《千金方》越婢加术汤：治肉极热，则身体津脱，腠理开，汗大泄，历风气，下焦脚弱。（金匮·中风历节病篇）

【治疗各种肌萎缩、肌无力，多发硬化症等肌肉之病。】

越婢加术汤

麻黄（六两）　　石膏（半斤）　　生姜（三两）　　甘草（二两）
白术（四两）　　大枣（十五枚）

上六味，以水六升，先煮麻黄去上沫，纳诸药，煮取三升，分温三
服。恶风加附子一枚，炮。

【麻黄：递质；石膏：炎症；生姜、大枣、白术：肌肉；甘草、附
子：激素。】

【越婢加术汤是在越婢汤的基础上加白术，治疗肌萎缩、肌无力、
多发性硬化症等运动神经系统的疾病。与越婢汤同样是恶风加炮附子一
枚。越婢加术汤是治疗运动神经系统疾病的一个基础方，其中一个特点
是重用麻黄。这个方治疗这些疾病，为什么会有效呢？方中的麻黄含有
麻黄碱、伪麻黄碱、次麻黄碱，是一个交感神经的递质，能够支配运动
神经，用麻黄相当于针刺，可以兴奋、支配肌肉的神经，针刺与中药的
机理是一样的；石膏抗炎，针对肌肉系统的炎症；生姜、大枣、白术能
够补脾，促进肌肉的营养与生长；甘草与附子，一个是补充外源性的激
素，一个有助于分泌内源性激素。如果患病的时间久，可在附子的基础
上再加地黄，附子是单纯的温，温过之后可以补。

大家明白了越婢加术汤可以治疗运动神经系统的疾病，也就知道了
续命汤为什么可以治疗偏瘫。因为续命汤中的麻黄是神经递质，人参、
干姜可促进肌肉的代谢，石膏可防止发生炎症，长期卧床容易发生坠积
性肺炎，容易因感染而死亡。这与针灸、按摩的机制是一样的。

越婢汤可以治疗肌萎缩、重症肌无力、多发性硬化症等很多运动神
经系统的疾病，如果是肌无力，还要加马钱子等药物，单用越婢加术汤
的力量弱。这些疾病比如脊髓空洞症属于督脉的疾病，督脉的疾病还有
一些其他的因素。

学生问：治疗这些疾病，后期要不要加补肾填精的药？答：当然要
加，越婢加术汤是个基础方，在这个方的基础上加补肾填精的药。

学生问：怎么治疗脊髓空洞症？答：之所以发生脊髓空洞症，有些
因素不是患者的问题，居住环境等其他因素会影响到这个疾病。我们不
讲这些，只讲中医的治疗。治疗脊髓空洞症等督脉疾病，第一，首先要
通督脉，狗脊通督脉，鹿角霜、鹿角、鹿茸都可通督，小茴香也可通

督，叶天士常用的牛脊髓也通督，这些都是常用的药物。在通督脉之前要补，六经的余气注入奇经八脉，督脉通少阴经，首先要温补少阴经，温有附子，补有地黄，首先要用 200~300g 地黄打底去补。这些是针对脊髓本身的问题。第二，疾病造成肌肉营养代谢的异常，可补充神经递质——麻黄；然后用一些抗炎药物；再用一些肌肉营养剂——生姜、大枣、白术，还可加桂枝、芍药，都可以营养肌肉；然后用些激素，外源性的补充用甘草，内源性的刺激激素分泌用附子。这样就能治疗类似的疾病，不仅是脊髓空洞症，对多种运动神经系统的疾病都有效。

学生问：重症肌无力患者有的肌肉亢进，有的肌肉萎缩，肌肉亢进型的怎么治疗？答：有肌肉亢进型，治法在薛生白《湿热病》"湿热侵入经络脉隧中"，可去读薛生白的《湿热病》。

学生问：脑白质脱髓鞘怎么治？答：脑白质脱髓鞘仍然要在补肾填精的药物基础上加这些药物，肾主骨生髓，从督脉一直到脑通上去。

学生问：渐冻人也可以这么治疗吗？答：渐冻人也可以这么治。运动神经系统的疾病都是这个治疗套路，中医讲这些都是龙脉上的病，脊柱叫大龙山，脊柱上的疾病有特殊性，我们只讲医学不讲其他的内容。

学生问：小儿脑瘫，颈肌无力，头抬不起来怎么办？答：那个麻烦，因为小儿脑瘫的时间都很长了，长时间的小儿脑瘫，用药是纠正不了的。学生问：刚生下来几个月呢？答：几个月时间都长，时间越短，效果越明显。比如，续命汤治中风，效果好不好？也好也不好。在床上都躺了 10 年了，神经都坏死了，用续命汤能不能下床走路？显然是不可能的。一般来讲超过半年效果就不好了，效果最好的是在患病后的前 3 个月。】

续命汤证
重订 234 条：《古今录验》续命汤：治中风痱，身体不能自收，口不能言，冒昧不知痛处，或拘急不得转侧。（姚云：与大续命同，兼治妇人产后去血者，及老人小儿。）（金匮·中风历节病篇）
【麻黄：神经刺激；桂枝、甘草、当归、川芎：神经营养；人参、干姜：肌肉营养，扶正为卫，提高免疫；杏仁：祛痰；石膏：抗感染。】

续命汤

麻黄　桂枝　当归　人参　石膏　干姜　甘草（各三两）　川芎（一两）　杏仁（四十枚）

上九味，以水一斗，煮取四升，温服一升，当小汗，薄覆脊，凭几坐，汗出，则愈；不汗，更服，无所禁，勿当风。并治但伏不得卧，咳逆上气，面目浮肿。

【续命汤用麻黄刺激神经，相当于针刺；用桂枝、川芎、当归、甘草营养神经，相当于西医的神经营养药；用人参、干姜营养肌肉，防止肌萎缩，相当于做按摩；人躺久了容易出现肺部感染——坠积性肺炎，方中有杏仁，再加石膏抗感染。这就是个治疗套路，配伍就是这样的基本原则。大家明白了套路，明白了处方结构，方剂是可以随便加减的。就算记不住续命汤，也可以记住中风怎么治，也知道中风康复期如何康复。这几个因素影响中风患者的康复：神经递质兴奋肌肉，神经营养剂促进肌肉的营养与生长，排痰防止发生肺炎。这不就是续命汤法吗？知道了配伍背后的机制，就可以自己组织处方。方中的杏仁可不可以不用？可以啊，如果一点儿痰也没有，可以不用杏仁，过些天如有坠积性肺炎，可以再加上。如果大便不好解，可以加栝蒌通便，也有助于排痰。人躺久了，肠胃蠕动减慢，也会生痰，可加半夏，这些化裁都是可以的。

那种说经方一味药都不能动的，因为他只是背处方，不理解处方的结构，不知道怎么动，一动就动坏了，把处方结构破坏了就没效了。大家明白了处方的结构，就不是囫囵吞枣、强背处方，是可以随症加减的。经方背下来，都不敢加减，一加减就发现无效了。因为不知道方剂为什么这么配伍，一加加坏了，一减又减坏了。如果明白背后的机理，不需要去背。

关于麻黄的量，续命汤的证治与越婢加术汤明显不一样。越婢加术汤治的是多种运动神经系统疾病，方用麻黄、石膏、生姜、大枣、甘草、白术。续命汤前面已讲了可治疗虚人感冒，这里不再重复。重订234条是用续命汤治疗中风恢复期，麻黄的剂量没有越婢加术汤那么重，越婢加术汤的麻黄用六两，续命汤的麻黄用三两。

学生问：中风恢复期要恢复多久，需用药多久？答：中风前3个月的效果最好，半年以后恢复减小，一年后很多功能都丧失了。服药时间据病情而定，有的人一个多月就行走自如了，不能说一定要服用半年。

学生问：要不要疏通经络？答：可以啊。比如，脑梗死引起的中风，该怎么疏通经络就怎么疏通经络。越婢汤是针对局部神经系统的，脑部如有梗死、有瘀血，该怎么处理就怎么处理。王清任的《医林改错》中不是有补阳还五汤吗？黄芪配地龙是非常经典的配伍。这个病卧床不起，经常容易便秘，可加桃仁。

学生问：帕金森病也是脑的疾病，可以用这个办法治疗吗？答：帕金森病与这个的机制不一样，不是偏瘫，不是防止肌肉萎缩的问题。脑部的肿瘤、寄生虫的病位都在大脑，不能说脑部的疾病都用一个方法治疗。

学生问：是不是也要从督脉去治疗？答：对，帕金森病还与年龄有关系。】

八、肺病

射干麻黄汤证

重订 240 条：咳而上气，喉中水鸡声，射干麻黄汤主之。（金匮·肺痿肺痈咳嗽上气病篇）

【此为哮喘。】

射干麻黄汤

射干（十三枚，一法三两）　麻黄（四两）　生姜（四两）　细辛紫菀款冬花（各三两）　五味子（半升）　大枣（七枚）　半夏（大者，洗，八枚，一法半升）

上九味，以水一斗二升，先煮麻黄两沸，去上沫，纳诸药，煮取三升，分温三服。

【这条是治哮喘。】

越婢加半夏汤证

重订 242 条：上气喘而躁者，属肺胀，欲作风水，发汗则愈。（金匮·肺痿肺痈咳嗽上气病篇）

重订 243 条：咳而上气，此为肺胀，其人喘，目如脱状，脉浮大

者，**越婢加半夏汤主之。**（金匮·肺痿肺痈咳嗽上气病篇）

【越婢汤，治风水；越婢加术汤，治中风；越婢加半夏汤，治肺胀。】

越婢加半夏汤

麻黄（六两）　石膏（半斤）　生姜（三两）　大枣（十五枚）甘草（二两）　半夏（半升）

【越婢加半夏汤治的是肺胀，是肺气肿。前一条讲哮喘怎么治，这一条讲肺气肿急性发作怎么治。】

厚朴麻黄汤证

重订 244 条：咳而脉浮者，厚朴麻黄汤主之。（金匮·肺痿肺痈咳嗽上气病篇）

【厚朴麻黄汤与泽漆汤，一脉浮，一脉沉。厚朴麻黄汤与射干麻黄汤为对方，一咳一哮。】

厚朴麻黄汤

厚朴（五两）　麻黄（四两）　石膏（如鸡子大）　杏仁（半升）　半夏（半升）　干姜（二两）　细辛（二两）　小麦（一升）五味子（半升）

以上九味，以水一斗二升，先煮小麦熟，去滓，纳诸药，煮取三升，温服一升，日三服。

【厚朴麻黄汤与泽漆汤：泽漆汤证脉沉，治的是肺癌；厚朴麻黄汤证脉浮，如前两条也是治喘咳。】

皂荚丸证

重订 247 条：咳逆上气，时时吐（唾）浊，但坐不得眠，皂荚丸主之。（金匮·肺痿肺痈咳嗽上气病篇）

皂荚丸

皂荚（刮去皮，用酥炙，八两）

上一味，末之，蜜丸梧子大，以枣膏和汤服三丸，日三夜一服。

【此方治时时吐浊，其痰为黄稠痰，用皂苷；葶苈大枣泻肺汤治痰饮，多清稀，可抑制水通道蛋白。】

【皂荚丸治时时吐浊，皂荚含有皂苷，可以稀释痰液，促进痰的排出。皂荚丸的证治与葶苈大枣泻肺汤相反，葶苈大枣泻肺汤证的痰是稀痰，皂荚丸证是浊痰、黏痰，所以才用皂苷稀释痰液。】

泽漆汤证

重订 245 条：脉沉者，泽漆汤主之。（金匮·肺痿肺痈咳嗽上气病篇）

【此形质方，治癌症。紫参，有云紫菀，有云石见穿者。】

泽漆汤

半夏（半升） 紫参（五两，一作紫菀） 泽漆（三斤，以东流水五斗煮取一斗五升） 生姜（五两） 白前（五两） 甘草 黄芩 人参 桂枝（各三两）

上九味，㕮咀，纳泽漆汁中，煮取五升，温服五合，至夜尽。

【泽漆汤是治肺癌症的处方。泽漆用多大剂量？三斤。生姜用多大剂量？五两。为什么重用生姜呢？因为服用大剂量的泽漆可导致呕吐。我们临床治疗肺癌的效果还不错，但是有的患者效果也不是特别好。因为泽漆不敢用太大的量，量大了会出现消化道反应，患者不能接受。我们一般用到30g泽漆，实际上30g剂量不大，要吃到患者感到恶心，泽漆的剂量越大，治疗效果越好。

紫参是什么药？有人说是紫菀，我们考证是石见穿。有一些中医认为张仲景的字写错了，或者后世整理时写错了，本来是紫菀写成了紫参。我们考证紫参是石见穿，但是紫菀治疗肺癌也有效，只是疗效很弱，患者若有咳嗽也可加紫菀。所以，我们用泽漆汤时都用石见穿，但是也加紫菀，紫菀和石见穿都用。拳参也治肺癌，肺癌患者有热象时，我们也经常加拳参，泽漆汤里也有黄芩清热。】

紫参汤证

重订 246 条：下利肺痛，紫参汤主之。（金匮·呕吐哕下利病篇）

【肺病不痛，因肺内无痛觉神经，若非累及胸膜，或侵犯胸壁，必不痛，肺痛者，胸膜受累，或侵犯胸壁之征，多见之肺癌。】

紫参汤

紫参（半斤）　甘草（三两）

上二味，以水五升，先煮紫参，取二升，纳甘草，煮取一升半，分温三服。

【紫参汤用紫参、甘草，是治肺癌的处方。"下利肺痛"，这句话不对，肺不会痛。肺内无痛觉神经，只有累及胸膜或侵犯胸壁才会痛，所以肺痛说明肿瘤累及了胸膜或侵犯了胸壁。如果肿瘤长在肺里，不累及胸膜、不侵犯胸壁是不会痛的。心才会疼，因为心有痛觉神经。俗话讲有心无肺，心有痛觉神经，肺没有痛觉神经，肺是不会痛的。肝疼不疼？肝也不疼，肝病也是累及包膜才有疼痛。如果一个肝癌患者疼痛，说明侵犯肝包膜了。一般的肝脏疾病只会因为包膜牵张，引起不适，不会痛，痛是肝癌侵犯了包膜，手术都做不了。胃也会疼，胃有痛觉神经。】

肺痈

重订 248 条：问曰：病咳逆，脉之何以知此为肺痈？当有脓血，吐之则死，其脉何类？师曰：寸口脉微而数，微则为风，数则为热；微则汗出，数则恶寒。风中于卫，呼气不入；热过于营，吸而不出。风伤皮毛，热伤血脉。风舍于肺，其人则咳，口干喘满，咽燥不渴，时唾浊沫，时时振寒，热之所过，血为之凝滞，蓄结痈脓，吐如米粥。始萌可救，脓成则死。（金匮·肺痿肺痈咳嗽上气病篇）

【此病初起汗出、恶寒，然非太阳表证，需与太阳病相鉴别。】

【这条讲的是肺痈。今天看来，脓成未必死，科技还是发达了。"时时振寒"，如果一个人出现"时时振寒"，说明肺痈要成脓了。】

重订 249 条：凡服桂枝汤吐者，其后必吐脓血也。（金匮·肺痿肺痈咳嗽上气病篇）

【吐脓血，实指咳吐脓血，以肺脓肿初起有表证，误作桂枝汤故也。】

【服了桂枝汤吐，就会吐脓血吗？不是，这是讲肺痈初起有表证，误诊为太阳病，服了桂枝汤以后患者咳吐脓血，说明肺痈已经成脓了。因为肺痈初起发热恶寒，容易当成太阳病，其实不是太阳病，而是肺脓肿。因为桂枝汤偏温，肺痈脓已成，再服用桂枝汤会咳吐脓血。后世衍

生出了"桂枝下咽，阳盛立毙"，实际上很夸张，不至于立毙，没这么大作用。】

桔梗汤证

重订 251 条：咳而胸满，振寒脉数，咽干不渴，时出浊唾腥臭，久久吐脓如米粥者，为肺痈，桔梗汤主之。（金匮·肺痿肺痈咳嗽上气病篇）

【振寒脉数：毒血症，桔梗含皂苷，有排痰排脓之功。】

桔梗汤

桔梗（一两）　甘草（二两）

上二味，以水三升，煮取一升，分温再服，则吐脓血也。

重订 252：排脓散（金匮·疮痈肠痈浸淫疮病篇）

枳实（十六枚）　芍药（六分）　桔梗（二分）

上三味，杵为散，取鸡子黄一枚，以药散与鸡黄相等，揉和令相得，饮和服之，日一服。【重订 409 条：产后腹痛，烦满不得卧，枳实芍药散主之。】

重订 252：排脓汤（金匮·疮痈肠痈浸淫疮病篇）

甘草（二两）　桔梗（三两）　生姜（一两）　大枣（十枚）

上四味，以水三升，煮取一升，温服五合，日再服。

【"时时振寒"讲的是毒血症，患者已经发生毒血症了，所以成脓。重订 252 条的排脓散用枳实、芍药、桔梗排痰排脓。】

重订 254：《千金》苇茎汤：治咳有微热，烦满，胸中甲错，是为肺痈。（金匮·疮痈肠痈浸淫疮病篇）

【此支气管扩张，肺脓肿之方。胸中甲错，此其征。慢性。】

苇茎汤

苇茎（二升）　薏苡仁（半升）　桃仁（五十枚）　瓜瓣（半升）

上四味，以水一斗，先煮苇茎得五升，去滓，纳诸药，煮取二升，服一升，再服，当吐如脓。

【这一条讲慢性肺痈，比如慢性支气管扩张、肺脓肿的急性发作，用《千金》苇茎汤。】

第五章　少阳汇通

少阳病我们主要讲少阳生理、少阳截断、少阳脉证提纲、少阳病机、少阳在经、少阳在腑、少阳形气神。

一、少阳生理

少阳生理首先讲六经化生（彩图 7），从"二七/二八"到"四七/四八"为少阳所主，即女性 14~28 岁，男性 16~32 岁，此时的痤疮、肥胖等都可从少阳论治。从六经为病欲解时来看（见彩图 6），疾病在早上 3 点到 9 点规律发作的，也可考虑从少阳论治。3 点到 5 点与少阴有重复，3 点到 7 点与厥阴有重复，7 点到 9 点是单纯的少阳。少阳的时间段叫阳旦，是太阳在地平线升起的时候，可从少阳论治。六经化生讲一生，六经欲解时讲一天。

二、少阳截断

（一）四大规律

四大规律：寒、热、郁、伏。

寒体人：太阳—少阳—阳明—太阴—少阴—厥阴：继发细菌感染。

热体人：太阳—（少阳）—阳明—少阴—厥阴：新感温病少少阳。

郁体人：太阳—少阳—太阴—少阴—厥阴：遗传背景（体质）。

伏邪：太阳—少阳—少阴—少阳：急性发作。

这部分内容在"汇通总论"已经讲过，这里还需要提出来。少阳是疾病转归的一个重要阶段。我们分 4 种情况讨论。

第一种，寒体人的疾病转归。以继发细菌感染为例，太阳病继发细菌感染常常要经过少阳火化。所以，寒体人伤寒化热，先是流鼻涕、打喷嚏，然后是咽喉肿痛、咳嗽等，接下来出现强烈的炎症反应，患者去输液了。疾病从太阳传到了少阳，从少阳传到了阳明。伤寒本身是寒邪，伤寒化热中间经过了少阳火化。

第二种，热体人的疾病转归。热体人的新感温病常常不见少阳证，银翘散开出后仍不愈，即可考虑用白虎汤。因为此类体质的人受邪，可以不经过咽喉的阶段。

第三种，郁体人的疾病转归。郁体人有少阳病的背景，病邪从太阳到少阳，然后传入太阴，就是柴胡桂枝干姜汤证，然后变成鳖甲煎丸证，最后就死亡，这就是典型的肝炎（急性无黄疸性肝炎，急性黄疸性肝炎，慢性肝炎）、肝硬化、肝衰竭至最后死亡的一个基本过程。

第四种，伏邪的疾病转归。患者本身有伏邪，伏邪从太阳到少阳，从少阳陷入少阴，然后急性发作转出少阳。

从以上论述可以看到，少阳病和4种疾病类型都相关，只有与新感温病的关系少。新感温病讲卫气营血，缺少少阳和太阴，因为太阴无热证，而新感温病本是热病，不需要经少阳火化。

（二）截断法

太阳传少阳：柴胡桂枝汤。

少阳传阳明：大柴胡汤。

少阳传太阴：柴胡桂枝干姜汤。

（三）慢性肝病

下面以慢性肝病为例来讲解。一个体质壮实的慢性肝病患者，首先表现为黄疸型肝炎，初期带有表证，为麻黄连轺赤小豆汤证，需与太阳病相鉴别。几天后，黄疸明显了，就应用茵陈蒿汤，把大便通下来。如果用茵陈蒿汤后黄疸仍不退，就是大柴胡汤证。这就常常见于重症肝炎爆发性肝衰竭，要么死亡，要么肝脏功能恢复。恢复以后，已经有了大块肝坏死，后遗肝硬化，那是大黄䗪虫丸证。这是一个初期急性肝炎的麻黄连轺赤小豆汤证，随后发生黄疸用茵陈蒿汤，然后黄疸持续加重变成大柴胡汤证，出现肝衰竭为重症肝炎，或者死亡，或者活下来后遗肝硬化（大块肝坏死），就成了大黄䗪虫丸证。

虚证的柴胡桂枝汤证可见于无黄疸性肝炎，患者没有经过很好的治疗，一段时间后就发黄了，用茵陈五苓散。经过治疗黄疸退了，变成慢性肝炎，用柴胡桂枝干姜汤。慢性肝炎得了8年、10年成了肝硬化，那是鳖甲煎丸证。

大家搞清楚实证和虚证的转归了吗？我们再讲的细一点。肝炎→肝硬化→肝癌是一个基本转归，得了肝炎之后，要么急性期爆发性肝衰竭就死亡了，要么转变为一个慢性肝炎，然后发生肝硬化，而肝硬化就可以因为慢性肝衰竭死亡，如果没死就变成肝癌。这是肝病转归的一个基本过程。还有一种情况，急性肝炎之后就肝硬化了，大家见过没有？患者发生爆发性肝衰竭并未死亡，但是出现大块的肝脏坏死，就形成了肝硬化。所以，一过了急性肝炎阶段就直接进入肝硬化，未经过慢性肝炎阶段就肝硬化了，这个主要见于肝衰竭的患者。

如果这个人体质壮实发生急性肝炎，首先开始有表证，是麻黄连翘赤小豆汤证。但是，有的医生不知道是肝炎，患者有表证就开了麻黄汤，吃了3天病人发黄了，变成了茵陈蒿汤证。但是，医生用茵陈蒿汤时又不知道通腑，用了1g大黄，病人大便未下，腑气不通，胆红素不能快速排泄，肝脏的炎症不能得到有效抑制并且进一步加重，可以出现大柴胡汤证。这时候已经出现了严重的肝功能损伤，甚至出现爆发性肝衰竭，要么死了，要么活过来。活过来以后就是肝硬化，是中医的大黄䗪虫丸证。上面这4个方治的都是体质壮实的人。

假如是脾虚之人，体质虚弱的人开始是无黄疸性肝炎，还是有表证，有的医生把他当成感冒治疗，恶寒发热汗出本来该开柴胡桂枝汤，却误开了桂枝汤。病情没好，过几天患者就发黄了。因为患者是一个脾虚之人，发黄之后就表现为茵陈五苓散证。茵陈五苓散有桂枝、茯苓、白术等健脾的药物，同时又有黄疸，表现为茵陈五苓散证。吃药后黄疸退了而疾病未痊愈，就变成一个慢性肝炎，见肝之病，知肝传脾，表现为柴胡桂枝干姜汤证。患者得柴胡桂枝干姜汤证久了，反反复复发作就成了肝硬化，就是鳖甲煎丸证。

以上是体质壮实之人和体质虚弱之人得慢性肝病的基本转归，就是这样的过程（彩图8）。医生在这个模式的基础上调整用药，对疾病的发展会有一个整体的把握。我们为什么学六经辨证？它给了你一个疾病发生发展的基本规律，柴胡桂枝干姜汤证是病在太阴，鳖甲煎丸证是病在厥阴，柴胡桂枝汤证可以说在少阳，也可以说在太阳，因为有太阳表证。这8个方一定要清楚，如果有这个用方思路，不一定要用原方，一个肝炎肝硬化的病人来就诊，就非常清楚，就不需要再绞尽脑汁去辨证论治。因为大家没有形成对疾病的整体认识，才需要不断地辨证论治，从那么多处方中找一个合适的，其实不需要的。

（四）咽喉截

初起在表，传至咽喉半表半里，由咽入里，传入阳明，甚者内陷少阴。

比如，细菌性心内膜炎、病毒性心肌炎、肾小球肾炎、肾病综合征、狼疮性肾炎、风湿性心脏病等疾病。

（五）柴胡桂枝汤

少阳与太阳合病，比如胆囊炎、小柴胡汤证是痼疾，桂枝汤证是新感。

三、少阳脉证提纲

重订 257 条：少阳之为病，口苦，咽干，目眩也。（263）

【口苦：独证。胆汁反流，胆红素升高（比基础胆红素高）。咽干：太阳在头，少阳在喉，阳明在胃。继发细菌感染。】

【现在开始讲少阳病，从脉证提纲开始讲。"少阳之为病，口苦、咽干、目眩也。"第一是口苦，口苦是少阳病的独证。晚上睡觉胆汁反流，早上就会口苦。大家记不记得六经病欲解时？少阳病欲解时是凌晨 3 点到上午 9 点。患者晚上胆汁反流，早上就会口苦。此外，胆红素升高患者也会口苦，哪怕是胆红素轻微升高，并未见黄疸，都会口苦。第二是咽干。我们讲太阳在头，少阳在喉，阳明在胃，胃指的胃家，不是单纯的吃饭的胃。少阳的特点是继发细菌感染。】

重订 259 条：伤寒，脉弦细，头痛发热者，属少阳。少阳不可发汗，发汗则谵语，此属胃。胃和则愈，胃不和，烦而悸。（265）

【谵语属胃，胃和则愈，传阳明腑实故也。弦脉：浮在太阳，大在阳明，弦在少阳。血管张力：弦、细、有力，肾素—血管紧张素活化。】

【为什么叫"发汗则谵语，此属胃"？本属少阳，少阳不可发汗，发汗后病传阳明，出现阳明腑实证。弦脉是少阳病独特的脉象，浮在太阳，大在阳明，弦在少阳。少阳病的弦脉是弦细有力的脉。因为肾素—血管紧张素活化，脉就表现为弦、细、有力。不是说细脉就是少阳，少阳的脉细一定要弦，如果脉细而不弦不在少阳，那是血容量不足。少阴病就可以见到细脉，"少阴之为病，脉微细，但欲寐也"，少阴阴虚之人血容量不足也可以表现为脉细。还有一种脉微细欲绝，是厥阴的脉，有寒使血管收缩，也可以细。少阳的细脉是弦细，而且弦而有力，如果弦而无力则是厥阴。脉弦细有力的产生原因是肾素—血管紧张素系统活化，导致血管张力增加，这就是少阳病脉的基本特征。】

重订 279 条：服柴胡汤已，渴者属阳明，以法治之。（太阳病篇·97）

【以三焦为液道，渴，此小柴胡汤或然证。此传阳明。阳明病，大热、大汗、大渴、脉洪大也。小柴胡汤喜呕，便是胃气不和。如少阳不解，化燥而渴，即转阳明。】

【"服柴胡汤已，渴者属阳明，以法治之"，这是在讲什么？我们知道小柴胡汤证是可以渴的，它的 7 个或然证中就有口渴，去半夏加天花粉。"服柴胡汤已，渴者"，不是讲少阳病的或然证，而是传阳明了，阳明病大热、大汗、大渴、脉洪大。我们讲从少阳传入阳明，就是指的这一条。】

重订 258 条：少阳中风，两耳无所闻，目赤，胸中满而烦者，不可吐下，吐下则悸而惊。（264）

【两耳无所闻此属少阳，若一耳无所闻，多耳局部病变。】

【这条讲少阳病可以出现咽鼓管不通，影响听力，也可以出现中耳炎。】

重订 260 条：寸口脉弦者，即胁下拘急而痛，其人啬啬恶寒也。（金匮·腹满寒疝宿食病篇）

【毒血症。】

【少阳病可以出现恶寒发热，它的恶寒发热是因为毒血症。细菌的内毒素 LPS 入血，发为毒血症。怎么诊断是毒血症还是菌血症呢？就在患者寒战的时候抽血，血培养阳性考虑菌血症，血培养阴性考虑毒血症。】

四、少阳病机

（一）基本病机

重订278条：血弱气尽，腠理开，邪气因入，与正气相搏，结于胁下。正邪分争，往来寒热，休作有时，嘿嘿不欲饮食，藏府相连，其痛必下，邪高痛下，故使呕也。（太阳病篇·97）

【藏府相连：肝胆相连。其痛必下：肝包膜没有感觉神经，疼痛多胆道。邪高痛下：肝脏多合并胆道疾病。往来寒热：菌血症/毒血症。

少阳病基本病机：邪正相争。

往来寒热，休作有时：凡柴胡病证而下之，若柴胡证不罢者，复与柴胡汤，必蒸蒸而振，却复发热汗出而解。

正邪不争：伏邪、病毒性肝炎、肿瘤、类风湿等，转出少阳。】

【这一条讲少阳病的基本病机。藏府相连指的是肝胆相连。"其痛必下"，因为肝包膜内没有痛觉神经，它的疼痛多是在胆道，如果肝脏痛了那是癌症侵犯了包膜，肝脏良性疾病的疼痛都是在胆道，因为肝炎、肝硬化容易合并胆囊炎、胆结石。"藏府相连，其痛必下，邪高痛下"，"邪高痛下"就是肝脏疾病多合并胆道疾病。"正邪分争，往来寒热"，典型的少阳病的往来寒热，多见于感染引起的菌血症和毒血症。往来寒热的机理是什么？正邪相搏。当然，这句话我讲得不是很清楚，大体意思如此。大家记不记得有一证叫"热入血室""如见鬼状"？就是因为女性在月经期，"血弱气尽，腠理开，邪气因入"，所以"如见鬼状"。"邪气因入，与正气相搏"，为什么"结于胁下"？因为肝藏魂，所以结于胁下。这样讲清楚吗？就是女性经期感染容易出现精神症状，表现为"如见鬼状"。我们都是无神论，天下哪有鬼？心里才有鬼，那都是幻化出来的东西。那为什么这些东西会找上她的身呢？因为月经的时候血弱气尽，腠理开，就不能防止外邪。此时邪气，所谓阴间的东西就进来了，进来往哪走？往藏魂的地方走，所以结于胁下。但是这些都是唯心的，实际没有鬼。

学生问：流产以后的肝着汤（旋覆花汤，以下同）证，与此有联系吗？答：有啊，有些人按迷信的说法讲流产以后，孩子的婴灵不走，也到藏魂的肝脏去，表现为肝着汤证，所以这种人有半产漏下。不光是女人，男人也一样，老婆半产漏下，有的孩子找到爹的身上，也是到肝脏去，出现肝着汤证。但是这都是迷信，都是糟粕。

少阳病基本病机是邪正相争。正因为邪正相争，所以表现为往来寒热、休作有时。重订280条："凡柴胡病证而下之，若柴胡证不罢者，复与柴胡汤，必蒸蒸而振，却复发热汗出而解。"这就体现了少阳病正邪相争的特征。如果正邪不争，就是伏邪，见于病毒性肝炎、类风湿、肿瘤等。当正邪分争的时候，伏邪就转出少阳。为什么伏邪转出少阳？为什么中医各家治疗伏邪的基本方都是从少阳病去治？比如达原饮是少阳方，不外乎夹湿；柳宝诒的黄芩汤加玄参豆豉也是少阳方。就是因为少阳病的基本病机是正邪相争，正邪相争就急性发作，相争太过是严重的炎症反应可以死亡；相争不及就慢性化成伏邪，疾病活跃时又转出少阳，这就少阳病的基本病机。】

（二）少阳正证（经腑同病）

小柴胡汤证

重订277条：伤寒五六日中风，往来寒热，胸胁苦满，嘿嘿不欲饮食，心烦喜呕，或胸中烦而不呕，或渴，或腹中痛，或胁下痞硬，或心下悸，小便不利，或不渴，身有微热，或咳者，小柴胡汤主之。（太阳病篇·96）

【默默：爱答不理。】

小柴胡汤

柴胡（八两）　黄芩（三两）　人参（三两）　半夏（洗，半升）　甘草（炙，三两）　生姜（切，三两）　大枣（擘，十二枚）

上七味，以水一斗二升，煮取六升，去滓，再煎取三升。温服一升，日三服。

若胸中烦而不呕者，去半夏、人参，加栝蒌实一枚；若渴，去半夏，加人参，合前成四两半，栝蒌根四两；若腹中痛者，去黄芩，加芍药三两；若胁下痞鞭，去大枣，加牡蛎四两；若心下悸，小便不利者，去黄芩，加茯苓四两；若不渴，外有微热者，去人参，加桂枝三两，温覆微汗愈；若欬者，去人参、大枣、生姜，加五味子半升，干姜二两。

【所谓默默不是主诉，你问患者："你默默吗？"他不理你，他来看病爱答不理，就是默默。

小柴胡汤的几味药，柴胡配黄芩是和法，一定要记住这两个药的比例是8∶3。这个比例和剂量很重要，如果开小柴胡汤不见效，要看看剂量和比例对不对。柴胡和黄芩的剂量和比例是固定的，其他的药不是固定的。人参、生姜、大枣、甘草托邪，以使正邪相争，如果气虚明显，人参就重用；气虚不明显，人参可以换为太子参；没有气虚、实象很严重时，人参不能用。比如大柴胡汤证是一个实证，方中没有人参，如果用了人参，正邪相争太过，患者会死亡。这也回答了上午一个朋友的问题，他说："炎症反应是人体的排病反应，应该保护啊。"严重的炎症反应是可以导致死亡的，很多急性肝衰竭表现为大柴胡汤证，患者就死亡了，所以正邪相争要有个度。小柴胡汤用半夏，是因为木来克土，少阳病最容易引起消化道症状，心烦喜呕，默默不欲饮食，所以用半夏治疗消化道症状。小柴胡汤就这三组药：一组和解药，一组托邪药，一组改善消化道症状的药。

小柴胡汤的化裁法也很有意思。"若胸中烦而不呕者，去半夏、人参，加栝蒌实一枚；若渴，去半夏，加人参，合前成四两半，栝蒌根四两；若腹中痛者，去黄芩，加芍药三两；若胁下痞鞕，去大枣，加牡蛎四两；若心下悸，小便不利者，去黄芩，加茯苓四两；若不渴，外有微热者，去人参，加桂枝三两，温覆微汗愈；若欬者，去人参、大枣、生姜，加五味子半升，干姜二两。"

我们来逐一讲解。"若胸中烦而不呕者，去半夏、人参，加栝蒌实一枚"，这个变化到了后世就是柴胡陷胸汤，用小柴胡汤合小陷胸汤。大家临床可以按照张仲景的方法加减，不呕，去半夏，也可以直接用柴胡陷胸汤。

"若渴，去半夏，加人参，合前成四两半，栝蒌根四两……若胁下痞鞕，去大枣，加牡蛎四两"，这是柴胡桂枝干姜汤的加减法，其中"若渴，去半夏，加人参"与干姜黄芩黄连人参汤法一样，人参可以降血糖、止渴。柴胡桂枝干姜汤用柴胡、黄芩、桂枝、甘草、干姜、栝蒌根、牡蛎，可以看到这条加减法的特点。

"腹中痛者，去黄芩，加芍药三两……若心下悸，小便不利者，去黄芩，加茯苓四两"，这就是后世衍生的柴芍六君子汤，治法是相通的。我的意思是说大家不一定把 7 个或然证的加减都背下来，知道后世还有个柴芍六君子汤，就知道这一条怎么治疗了。肝郁脾虚的人出现腹痛、心悸，就用柴芍六君子汤，也就是六君子汤（党参、白术、茯苓、甘草、半夏、陈皮）再加柴胡、白芍，还可以加生姜、大枣为引。

"若不渴，外有微热者，去人参，加桂枝三两，温覆微汗愈"，这就是柴胡桂枝汤的办法，如果见外有微热可直接用柴胡桂枝汤。

"若欬者，去人参、大枣、生姜，加五味子半升，干姜二两"，我们从这一条学到了什么？我们的验方柴胡止咳汤用柴胡 25g、黄芩 9g、干姜 3g、细辛 3g、五味子 3g、甘草 6g、半夏 9g，就是小柴胡汤去人参、大枣、生姜，加五味子、干姜，再加细辛。张仲景的原方没有细辛，只有 6 味药，我们只是在原方的基础上加了细辛。这个方大家可以去用，很有意思，用一段时间会觉得越用越有味道。

柴胡止咳汤是我们治疗咳嗽的处方，方中的干姜、细辛、五味子、半夏温肺化饮，治疗心下的痰饮，柴胡、黄芩、甘草是小柴胡汤的和解法。这个处方是小青龙汤的变化，只是把麻黄、桂枝等药换成了柴胡、黄芩。它还是小柴胡汤或然证的加减法的变化，加了细辛。加了细辛，就成小柴胡汤与小青龙汤的合方，取了小柴胡汤的和解法以及小青龙汤的化饮法；去了小青龙汤的发表法以及小柴胡汤的托邪法。柴胡止咳汤只是在张仲景的办法上加了一味细辛，为什么加这味药？因为黄芩配细辛是我们的套路，形成套路之后，看病就有习惯性，而且加了一味药以后，处方是有变化的，它的配伍更体现出一些丰富性。】

重订 174 条：妇人中风，七八日续得寒热，发作有时，经水适断，此为热入血室，其血必结，故使如疟状，发作有时，小柴胡汤主之。（144）（金匮·妇人杂病篇同）

【这是热入血室。】

重订 281 条：伤寒四五日，身热，恶风，颈项强，胁下满，手足温而渴者，小柴胡汤主之。（太阳病篇·99）

【胆病牵涉痛及肩部，乃一侧颈项强，不可与葛根汤混淆。】

【这一条讲小柴胡汤治疗颈项强伴有胁下满。颈项强是葛根汤证，但是葛根汤证没有胁下满。胁下满为什么会颈项强？肝胆疾病牵涉引起肩和颈项的不舒服，不要当成葛根汤去发表。大家看张仲景写得很详细，怕大家读不懂，所以写得很详细，但是恰恰因为写得太详细了，有的人反而读不懂，不知道为什么这条颈项强用小柴胡汤，那条就要用葛根汤。】

重订282条：得病六七日，脉迟浮弱，恶风寒，手足温，医二三下之，不能食，而胁下满痛，面目及身黄，颈项强，小便难者，与柴胡汤，后必下重。本渴饮水而呕者，柴胡汤不中与也，食谷者哕。（太阳病篇·98）

【脉迟浮弱，此属寒湿，当用茵陈五苓散。本渴而饮水者，小柴胡汤去半夏加天花粉；渴饮水而呕者，此水逆，属五苓散证，不可与柴胡汤。重订55条：脉浮，小便不利，微热消渴者，五苓散主之。重订56条：中风，发热，六七日不解而烦，有表里证，渴欲饮水，水入则吐者，名曰水逆，五苓散主之。重订59条：太阳病，寸缓关浮尺弱，其人发热汗出，复恶寒，不呕，但心下痞者，此以医下之也。如其不下者，病人不恶寒而渴者，此转属阳明也。小便数者，大便必硬，不更衣十日，无所苦也。渴欲饮水，少少与之，但以法救之。渴者，宜五苓散。】

【脉迟浮弱属于寒湿或湿重于热的人，因为湿重，所以有黄疸、胁下痛，应该用茵陈五苓散。有的医生见到渴欲饮水者，会开小柴胡汤去半夏加天花粉，但是"渴欲饮水而呕者"，此为水逆，不可与柴胡汤。这种寒湿的人可以口干但是不喝水，喝水就恶心，这是水逆不是小柴胡汤证，应该用茵陈五苓散。重订59条："太阳病，寸缓关浮尺弱，其人发热汗出，复恶寒，不呕，但心下痞者，此以医下之也。如其不下者，病人不恶寒而渴者，此转属阳明也。小便数者，大便必硬，不更衣十日，无所苦也。渴欲饮水，少少与之，但以法救之，渴者，宜五苓散。"对比重订59条，可知重订282条讲的不是小柴胡汤证，而是茵陈五苓散证。

怎么鉴别呢？茵陈五苓散证舌淡苔白多津，舌上的津液很多，这是五苓散证的特点。大家临床上有没有遇到过患者的舌头一伸出来，滴答滴答往桌子上滴水的？那就是多津，需要利水，是个五苓散证。中医的很多症状都是观察出来的，而不是问出来的。你若问患者"你多津吗?"患者不懂,可是他的口水都在往下掉。比如,"妇人吐涎沫",你若问患者"你吐涎沫吗?吐白泡泡吗?"她说"我吐口水不吐泡,我又不是鱼。"可是她一边跟你说话,一边嘴边冒白泡。再比如,查房时你问患者"你默默吗?想吃饭吗?"病人3分钟后回答你"不想吃",这就是默默的表现。很多症状不要问患者,问不出来的,要去观察。】

重订283条:诸黄,腹痛而呕者,宜柴胡汤。(必小柴胡汤)(金匮·黄疸病篇)

【黄家,伴腹痛而呕,宜柴胡汤。验之临床,大小柴胡汤均可见。包膜内无痛觉神经,痛非肝炎,不宜茵陈剂。】

【"诸黄,腹痛而呕者,宜柴胡汤。(必小柴胡汤)""必小柴胡汤"这句话是林亿写的,是在揣测张仲景。张仲景只言"宜柴胡汤",未言一定是小柴胡汤。黄家伴腹痛而呕,验之临床,我们发现大、小柴胡汤都有使用时机,不见得一定是小柴胡汤,完全可以有大柴胡汤证。而且"诸黄,腹痛而呕者",肝包膜内无痛觉神经,腹痛不是肝炎所致,不能用茵陈剂。因为肝包膜内无痛觉神经,肝炎可以导致肝区不适、肝区胀,但是不会疼痛。所以,这种腹痛不是肝炎,不应用茵陈剂退黄。"诸黄,腹痛而呕者"常见于胰腺癌,胰头压迫胆道,可以引起黄疸、腹痛、呕吐、不大便,很多是大柴胡汤证。可见,"必小柴胡汤"这五个字我认为有问题,本身也不是张仲景的话,那是林亿写的。】

重订284条:阳明病,发潮热,大便溏,小便自可,胸胁满不去者,与小柴胡汤。(阳明病篇·229)

【此与阳明在经白虎汤鉴别。因其潮热,故曰阳明病;因其便溏,白虎汤不可;因其胸胁满,与小柴胡汤。】

【这条讲患者有潮热,但是大便溏。因为有潮热,所以叫阳明病,再与阳明病相鉴别,但是兼有大便溏不可用白虎汤,又有胸胁满痛应该用小柴胡汤。如果患者下午发烧,一般认为是阳明病白虎汤证。如果患者便溏(白虎汤证不该便溏)伴有胁胀,那么这个发烧是少阳病的小柴胡汤证,而不是白虎汤证。这是第一个与阳明病相鉴别的条文。】

重订285条:阳明病,胁下硬满,不大便而呕,舌上白苔者,可与小柴胡汤。上焦得通,津液得下,胃气因和,身濈然汗出而解。(阳明

病篇·230)

【此与阳明腑实承气汤鉴别。不大便而呕，故曰阳明病，因其舌上白苔者，不可与承气汤，承气者苔黄，胁下硬满，故与小柴胡汤。少阳三焦为液道，上焦得通，津液得下，胃气因和，大便自下而呕止。故小柴胡汤，便秘、便溏者皆可。上焦得通属太阳，津液得下属少阳三焦，胃气因和属阳明，此三阳独取少阳。何为上焦得通？因太阳为寒水之经，太阳不解，津液不布。需太阳宣发，升已而降，故津液得下，胃气因和。与柴胡何干？因少阳三焦液道，与小柴胡汤，津液输布，故上焦得通，津液得下，胃气因和。】

【这条是第二个与阳明病鉴别的条文。"阳明病，胁下硬满，不大便而呕，舌上白苔者，可与小柴胡汤。上焦得通，津液得下，胃气因和，身濈然汗出而解。"为什么条文叫阳明病？因为便秘。如果便秘患者苔白不是黄苔，就不是阳明病；伴有胁下满则是少阳病，用小柴胡汤。"上焦得通，津液得下，胃气因和"，津液得下则大便排出，胃气因和则呕止，身濈然汗出而解。

这一条和上一条讲小柴胡汤可以治潮热便溏，也可以治便秘。它治的潮热不是阳明在经，阳明在经不应便溏；它治的便秘不是阳明在腑，阳明在腑不应舌上白苔。阳明病由于持续的炎症反应，白细胞增加，导致黄苔。形成阳明腑实之后，大便排不出来，在肠道里形成小分子物质。小分子物质其实是沼气，沿着肠道到胃到食管到舌根，进行染苔。大家见过化粪池吗？把盖子打开闻一闻，那就是沼气。10天不大便的阳明腑实证之人，口中都是沼气味，一个治疗口臭的办法就是通腑。沼气可以把舌苔染成黄色，所以阳明腑实证不应是舌上白苔。

这条讲的便秘其实是小柴胡汤证，便秘是因为肝胆疏泄不利，肠道运动功能失调。为什么肝胆疏泄不利导致的便秘舌上白苔呢？肝脏疏泄不利导致肠道蠕动功能减退，大便主要停留在回肠，没有到达升结肠、横结肠、降结肠、乙状结肠。但是，大量微生物在大肠里，大便在大肠停留时间久了才会形成沼气，才会形成黄苔。打饱嗝时，胃中的气体虽然难闻，还是酸腐味，还是发酵的食物，可是如果10天不大便，口气不是酸腐味，而是臭得熏人。】

重订 286 条：产妇郁冒，其脉微弱，不能食，大便反坚，但头汗出。所以然者，血虚而厥，厥而必冒，冒家欲解，必大汗出。以血虚下厥，孤阳上出，故头汗出。所以产妇喜汗出者，亡阴血虚，阳气独盛，故当汗出，阴阳乃复。大便坚，呕不能食，小柴胡汤主之。（金匮·妇人产后病篇）

【大便坚，呕不能食，小柴胡汤主之。上焦得通，津液得下，胃气因和，其苔必白。此产妇亡阴血虚，当续进当归建中汤辈。】

【这一条讲的是上焦得通，津液得下，胃气因和，其苔必白。产妇亡血可以出现便秘、呕吐、不欲饮食。新产妇便秘是常见症状，只要舌上苔白者，用小柴胡汤。因为亡血，可在小柴胡汤的基础上加当归，又通便又养血，能治疗产妇的便秘。】

柴胡去半夏加栝蒌汤

重订 290 条：柴胡去半夏加栝蒌汤　治疟病发渴者，亦治劳疟。（267）

柴胡去半夏加栝蒌汤

柴胡（八两）　人参　黄芩　甘草（各三两）　栝蒌根（四两）生姜（二两）　大枣（十二枚）

上七味，以水一斗二升，煮取六升，去滓，再煎取三升，温服一升，日二服。

【小柴胡汤若渴者，去半夏，加人参，合前成四两半，栝蒌根四两，较柴胡去半夏加栝蒌汤重人参一两半。劳疟故重加人参。

《景岳全书》中何人饮：何首乌、人参、当归、陈皮、煨生姜亦可合之。】

【柴胡去半夏加栝蒌汤治疟病发渴者，亦治劳疟。为什么治劳疟？因为小柴胡汤证的基本特点是正邪相争，治疟病发渴，来自小柴胡汤证渴者去半夏加天花粉（天花粉即为栝蒌根，以下同）；因为是劳疟，所以重用人参。

《景岳全书》中何人饮治劳疟，用何首乌、人参、当归、陈皮、煨生姜。小柴胡去半夏加天花粉治劳疟，可以加何首乌，也就是合上何人饮，加上补肾的药——何首乌。何首乌是补肾药中治疗疟疾的特异性药物，因为何首乌富含卵磷脂可以保护细胞膜，防止红细胞破裂，所以治疗劳疟可用小柴胡去半夏加栝蒌汤再加15g何首乌。

少阳病的特点是正邪相争，劳疟就重用人参，这就体现了正邪相争的特点。】

（三）相争太过

【本经而兼腑，就是大柴胡。

大柴胡汤：加芍药，去人参，常用于胰腺炎和胰腺肿瘤。加芍药，用强烈的酸性药物促进胆汁排泄。

柴胡加芒硝汤：日晡所发潮热。"潮热者，实也"。】

大柴胡汤证

重订291条：太阳病，过经十余日，反二三下之。后四五日，柴胡证仍在者，先与小柴胡。呕不止、心下急（一云呕止小安），郁郁微烦者，为未解也，与大柴胡汤，下之则愈。（太阳病篇·103）

大柴胡汤

柴胡（半斤）　黄芩（三两）　芍药（三两）　半夏（洗，半升）　生姜（切，五两）　枳实（炙，四枚）　大枣（擘，十二枚）

上七味，以水一斗二升，煮取六升，去滓，再煎，温服一升，日三服。

一方，加大黄二两；若不加，恐不为大柴胡汤。

【小柴胡汤证是少阳病的正证，还有太过和不及。如果正邪相争太过是大柴胡汤证和柴胡加芒硝汤证。记住一点：大柴胡汤是小柴胡汤去人参、甘草，加大黄、枳实、芍药。为什么加芍药？芍药有两个作用，第一，芍药是强烈的酸性药物，促进胆汁和胰液的排泄，能够利胆利胰。第二，芍药具有免疫抑制作用。为什么去人参？因为大柴胡汤证正邪相争太过，阳道实，实则阳明，它合并阳明病。如果单纯发热，就直接用小柴胡汤加芒硝，退其潮热。】

重订292条：按之心下满痛者，此为实也，当下之，宜大柴胡汤。（金匮·腹满寒疝宿食病篇）

【上条心下急，此条按之心下满痛者，皆为实，当下之，宜大柴

胡汤。】

【这两条就说明大柴胡汤治疗小柴胡汤证偏实的，正邪相争太过。】

重订 293 条：伤寒发热，汗出不解，心中痞鞕，呕吐而下利者，大柴胡汤主之。（太阳病篇·165）

【重订 266 条：太阳与少阳合病，自下利者，与黄芩汤；若呕者，黄芩加半夏生姜汤主之。重订 293 条讲的心中痞硬、呕吐而下利属实，食积下利，臭不可闻，当通因通用，大柴胡汤主之。】

【这一条要注意。重订 266 条讲："太阳与少阳合病，自下利者，与黄芩汤；若呕者，黄芩加半夏生姜汤主之。"重订 293 条比黄芩汤证多了心中痞硬，讲的是食积下利，臭不可闻，通因通用，用大柴胡汤。重订 292 条讲"按之心下满痛者，此为实也，当下之，宜大柴胡汤。"这与黄芩汤证的下利不一样，黄芩汤证的下利是发生细菌感染，是细菌性肠炎或胃肠炎，而大柴胡汤证心中痞硬是因为吃得太多了，造成食积下利，大便是很臭的腐败食物，是个实证，通因通用，用大柴胡汤治疗。后世通因通用的处方有很多，都是从大柴胡汤化裁来的。比如，后世的枳实导滞丸证，用大柴胡汤就可以。后世的枳实导滞丸法来自大柴胡汤，后世逆流挽舟的荆防败毒散法来自葛根汤，都是有出处的，用《伤寒杂病论》的知识就可以解决后世讲的很多问题。】

（四）相争不及

柴胡桂枝干姜汤证

重订 297 条：伤寒五六日，已发汗而复下之，胸胁满微结，小便不利，渴而不呕，但头汗出，往来寒热，心烦者，此为未解也，柴胡桂枝干姜汤主之。（太阳病篇·147）

柴胡桂枝干姜汤

柴胡（半斤）　桂枝（去皮，三两）　干姜（二两）　栝蒌根（四两）　黄芩（三两）　牡蛎（熬，二两）　甘草（炙，二两）

上七味，以水一斗二升，煮取六升，去滓，再煎取三升，温服一升，日三服，初服微烦，复服汗出便愈。

【如果正邪相争不及，代表方是柴胡桂枝干姜汤。"伤寒五六日，已发汗而复下之，胸胁满微结，小便不利，渴而不呕，但头汗出，往来

寒热，心烦者，此为未解也，柴胡桂枝干姜汤主之。"什么叫未解？未解是病未好，容易慢性化，用柴胡桂枝干姜汤。】

重订298条：柴胡桂姜汤治疟寒多微有热，或但热不寒。服一剂如神。（金匮·疟病篇）

【见肝之病，知肝传脾。舌虽淡，脉有力。右关无力，左关有力，不是乌梅丸证。】

【柴胡桂枝干姜汤是太阴和少阳同病。《金匮要略·脏腑经络先后病》有一段话讲五行立极，柴胡桂枝干姜汤就体现了"见肝之病，知肝传脾"。我们讲阳道实，实则阳明——大柴胡汤；阴道虚，虚则太阴——柴胡桂枝干姜汤。

柴胡桂枝干姜汤证的舌淡与乌梅丸证有区别，两者的区别主要在左关和右关，乌梅丸证左关无力，柴胡桂枝干姜汤证右关无力，柴胡桂枝干姜汤是肝郁伴有脾虚。

总而言之，少阳病的正证用小柴胡汤，如果正邪相争太过用大柴胡汤，将小柴胡汤中的人参去掉，加芍药利胆利胰，并抑制免疫应答。如果大柴胡汤证仍用人参促进免疫应答，那就会出事，若是急性肝炎会转为爆发性肝衰竭导致死亡。炎症虽然是机体抵抗疾病的反应，但是抵抗太过也会导致死亡。所以，大柴胡汤不用人参，而用了免疫抑制剂——芍药。如果正邪相争不及，虚则太阴，就传到太阴，合并了太阴病，中医讲见肝之病、知肝传脾，用柴胡桂枝干姜汤。柴胡桂枝干姜汤证和乌梅丸证不一样，一个右关无力、一个左关无力，一个是脾虚、一个是肝虚。】

（五）转出少阳

【鳖甲煎丸用柴胡、黄芩、人参、半夏；大黄䗪虫丸含有黄芩汤。

鳖甲煎丸治疗疟母，肝脾肿大；大黄䗪虫丸治疗邪伏血分，转出少阳。

白通加猪胆汁汤：脉暴出者死，微续者生，用猪胆汁、童便。】

【少阳病的基本病机是正邪相争，相争太过传阳明，相争不及传太阴，传太阴就形成慢性化——伏邪。比如，急性肝炎变成慢性肝炎，慢性肝炎属于伏邪，但是当疾病急性发作时又转出少阳。再比如，鳖甲煎丸用柴胡、黄芩、人参、半夏，因为肝硬化经常表现为慢性肝炎发作。大黄蟅虫丸含有黄芩汤。为什么大黄蟅虫丸用黄芩汤？因为大黄蟅虫丸治疗的是实证形成的肝硬化，黄芩汤是中医典型的免疫抑制剂。大黄蟅虫丸证是在实证的基础上形成的，所以用黄芩汤；鳖甲煎丸是在虚证的基础上形成的，所以用柴胡、黄芩、人参、半夏等托邪的药，这还是小柴胡汤的架构。再举个转出少阳的例子，白通加猪胆汁汤中的猪胆汁清少阳。条文讲"脉暴出者死，微续者生"，白通加猪胆汁汤治的是休克，用药后如果脉暴出，突然脉搏有力，说明阴阳要离绝，也就是回光返照，很快心跳就要停了。心跳停止之前有两种情况：一种是心跳越来越弱、越来越弱，慢慢减弱最后消失；一种是心跳突然出现几个高峰，然后消失，这就是回光返照。】

五、少阳在经

四逆散证

重订264条：少阴病，四逆，其人或咳，或悸，或小便不利，或腹中痛，或泄利下重者，四逆散主之。（少阴病篇·318）

【四逆：血管痉挛腹中痛。泄利下重：芍药、薤白；小便不利：如神经性尿频，茯苓；咳：痉挛性咳嗽，五味子、干姜；悸：紧张，桂枝。】

四逆散

甘草（炙）　枳实（破，水渍，炙干）　柴胡　芍药

上四味，各十分，捣筛，白饮和服方寸匕，日三服。

咳者，加五味子、干姜各五分，并主下利；悸者，加桂枝五分；小便不利者，加茯苓五分；腹中痛者，加附子一枚，炮令坼；泄利下重者，先以水五升，煮薤白三升，煮取三升，去滓，以散三方寸匕，纳汤中，煮取一升半，分温再服。

【为什么条文中叫少阴病？因为手脚冰凉，这是《伤寒杂病论》惯用的写法。"少阴病"三个字，我怀疑是王叔和写的。他整理《伤寒论》时，做了类证鉴别，把相关症状的条文编排在一起，比如把有手脚冰凉表现的条文放在一起，置于少阴病篇。本条讲"少阴病，四逆"，其实应该是少阳病。我认为王叔和写了很多类似的条文，按照症状归到

一类。

四逆散证应该是少阳病，是少阳病四逆。少阳病为什么会四逆？因为血管痉挛，外周血管痉挛使得血供减少，从而手脚冰凉。为什么腹中痛、泄利下重？腹部肌肉痉挛会出现腹痛下利。为什么小便不利？神经性尿频，加茯苓。为什么咳嗽呢？因为痉挛性咳嗽，加五味子、干姜。为什么心慌？患者紧张，是紧张性的心悸。整个四逆散证从头到尾，我们看到的是边缘—平滑肌系统的张力增加。四逆散证的患者是这样看病的："大夫，我不舒服，我这个病很严重。"他脸上的肌肉都不是正常的舒展的状态，说话的时候，面部肌肉在哆嗦。大家见过这种患者吗？他就是四逆散证，就是一个边缘—平滑肌系统的张力增加。这种患者坐下来签字，手都哆嗦，这不是帕金森病，而是边缘—平滑肌系统的紧张。这种人的肌张力很高，张力反应在外周——手脚冰凉；反应在腹部——肌肉痉挛、泄利下重；反应在尿路——神经性尿频；反应在支气管——痉挛性咳嗽、气紧；反应在心脏——心慌，这都是边缘—平滑肌系统张力的增加。

四逆散不仅能够缓解边缘—平滑肌系统，还能够治疗肝胆疾病。边缘—平滑肌系统是少阳的外证，肝胆疾病是少阳的内证。四逆散是怎么治疗肝胆疾病的呢？柴胡促进胆汁的分泌；枳实减轻腹压，腹压减轻胆汁才可下行；芍药、甘草的酸性成分可以利胆。所以，四逆散具有强烈的利胆、利胰作用，能够治疗胆道疾病和胰腺疾病。简言之，柴胡促进人体分泌大量胆汁，芍药、甘草使胆汁从胆囊里排出，枳实减轻腹压，促进胆汁下行，这就是它治疗肝、胆、胰疾病的一个基本原理。

再给大家举另外一个方，大家就明白了。戊己丸是怎么配伍的？患者有反酸，胆汁反流刺激胃发生炎症，方中的黄连是一个抗炎的药；吴茱萸抑制胃酸分泌，是个制酸的药；芍药能够利胆，利胆就能够抑制胃酸分泌。

这里就带来一个问题，用完芍药以后有没有人反酸？有的患者会反酸，但是芍药又治反酸。芍药是酸性药物，本身可以引起患者反酸，但是为什么又能抑制胃酸？我给你讲这个道理，吴茱萸是个抑制腺体分泌的药物，可以抑制胃酸的分泌；黄连能够抑制胃酸导致的炎症；而芍药通过利胆来抑制胃酸。为什么利胆能抑制胃酸？这是因为胃从幽门（彩

图9）以上是酸性环境，食物在酸性的环境中消化。消化的过程伴随发酵，不管吃进去什么美食，发酵后吐出来的东西，不仅气味难闻，看着也恶心。幽门下面是十二指肠，肠道是碱性环境，胆汁和胰液从十二指肠开始就要中和胃酸。酸性的药物之所以可以抑制胃酸分泌，是因为酸性药物可以利胆。胆汁什么时候分泌？食物由胃往肠道排空，胆汁才分泌，而食物由胃往肠道排空，意味着胃里没太多食物了，机体的负反馈使得胃酸不再分泌。在不给药的情况下，胆汁的大量分泌是由于食物由胃排到肠引起的。食物由胃排到肠，胃排空反射引起胆汁大量分泌，本身会抑制胃分泌胃酸。为什么？胃中没东西消化了，还分泌胃酸干什么呢？那不就消化胃了吗？这就是利胆可以降低胃酸分泌的原因。

但是，为什么有人吃了酸性药物反而反酸呢？因为此人没有胆道疾病。一个胃炎患者反酸，如果没有胆道疾病，用了30g、40g的芍药，会更加反酸；如果有胆道疾病，用30g芍药、30g山楂等酸性药利胆，胃酸反而会减轻。

所以，我们治疗上消化道的疾病，多用碱性药中和胃酸，比如乌贼骨、瓦楞子；我们治疗下消化道的疾病，多用酸性药中和肠道的碱性，比如芍药、乌梅。如果患者的消化吸收功能不良，肠道蠕动功能减退，食物在肠道里停留过久，碱性会增加。这种长期的碱性刺激，容易发生息肉、腺瘤，甚至发生癌症。所以，乌梅就可以预防肠癌，济生乌梅丸就可以治疗肠道息肉。大家看彩图9，幽门上面是阳，下面是阴，太阴阳明更虚更实，幽门以上是阳明胃所主，幽门到阑门是小肠，属于中医的太阴脾，阑门到魄门是大肠、肛门，为阳明大肠所主（详细论述见《吴述各家学说·脾胃研究》）。大家把这些知识想明白了，就会知道为什么前一个患者开30g芍药，病情缓解了，后一个患者开了30g芍药，却反酸了。

学生问：吴老师，十二指肠溃疡伴浅表性胃炎怎么治疗？

吴师答：十二指肠溃疡伴浅表性胃炎也好治，在桂枝汤的基础上加牡蛎、瓦楞子这类的药物中和一下。】

肌肉系统疾病的治疗套路

【少阳在经：边缘—平滑肌系统，四逆散；厥阴寒化：吴茱萸汤。

太阴在经：肌肉系统，桂枝汤（解肌），葛根、木瓜、薏苡仁、牡蛎。】

【少阳在经的基本病变在边缘—平滑肌系统，用四逆散。四逆散对胆道有什么作用呢？扩张 Oddi 括约肌从而促进胆汁的排放。Oddi 括约肌控制胆汁的排出，还是属于平滑肌系统。尿路结石能不能用四逆散？也可以，因为能够扩张输尿管。这些病治来治去都在边缘—平滑肌系统，它的核心就在这里。

肌肉系统疾病，除了少阳在经可以治疗肌紧张，还有太阴在经，比如桂枝汤可解肌，还有葛根、木瓜可治腿脚抽搐，还有薏苡仁治疗胸痹缓急，还有牡蛎也能够解肌。牡蛎为什么能够解肌？补钙！低钙导致肌抽搐，用牡蛎相当于服用钙片。肌肉系统疾病的治法，就是这些套路。

大家明白了四逆散对边缘—平滑肌系统的作用，当看到一个人脸上肌肉不停地动，就会知道他多半是个四逆散证。大家有没有见过方头方脑的患者在跟你说话的时候，脸上肉在不停地抽动的？容易见到的。大家要注意望诊，提升望诊的水平。一个年轻人，手不停地抖，又不是帕金森病，这就是他的边缘—骨骼肌系统的问题。平滑肌、骨骼肌、心肌是一套啊，都是边缘—肌肉兴奋性增加。患者走进来，你一看，这个人边缘—肌肉系统的张力增加。然后跟你说话，说几句话就开始拍桌子，他这个是病，需要治疗。大家的望诊要学好，这些细节要能够观察到。

少阳、厥阴都影响边缘—平滑肌系统，一个实、一个虚。比如，重订637条："干呕，吐涎沫，头痛者，吴茱萸汤主之。"为什么干呕？胃痉挛！胃中没有东西，因为胃痉挛而干呕。头痛是血管神经性头痛，有的人会形容"咚哒咚哒"地跳，这是痉挛，是边缘—平滑肌系统的张力增加，是个吴茱萸汤证。再举一个厥阴影响边缘—平滑肌的例子，重订498条："上冲皮起，出见有头足。"那是肠道肌肉痉挛肠套叠，用花椒，大建中汤。厥阴病和少阳病在经的一个特点就是边缘—平滑肌系统的痉挛，一个是虚证，一个是实证。

我们要训练自己望诊的水平，望诊没有什么诀窍，把教科书的内容用在患者身上，就会望诊了。一个人走进你的诊室说自己头疼，边说脸上的肉边抖，你觉得他的肌肉系统张力高不高？高啊。我们在太阳病篇讲过桂枝汤证的望诊，望营卫，这里讲了边缘系统的望诊，很简单的。在道家的医学里把望诊说得很玄，我们讲得比较直白，结合现代医学的知识，用最简单的话告诉大家。临床上大家需要自己去训练，养成了习惯，就会望诊了。如果不了解这些，那就辨证论治、慢慢治疗也行。】

六、少阳在腑

黄芩汤证

重订266：太阳与少阳合病，自下利者，与黄芩汤；若呕者，黄芩加半夏生姜汤主之。（太阳病篇·172）

黄芩汤

黄芩（三两）　芍药（二两）　甘草（炙，二两）　大枣（擘，十二枚）

上四味，以水一斗，煮取三升，去滓，温服一升，日再，夜一服。

黄芩加半夏生姜汤

黄芩（三两）　芍药（二两）　甘草（炙，二两）　大枣（擘，十二枚）　半夏（洗，半升）　生姜（切，一两半，一方三两）

上六味，以水一斗，煮取三升，去滓，温服一升，日再，夜一服。

【胆源性腹泻：腹泻伴厌油。呕吐加半夏生姜。急性（胃）肠炎：细菌性。

病毒性：葛根（加半夏）汤。】

三物黄芩汤证

重订269：《千金》三物黄芩汤：治妇人在草蓐，自发露得风，四肢苦烦热。头痛者，与小柴胡汤。头不痛，但烦者，此汤主之。（金匮·妇人产后病篇）

【三物黄芩汤：产后感染。】

三物黄芩汤

黄芩（一两）　苦参（二两）　干地黄（四两）

上三味，以水八升，煮取二升，温服一升，多吐下虫。

【少阳在腑的代表方是黄芩汤和三物黄芩汤，我们主要讲黄芩汤。黄芩汤证主要见于胆源性腹泻，即腹泻伴有厌油的用黄芩汤，呕吐加半夏、生姜；又可见于急性肠炎、胃肠炎以及化疗后引起的腹泻，比如使用伊立替康导致的腹泻。大家要记住，黄芩汤治疗的急性肠炎或胃肠炎都是细菌性的，若是病毒性的，用葛根汤或葛根加半夏汤。

如果是产后感染，用三物黄芩汤。因为产后血虚，方中有一味地黄，实际上不是产后也可以用，肝病加地黄很正常，只要阴血不足就可以加地黄。】

免疫抑制

【少阳：热，黄芩汤——黄芩、芍药、甘草、大枣。

少阴：寒，麻黄附子甘草汤——麻黄、附子、甘草。】

【我们主要讲免疫抑制和调节机体的免疫应答。这里讲的免疫抑制，严格来讲是免疫调节。为什么我们叫免疫抑制？免疫抑制是抑制机体的体液免疫，免疫调节比较复杂，有的医生在这方面接触不多，讲复杂了不好接受，所以我们干脆用一个不是很严谨的词——免疫抑制。

免疫抑制最常用两个思路：一个思路是从少阳去治，有热，用黄芩汤，用黄芩配芍药；一个思路是从少阴去治，有寒，用麻黄附子甘草汤，用麻黄配附子。

可能有人会说："你讲的不对，调节免疫最常见的思路是发表啊！"前面，我们讲过太阳表证与免疫应答的关系，皮肤科医生都知道发表是最常规的套路。发表的办法人人都会，都知道治疗过敏开荆芥、防风、麻黄之类的药物。我们主要讲更涉及疾病本质的内容。发表的药物抑制组织胺的释放，就像西医的抗过敏药一样，抑制组织胺的释放，缓解鼻塞、痒、皮疹等症状。但是，在组织胺释放之前的病理反应是免疫应答，先有免疫应答，然后才有组织胺的释放。我们现在讲的调节免疫应答是更靠前的一步，是在组织胺释放之前的一步。

抑制免疫应答常见的有两大思路，偏热的用黄芩汤，偏寒的用麻黄附子甘草汤。如果实在搞不清寒热，想用麻黄附子甘草汤又觉得有点热，那就用麻黄附子甘草汤加黄芩；想用黄芩汤又觉得有点寒，那就用黄芩汤加细辛。麻黄附子甘草汤加黄芩、黄芩汤加细辛，都是一个套路。我们的验方加减麻黄细辛附子汤、加减小柴胡汤就是这么来的。热证的人少佐点细辛没关系，寒证的人用一点儿黄芩反而不会化热。过敏反应发作引起局部炎症的时候，多少都有一点儿热。比如，冷性荨麻疹摸着皮肤都发热，所以可以佐一点儿黄芩清热。这就是我们治疗思路的由来。

这个思路还不够，抑制免疫应答之前是什么？是调节激素分泌！从少阴去治，去调节激素的分泌。有激素分泌的紊乱，才有免疫应答的异常；有免疫应答的异常，才有组织胺的释放，才会引起皮疹等症状。治病的 3 个阶段，一个比一个更触及疾病的本质。

这里我们讲抑制免疫最关键的两个环节：少阳、少阴。为什么关键呢？少阳、少阴为枢纽，伏邪要么转出少阳，要么陷入少阴。大家记不记得六经传变示意图（见彩图 1），伏邪就以少阳、少阴为枢纽，在之间转出、陷入。为什么我们要讲免疫抑制呢？急温之，用麻黄细辛附子汤加黄芩，用了 3 剂药，皮疹退了但是还没全好。此时，要在麻黄细辛附子汤加黄芩的基础上，调节激素分泌，可以加 60g 地黄、20g 首乌，就是这个治疗套路。】

七、少阳形、气、神

【（1）形：鳖甲煎丸、大黄䗪虫丸。
（2）气：小柴胡汤、四逆散、黄芩汤。
（3）神：柴胡加龙骨牡蛎汤、奔豚汤。】
【少阳形质病主要是鳖甲煎丸证和大黄䗪虫丸证，这两方可治疗肝硬化、肝癌。肝硬化、肝癌都是形质病，实际上已经传到厥阴了，然后转出少阳。少阳气化病有小柴胡汤证、四逆散证和黄芩汤证。小柴胡汤的变化，实则阳明变为大柴胡汤；虚则太阴变为柴胡桂枝干姜汤。少阳神志病有柴胡加龙骨牡蛎汤证和奔豚汤证。】

柴胡加龙骨牡蛎汤证

重订 295 条：伤寒八九日，下之，胸满烦惊，小便不利，谵语，一身尽重，不可转侧者，柴胡加龙骨牡蛎汤主之。（太阳病篇·107）

柴胡加龙骨牡蛎汤

柴胡（四两）　龙骨　黄芩　生姜（切）　铅丹　人参　桂枝（去皮）　茯苓（各一两半）　半夏（洗，二合半）　大黄（二两）　牡蛎（熬，一两半）　大枣（擘，六枚）

上十二味，以水八升，煮取四升，纳大黄，切如棋子，更煮一两沸，去滓，温服一升。

本云：柴胡汤，今加龙骨等。

【少阳证：一身尽重，不可转侧；精神症状：烦惊、谵语。

铅丹：礞石、磁石、代赭石，加龙骨、牡蛎。

桂枝、茯苓：小便不利、烦惊。

烦惊：少阳、太阳。

去甘草：虽有茯苓，配大黄。】

【柴胡加龙骨牡蛎汤证可见胸满烦惊，小便不利，谵语，一身尽重，不可转侧。一身尽重，不可转侧指的是少阳病，还兼有精神症状——烦惊和谵语。

柴胡加龙骨牡蛎汤用重镇的药物铅丹、龙骨、牡蛎。铅丹不易找到，可用礞石、磁石、代赭石代替。从中选一两味药就可以，痰邪重者用礞石，胃气上逆者用代赭石，还可以用磁石或生铁落。不过生铁落与铅丹一样不好找。

这个方的特点，一个是有小柴胡汤的架子；一个是有桂枝、茯苓，桂枝可以解热、镇痛、镇静；然后有大黄，大黄可治疗交感神经系统的实性亢进。承气汤证多谵语，患者的交感神经系统亢进。换言之，交感神经实性亢进可以从阳明论治，夸张地讲，不管脾气多暴躁，用50g大黄都会腹泻无力，不再暴躁。还有一种交感神经亢进的症状是三言不合就动手拍桌子，这是少阳病。柴胡加龙骨牡蛎汤把交感神经亢进的几种情况都考虑了，所以能够镇静，治疗的是比较狂躁的精神病，见效很迅速。所以，我们弄清楚中药的作用机制之后，是不是觉得张仲景的配伍很有意思？他也是一些套路，关键我们要知道这些套路是怎么编排的。】

奔豚汤证

重订 270 条：奔豚，气上冲胸，腹痛，往来寒热，奔豚汤主之。

（金匮·奔豚气病篇）

【黄芩加半夏生姜汤，去大枣，加当归、川芎、葛根、李根白皮。

气机上逆，加半夏、生姜，去大枣，加当归、川芎养肝之血，加李根白皮（桑白皮或川楝子）疏肝。

葛根：外源性雌激素，镇静。

补少阴：复形质慢。】

【奔豚汤是在黄芩加半夏生姜汤的基础上，加了当归、川芎养血，再加葛根、李根白皮。加了当归、川芎，所以去掉大枣；李根白皮若没有，可用桑白皮或川楝子替代，桑白皮可清金制木；方中的葛根可补充雌激素。

这里又讲了一种可以镇静的办法：补充雌激素。雌激素有镇静作用。女性为什么温柔贤淑？因为女性体内雌激素占主导。传统女性比较温柔，交感神经兴奋性低，男性多"三言不合提刀砍"，这是交感神经系统亢进。从生理上讲，正常情况是女性的交感神经系统兴奋性低，所以女性动不动就哭啊，以泪洗面。如果雌激素水平低了怎么办？补充雌激素！那就是我们的奔豚汤。其实《伤寒杂病论》也是在不停地找套路，奔豚汤不仅用葛根补充雌激素，还用黄芩汤降低交感神经的兴奋性。

少阳神志病讲了柴胡龙骨牡蛎汤、奔豚汤，大家觉不觉得张仲景的这些方都是套路？他的用药是有套路的。】

少阳常见疾病小结

【1. 感染：细菌/噬肝病毒。

2. 肝胆胰疾病。

3. 免疫应答。

4. 边缘—平滑肌系统。】

【少阳病，常见于以下几种疾病。

第一，感染，主要是继发细菌感染或者噬肝病毒感染。噬肝病毒感染比如甲肝、乙肝、丙肝。少阳病可以是原发的感染，比如噬肝病毒感染一开始就是少阳病，不是太阳病，它像太阳病的症状，是太阳病的类似证。少阳病还可以是病毒感染继发的细菌感染，比如感冒后的嗓子疼，那是继发感染。

第二，肝胆胰疾病。肝胆疾病大部分可以归到少阳。

第三，免疫应答。为什么少阳病与免疫应答有关？因为正邪相争。少阳病基本病机第一条是正邪相争，第二条是伏邪转出少阳。邪气陷入少阴、转出少阳，病机就是正邪相争。所以，少阳是调节免疫应答的一个关键环节，实则阳明，大柴胡汤；虚则太阴，柴胡桂枝干姜汤。

第四，边缘—平滑肌系统。因为边缘系统司管情绪，少阳病的人情绪都不好。

以上是少阳病的基本病理改变。大家遇到这几类疾病，都可以考虑从少阳论治，这样治疗的方向性就很强。如果患者老是口苦，肝脏也大，舌边肿胀，要考虑是不是少阳病。如果患者哆嗦着走进诊室，要考虑是不是边缘—平滑肌系统的问题，是不是少阳病。如果患者的慢性疾病老不好，需要查看与少阳有没有关系。

急性的噬肝病毒感染和继发细菌感染是《伤寒杂病论》讲的外感病。六经辨证不仅治外感病，也治内伤。现在有两种观点，我认为是有问题的。第一种观点认为《伤寒杂病论》的六经辨证只治外感病，不治内伤病，认为伤寒见不到了，不要学伤寒了，这种说法是有问题的。第二种观点认为《伤寒杂病论》和《黄帝内经》没有关系，这说法也有问题。我们在太阳病篇讲到《素问·阴阳应象大论》，其实就是为了告诉大家：《伤寒杂病论》和《黄帝内经》不仅有关系，而且关系还比较密切。

我们把少阳病篇讲得很直白了，就不总结了。少阳病的基本的病理和特征是不是比较简单？比太阳病简单吧。其实，少阳病比太阳病还常见，但是太阳病有很多类证，所以讲起来复杂极了，太阳病篇的条文是一条条地讲，讲得比较细。】

第六章 阳明汇通

一、阳明概论

(一) 阳明病脉证提纲

重订 301 条：阳明之为病，胃家实是也。（180）

【"阳明之为病，胃家实是也"，这条是阳明病脉证提纲。一定要清楚，胃家包含了胃及大肠，在《伤寒论》里没有出现大肠，大肠被归到了胃家。比如，"胃中必有燥屎五六枚也"，这里的"胃中"就是胃家，指的是大肠。】

重订 302 条：伤寒三日，阳明脉大。（186）

【"伤寒三日，阳明脉大"，这讲的是高动力循环，心输出量增加。高动力循环，是因为要抗炎。】

重订 303 条：伤寒转系阳明者，其人濈然微汗出也。（188）

【"其人濈然微汗出也"指的是什么？炎症反应。患者有持续的炎症反应，就会出汗。】

(二) 阳明病机

重订 304 条：问曰：何缘得阳明病？答曰：太阳病，若发汗、若下、若利小便，此亡津液，胃中干燥，因转属阳明。不更衣，内实，大便难者，此名阳明也。（181）

【这条讲的是持续炎症反应导致水分丢失，出现便秘，形成了阳明腑实证。】

重订 305 条：阳明病，本自汗出。医更重发汗，病已瘥，尚微烦不了了者，此必大便鞕故也。以亡津液，胃中干燥，故令大便鞕。当问其小便日几行，若本小便日三四行，今日再行，故知大便不久出。今为小便数少，以津液当还入胃中，故知不久必大便也。（203）

【阳明病已瘥，尚微烦不了了者，此大便硬故也，腑气下行则心火

下潜，微烦自去。若虚烦者，栀子豉汤。此实烦，虚指无腑实。】

【这条讲阳明病已经好了，但是还有一点"微烦不了了"，这是什么原因？大便硬，需要通腑。这就是《伤寒论》讲的劳复，用枳实栀子豉汤，可以加小剂量的大黄，腑气一通，大便一排出，病就缓解了。】

重订 308 条：本太阳，初得病时，发其汗，汗先出不彻，因转属阳明也。伤寒发热、无汗、呕不能食、而反汗出濈濈然者，是转属阳明也。（185）

【太阳病汗出不彻，因转阳明。】

重订 310 条：问曰：病有得之一日，不发热而恶寒者，何也？答曰：虽得之一日，恶寒将自罢，即自汗出而恶热也。（183）

【发热前恶寒，此体温上升期，需与伤寒相区别，阳明脉大，伤寒脉紧。阳明必随之发热，恶寒将自罢，即汗出而恶热。】

【这条讲阳明病处于体温升高前期，可以有恶寒症状，这不是伤寒，因为阳明脉大，伤寒脉紧。也有人疾病一发生就表现为阳明病，主要见于温病。

阳明病初，体温上升需要几小时，在这段时间，患者可以有恶寒症状，舌象可以表现为白苔，温病学叫作白燥苔。因为有恶寒，有些医生会当成伤寒去治。我们要记住两条，以鉴别伤寒：第一，伤寒不见白燥苔；第二，伤寒不该脉大，大而有力的脉是阳明病。

阳明病体温的上升，需要几小时，叫作体温的上升期。为什么我们很少见到体温的上升期？因为患者从发生阳明病到来诊所就诊，至少都已经隔了几小时了，所以来时一定是发烧的。但是实际上，病人来诊所之前可以有恶寒，而且"恶寒将自罢"。什么叫"恶寒将自罢"？病人不吃药，几小时后就开始发烧出汗了。这类患者一开始就是个阳明病，切不可当成麻黄汤证去发表。《温病学》讲的白燥苔与《伤寒论》这一条的临床舌象是一样的，不能够把它当作伤寒去治。】

（三）阳明禁忌

重订 313 条：阳明病，不能食，攻其热必哕，所以然者，胃中虚冷故也。以其人本虚，攻其热必哕。（194）

【阳明病，不能食，此胃寒。】

【这条讲的是阳明中寒。我们讲阳明病,一般只讲阳明热证,没有讲阳明寒证。其实,阳明病是有寒证的,但是阳明病热证多、寒证少。】

重订 314 条：伤寒呕多,虽有阳明证,不可攻之。(204)

【伤寒呕多,此胃气寒而上逆,不可下。】

【"伤寒呕多"是胃气寒而上逆,不可下。这条与上一条都是在讲阳明的寒证。】

重订 315 条：阳明病,心下鞭满者,不可攻之。攻之,利遂不止者死,利止者愈。(205)

【心下鞭满,此胃中癥肿,非大肠燥屎,不可峻下。利遂不止者,水、电解质与酸碱平衡紊乱,会出现休克甚至死亡。】

【"心下鞭满","鞭"——非常坚硬,常见于胃癌,这不是肠中燥屎,不可峻下。如果峻下,会导致水、电解质与酸碱平衡紊乱,患者可休克甚至死亡。这条与前面讲的太阳类证是相似的。

阳明病如果是胃癌,会有心下硬满、肚子胀的症状。如果用大承气汤去下,很多人会腹泻。这是为什么?因为很多胃癌患者脾虚,胃癌常见的证型是脾虚。用大承气汤下了之后就不停地腹泻,容易导致水、电解质与酸碱平衡紊乱。当然,现在已经不算问题了,可以进行静脉输液。】

二、阳明在经

阳明病分为阳明经证和阳明腑证,阳明经证又分两证,第一个是全身炎症反应综合征,第二个是局部的炎症。阳明经证的全身炎症反应综合征是大热、大汗、大渴、脉洪大,即白虎汤证。什么叫作大热、大汗、大渴、脉洪大?大热是发高烧,发烧伴随大量出汗和口干。脉洪大是西医讲的高动力循环,患者的心脏收缩增强,出现高动力循环。

全身炎症反应综合征,第一会导致水分丢失,这是因为大汗;第二会导致交感神经持续兴奋,而交感神经兴奋会抑制胃肠蠕动。因为交感神经兴奋以后血液往体表走,胃肠里的血流灌注量减少,所以胃肠蠕动被抑制。为什么交感神经兴奋以后血液往体表走?举个例子,两个人在吵架，吵架的时候交感神经兴奋，血液要流到肌肉，此时胃肠道的血供减少，蠕动也减弱。可见，人不能太紧张，若太紧张交感神经太兴奋，人就不想吃东西，废寝忘食，持续地废寝忘食，可能导致死亡，所以人的交感神经兴奋性不能太强。

再给大家举个例子，一些边缘平滑肌系统兴奋性增强的人，比如生命周期到了少阳的年轻人（14~16岁），以男性居多，他说"吴老师，我想考你的研究生"，说话时头要摆一下，脸部要抽动一下，这就是边缘平滑肌系统紊乱的人。大家有没有见过说话时脸部抽动的人？青年人非常多，在少阳阶段的时候非常多见。这种人有什么特征？第一，偏激，好像地球都是他的，你也是他的，你不招他当研究生就对不起他；第二，总觉得地球人都跟他作对，连父母都跟他作对。这种人招进来不得了，说不定哪天就跳楼了，或者抱着你一起跳楼了。这种人是有问题的，这就是运用医学知识对人的观察。大家临床上要善于观察，对于这种人，可以开四逆散。

全身炎症反应综合征引起水分丢失，导致胃肠道蠕动受抑制，进而出现痞、满、燥、实、坚，这是阳明腑证，是诸承气汤证。

阳明经证的第二证是局部炎症反应——红、肿、热、痛，是栀子豉汤证。阳明在经有两证，白虎汤证和栀子豉汤证。如果搞不清楚怎么办？白虎汤合栀子豉汤，可以把石膏、知母、栀子、黄芩、黄连、大黄合用，还可以再加点甘草（类似于激素作用）抗炎，用以治疗炎症，也就是治疗热毒炽盛，后世有很多类似的处方，比如黄连解毒汤。

重订317条：问曰：阳明病外证云何？答曰：身热，汗自出，不恶寒，反恶热也。（182）

【此阳明在经，故云外证。阳明发热汗出，不恶寒反恶热，与桂枝汤证恶风寒不同。阳明病，其背恶寒者，合太阴脾虚，存在免疫低下情况，处方可加人参。】

【"身热、汗自出、不恶寒反恶热也"，这是阳明病的特点，如果阳明病恶寒怎么办？加人参，其背恶寒者加人参，因为患者合并了太阴脾虚。】

(一) 栀子证

阳明在经的第一证是栀子证，《伤寒杂病论》以栀子豉汤为代表。其实不见得用栀子豉汤，只要见到局部的红、肿、热、痛就可以用栀子。比如，腰扭伤了，可用栀子局部外敷。当然，《伤寒杂病论》讲了一个很特殊的局部炎症反应：胃食管反流病。

栀子豉汤证

重订 318 条：发汗后，水药不得入口为逆，若更发汗，必吐下不止。发汗、吐下后，虚烦不得眠，若剧者，必反复颠倒，心中懊憹，栀子豉汤主之；若少气者，栀子甘草豉汤主之，若呕者，栀子生姜豉汤主之。（太阳病篇·76）

【反复颠倒，既指反流，也指烦躁；心中懊憹，既指烦躁，也指烧灼；虚烦不得眠，指烦躁睡不着觉，故栀子豉汤可治失眠伴烦躁及反流性食管炎。】

栀子豉汤

栀子（擘，十四个）　香豉（绵裹，四合）

上二味，以水四升，先煮栀子，得二升半，纳豉，煮取一升半，去滓，分为二服。温进一服，得吐者，止后服。

栀子甘草豉汤

栀子（擘，十四个）　甘草（炙，二两）　香豉（绵裹，四合）

上三味，以水四升，先煮栀子、甘草，得二升半，纳香豉，煮取一升半，去滓，分为二服。温进一服，得吐者，止后服。

栀子生姜豉汤

栀子（擘，十四个）　生姜（五两）　香豉（绵裹，四合）

上三味，以水四升，先煮栀子、生姜，得二升半，纳香豉，煮取一升半，去滓，分为二服。温进一服，得吐者，止后服。

【汗、吐、下之后抑制了胃肠道蠕动，导致胃内的食物反流到食管，刺激食管而出现反流性食管炎，表现为"反复颠倒，心中懊憹"。"反复颠倒"既指反流，也指烦躁；"心中懊憹"既指病人烦躁，也指局部烧灼感。所以，栀子豉汤既治抑郁症、失眠、烦躁，又治胃食管反流

病。胃食管反流病是一个身心疾病，胃食管反流病影响自主神经系统的平衡，此类患者本身就常有失眠、烦躁、情绪异常等症状。】

重订 319 条：发汗，若下之，而烦热胸中窒者，栀子豉汤主之。（太阳病篇·77）

【胸中窒，如食管压窒。】

重订 320 条：伤寒五六日，大下之后，身热不去，心中结痛者，未欲解也，栀子豉汤主之。（太阳病篇·78）

【心中结痛，食管炎症。】

【为什么说心中结痛？就是食管炎症。我们说局部炎症反应是红、肿、热、痛，胃食管反流患者的热与痛可以感知：心中懊憹，有烧灼感，这是热；心中结痛，就是痛。但是，我们看不到栀子豉汤证的红和肿。怎样才能看到？做胃镜。如果胃镜看到红得不明显，颜色反而偏淡，怎么办？用栀子干姜汤。】

重订 321 条：阳明病，脉浮而紧，咽燥口苦，腹满而喘，发热汗出，不恶寒反恶热。身重，若发汗则躁，心愦愦反谵语。若加温针，必怵惕烦躁不得眠。若下之，则胃中空虚，客气动膈，心中懊憹。舌上苔者，栀子豉汤主之。（221）

【胃中空虚，指食物反流多空腹发作。客气动膈，即西医所谓贲门贯膈。】

【这条讲的胃中空虚是指食物反流多在空腹时发作。肠道的腹压很高，食物从肠道反流到胃，再反流到食管，多见于胃排空以后，多发于夜间。胃食管反流病有两种，一种是酸性反流，食物由胃反流到食管，刺激食管；另一种是由肠道反流到胃，再反流到食管，刺激食管，常见于晚上睡着后发生食物反流。

什么叫"客气动膈"？西医讲的贲门，穿过膈肌就是胃的贲门。

栀子豉汤可以治疗几种特殊的病症：第一，反流性食管炎；第二，抑郁症；第三，女性更年期综合征。为什么可用于治疗女性更年期综合征呢？淡豆豉里的大豆甾酮有拟雌激素作用，可以治疗女性更年期的烦躁和失眠。4 个具有拟雌激素活性的常用中药是木瓜、补骨脂、葛根、豆豉。女性喜欢吃木瓜炖雪蛤，一个植物雌激素，一个动物雌激素，吃了以后可以美容，但吃多了有可能得癌症，凡事都要有个度。】

重订 322 条：阳明病，下之，其外有热，手足温，不结胸，心中懊恢，饥不能食，但头汗出者，栀子豉汤主之。（228）

【女子更年期，多心中懊恢，可用栀子豉汤，因淡豆豉的大豆甾酮有拟雌激素活性。反流性胃食管病也多合并抑郁症。】

重订 323 条：下利后更烦，按之心下濡者，为虚烦也，宜栀子豉汤。（厥阴病篇·375）

【此即胃中空虚。若实者，为保和丸辈。】

栀子厚朴汤证

重订 324 条：伤寒下后，心烦腹满、卧起不安者，栀子厚朴汤主之。（太阳病篇·79）

【腹满，腹压高，导致反流。卧起不安，夜间平卧，容易反流，影响睡眠。】

栀子厚朴汤

栀子（擘，十四个）　厚朴（炙，去皮，四两）　枳实（水浸，炙令黄，四枚）

上三味，以水三升半，煮取一升半，去滓，分二服，温进一服，得吐者，止后服。

【栀子豉汤有几个变化，第一个是短气加甘草，第二个是呕者加生姜，第三个就是栀子厚朴汤。"伤寒下后，心烦腹满、卧起不安者，栀子厚朴汤主之"，说的是食物由腹部向胃食管反流。为什么会往食管反流？因为腹压高。如果肠道压力大于胃，那么食物就从肠往胃反流；如果胃压力大于食管，食物就从胃往食管反流。

人直立行走有利有弊，因为人直立行走，所以反流比较困难；但是，人直立行走以后，消化道括约肌的功能减退，乃至整个消化道的肌肉力量都减退了。因为消化道的功能减退了，我们吃的肉不能是生肉，都要煮熟了吃。为什么消化道的功能减退了？人站起来时，有重力促进食物下行，所以消化食物比动物更容易了。但是也有弊端，晚上平躺着的时候，地球引力的助力消失了，所以晚饭需要少吃点，吃七成饱就可以了，多吃不利于长寿。

什么叫"卧起不安"？因为腹压高，躺平以后食物反流影响睡眠。

栀子厚朴汤用栀子配厚朴、枳实，厚朴、枳实减轻腹压，抑制反流；栀子用来消炎，治疗局部炎症的红、肿、热、痛。】

栀子干姜汤证

重订 325 条：伤寒，医以丸药大下之，身热不去，微烦者，栀子干姜汤主之。（太阳病篇·80）

【栀子除烦，以其阳虚，故微烦；伤寒大下，重伤阳气，干姜温之。较之甘草干姜汤，此寒温并用，但见烦热胃虚（空虚），栀子证，阳虚并进干姜，此即直取其病，随证加减。而甘草干姜汤纯阳之方，重用甘草，以土能制火，服用干姜，使不上火。】

栀子干姜汤

栀子（擘，十四个）　干姜（二两）

上二味，以水三升半，煮取一升半，去滓，分二服，温进一服。得吐者，止后服。

重订 326 条：凡用栀子汤，病人旧微溏者，不可与服之。（太阳病篇·81）

【寒化，用栀子干姜汤；热化，用栀子豉汤。】

【什么叫"病人旧微溏者，不可与服之"？栀子干姜汤治的是炎症，用栀子消炎。炎症有两种，局部炎症反应是红、肿、热、痛，全身炎症反应是发烧，发烧严重就大热、大汗、大渴、脉洪大，表现为全身炎症反应综合征。

栀子可以消炎，如果患者大便溏，栀子不中与也，用栀子干姜汤，干姜就治便溏。谁治新感？栀子。谁治痼疾？干姜。

再举个例子，病人牙龈肿痛可用栀子，但若是长期脾虚的人，就需要用栀子干姜汤。】

栀子诸方小结

【局部炎症，红、肿、热、痛。甘草拟皮质激素。枳实、大黄通腑。干姜调节体质。

阳明胃热，反复颠倒，心中懊恼，栀子豉汤主之。

若少气者，栀子甘草豉汤主之。

若呕者，栀子生姜豉汤主之。

大病瘥后，阳明腑气再结者，枳实栀子豉汤主之（便秘加大黄）；兼阳明腑实（酒疸），栀子大黄汤主之（栀子豉汤加大黄、枳实）；腹满者，栀子厚朴汤主之（栀子、厚朴、枳实）；寒者，栀子干姜汤主之。】

【栀子豉汤证总的来讲就是局部的炎症——红、肿、热、痛。如要快速消炎，可在栀子豉汤中加甘草，甘草具有类激素样作用；如果炎症伴有胃食管反流，加枳实、大黄、厚朴通腑；如果炎症导致便秘，也需要加大黄通腑；如果虚寒体质之人发生急性炎症，加干姜调节体质，调节患者的免疫应答。如果不加干姜，这种炎症难以治愈。

这就体现了我们调平法的思想，既要用干姜促进免疫应答，又要用栀子抑制免疫应答。比如患者脸肿了，如果一味促进免疫应答，服用30g干姜，可能脸更肿得像桃子似的；如果一味抑制免疫应答，用了30g栀子，患者可能饭都不吃了，躺床上有气无力的，病也好不了。调平要有度，需要我们思考。

学生问：用甘草的量应该怎么把握？

答：甘草的剂量可临床调节。如果炎症比较重，想快速抑制炎症，就加15g生甘草，生甘草可以解毒。如果不追求快速疗效，普通病情可用3g甘草。西医治疗感冒，不适合用大剂量激素。感冒一般是病毒感染，激素只是改善症状，成人用泼尼松一般是半片（2.5mg），而不是服用好几片。也就是说，改善症状的药要把握个度，如果患者局部红、肿、热、痛很严重，可重用甘草，症状改善得就快些。具体的剂量不好固定，需要临床把握。

学生问：栀子与干姜的量怎么把握？

答：炎症刚开始严重时，重用栀子。吃上一两剂之后炎症轻了，脾虚的症状明显了，接着就重用干姜。我们之前讲过，厚朴生姜半夏甘草人参汤的厚朴剂量重、人参剂量轻，如果吃几剂后不见效了，可把人参的剂量加上去，厚朴的剂量降下去。

这是阳明经证的第一个证栀子豉汤证，治疗局部的炎症反应。它不光治疗胃食管反流病、女性更年期的烦躁失眠及抑郁症，机体其他地方的红、肿、热、痛也可以用这个思路。】

（二） 白虎证

白虎汤证

重订 327 条：三阳合病，腹满身重，难以转侧，口不仁，面垢（又作枯，一云向经），谵语遗尿。发汗则谵语，下之则额上生汗，手足逆冷。若自汗出者，白虎汤主之。（219）

【腹满阳明，身重太阴，难以转侧少阳，此三阳合病。面垢、油汗、谵语、腹满：胃肠衰竭。遗尿：尿失禁，多器官功能衰竭。】

白虎汤

知母（六两）　　石膏（碎，一斤）　　甘草（炙，二两）　　粳米（六合）

上四味，以水一斗，煮米熟，汤成，去滓，温服一升，日三服。

【这条讲的病挺难治。为什么难治呢？面垢指的是什么？面脏。怎么会脏呢？有油，汗出如油。患者冒油汗，伴谵语、腹满，这是西医讲的胃肠功能衰竭；还伴遗尿，有尿失禁，这是多器官功能衰竭。这类都是非常严重的感染，发展到了这一步，不大好治。】

重订 329 条：伤寒，脉滑而厥者，里有热，白虎汤主之。（厥阴病篇·350）

【休克。】

【这条描述的疾病更严重。外面手脚冰凉，摸着是一个滑脉，滑数有力的脉。这条的手脚冰凉不能温，这是休克，是严重感染导致的休克。

大家看这几个条文所描述的疾病，其实真到了这一步，你们觉得用白虎汤行吗？我觉得不行，到了这一步，好像不大好使。

白虎汤是怎么配伍的呢？第一味药是石膏，用石膏退烧。第二味药是知母，炎症反应会导致皮质激素紊乱，知母既可调节皮质激素水平，又助石膏退热。因为炎症可以导致皮质激素的紊乱（中医讲的阴虚），石膏配上知母，患者炎症退了之后，不容易出现阴虚的症状。第三味药是粳米，粳米起什么作用？石膏在水中的溶解度低，需要在粳米做成的混悬液、胶质液中溶解，同时，粳米还有补充能量的作用。方中还有甘草，它具有拟皮质激素的作用，可以抗炎。

张仲景在三阳退热的方中，都用了甘草。为什么？加甘草相当于加小剂量的激素。甘草是植物激素，没有泼尼松的作用强，含量也低。现在有的大夫，动不动就开几片泼尼松，服用大剂量的激素会有点问题，会导致感染迁延。中医配伍的思路是很有意思的，从各方面考虑疾病，值得我们学习和借鉴。我家传的新方麻黄汤，用麻黄素配阿司匹林、半片泼尼松，再加一点儿去咳片，治感冒的效果很好，但是量要小，大家不要给太大的剂量。】

白虎加人参汤证

重订330条：伤寒若吐若下后，七八日不解，热结在里，表里俱热，时时恶风，大渴，舌上干燥而烦，欲饮水数升者，白虎加人参汤主之。（太阳病篇·168）

【其有恶风，加人参，提高免疫力。】

重订331条：伤寒无大热、口燥渴、心烦、背微恶寒者，白虎加人参汤主之。（太阳病篇·169）

重订332条：伤寒脉浮、发热无汗，其表不解，不可与白虎汤。渴欲饮水，无表证者，白虎加人参汤主之。（太阳病篇·170）

【渴欲饮水，无表证者，即可与白虎加人参汤，未必大热、大汗。】

白虎加人参汤

知母（六两）　　石膏（碎，一斤）　　甘草（炙，二两）　　人参（二两）　粳米（六合）

上五味，以水一斗，煮米熟，汤成，去滓，温服一升，日三服。

此方立夏后、立秋前，乃可服，立秋后不可服；正月、二月、三月尚凛冷，亦不可与服之，与之则呕利而腹痛。诸亡血虚家，亦不可与，得之则腹痛利者，但可温之，当愈。

【如果患者免疫功能低下，用白虎汤之后炎症容易持续，不容易痊愈。那么应该怎么办呢？"背微恶寒者，白虎加人参汤主之"，其背恶寒者加人参，就是白虎加人参汤。

服用法中讲"此方立夏后、立秋前，乃可服，立秋后不可服；正月、二月、三月尚凛冷，亦不可与服之，与之则呕利而腹痛。诸亡血虚家，亦不可与，得之则腹痛利者，但可温之，当愈。"这里讲白虎加人参汤只能在立夏后、立秋前使用。为什么白虎汤一年四季都能使用，而白虎加人参汤则要在立夏后、立秋前使用呢？因为白虎加人参汤治疗的是脾虚之人。其实，也不是说立夏前、立秋后就一定不能用，而是要充分考虑它的剂量。

白虎汤也治糖尿病，它是治糖尿病的经典方，脾虚之人则用白虎加人参汤。白虎加人参汤用石膏配人参，与栀子配干姜是一个套路。但是两个方的配伍还是有些区别：石膏配人参，石膏擅长退热、治疗大热、大汗、大渴、脉洪大，治疗全身炎症反应综合征；栀子擅长消肿，治疗局部的红、肿、热、痛。

白虎加人参汤原方中知母用了六两，石膏用了一斤，人参用了二两，如果在立夏以前、立秋以后用，这个方太凉了。为什么白虎汤的剂量比较重？因为持续炎症反应综合征如果不快速逆转，疾病严重可能会导致死亡，所以白虎汤的剂量是比较重的。

学生问：如果病情特别严重，是不是可以忽略季节的因素？

答：条文只是告诉大家一个原则，告诉大家用白虎汤要考虑患者的体质。如果在冬天，患者是一个气虚的人，用到知母六两（约 20g），石膏一斤（约 50g），那么它的剂量是不是太大了？条文是在讲这个道理。白虎汤的剂量之所以这么重，是因为病比较重，典型的白虎汤证，至少在古代是比较凶险的。这几条一上来就讲了多脏器功能衰竭，然后讲休克，这些疾病治不好就会死亡。这两个方的剂量都重，所以条文告诉我们要注意一下，如果是个虚证就要好好研究。】

重订 335 条：服桂枝汤，大汗出后，大烦渴不解，脉洪大者，白虎加人参汤主之。（太阳病篇·26）

【太阳篇：服桂枝汤，大汗出，脉洪大者，与桂枝汤。此条多渴，因转阳明，服桂枝汤转阳明者，白虎加人参汤主之。服麻黄汤，转阳明者，白虎汤主之。以桂枝汤证本气虚外感故也。】

【通过这一条，我们要强调一下疾病传变的模型。桂枝汤证是脾虚感冒，如果传阳明，首先要考虑的不是白虎汤证，而是白虎加人参汤证。所以，大家要有六经辨证的思想，如此可预知下一证的演变方向在哪里。如果没有六经辨证的思想，你看到的都是高动力循环，都是实证，很可能开的方是白虎汤，而其实应该开白虎加人参汤。

另外还有一点，其背恶寒的患者多半不会主动告诉你，你也不会问患者是不是后背还有点儿发凉。为什么我说你不会问？因为你没有六经辨证的思想，你连问都不知道从哪儿问，患者怎么告诉你呀？他哪知道要告诉你什么呀？所以我们临床问诊的问题很大，问诊取决于医生的水平。】

白虎加桂枝汤证

重订 336 条：温疟者，其脉如平，身无寒但热，骨节疼烦，时呕，白虎加桂枝汤主之。（金匮·疟病篇）

【骨节疼烦，治热痹良，抗炎，加桂枝解热镇痛，同桂枝芍药知母汤。】

白虎加桂枝汤

知母（六两）　甘草（二两，炙）　石膏（一斤）　粳米（二合）　桂枝（去皮，三两）

上剉，每五钱，水一盏半，煎至八分，去滓，温服，汗出愈。

【白虎加桂枝汤可以治疗热痹，用白虎汤抗炎，加桂枝治疗痹证。桂枝为什么能治疗痹证？它能解热镇痛。用知母、石膏、甘草、粳米抗炎，用桂枝解热镇痛，这就是治疗热痹的白虎加桂枝汤。这是偏热的痹证，如果是偏寒的怎么办？那就用桂枝芍药知母汤。白虎加桂枝汤去了石膏，不用石膏也就不需要用粳米，再加附子、麻黄等药，这就是桂枝芍药知母汤。教材讲桂枝芍药知母汤治疗寒痹化热、寒热错杂，其实根本不需要寒痹化热，一个单纯的寒痹就可以使用桂枝芍药知母汤。

方中的知母起什么作用？抗炎消肿！有热无热都可以用。有人会问，寒证怎么可以用知母呢？方中配伍了附子呀！张仲景在桂枝芍药知母汤证中，从来没有说过"疟疾、寒热错杂者，桂枝芍药知母汤主之"，桂枝芍药知母汤证并非一定要寒热错杂。哪个讲寒热错杂？"凡用栀子汤，病人旧微溏者，不可与服之"，这里才是讲寒热错杂，用栀子干姜汤。

总结一下，热痹用白虎加桂枝汤，用桂枝解热镇痛，白虎汤抗炎。

寒痹用桂枝芍药知母汤，这是对方。】

竹皮大丸与竹叶汤证

重订337条：妇人乳中虚，烦乱，呕逆，安中益气，竹皮大丸主之。（金匮·妇人产后病篇）

【此哺乳期感染。】

竹皮大丸

生竹茹（二分）　石膏（二分）　桂枝（一分）　甘草（七分）
白薇（一分）

上五味，末之，枣肉和丸，弹子大，以饮服一丸，日三夜二服。有热者倍白薇，烦喘者加柏实一分。

【日三夜二服，治产后体虚，小剂频服。】

【竹皮大丸治哺乳期感染，有热者倍白薇，烦喘者加柏实（柏子仁）一分。为什么日三夜二服呢？产后体虚，小剂频服，一天吃5次。这里用了石膏配桂枝，为什么要石膏配桂枝？因为乳腺为桂枝所主，我们在《吴述伤寒杂病论研究》的平脉法讲过。石膏配桂枝，因为感染是在女性产后，我们说产前忌温，产后忌凉，要用桂枝去中和一下。】

重订338条：产后中风，发热，面正赤，喘而头痛，竹叶汤主之。（金匮·妇人产后病篇）

【桂枝去芍药加附子汤，加人参扶正，竹叶、葛根解阳明之热，防风、桔梗疏表也。】

竹叶（一把）　葛根（三两）　防风　桔梗　桂枝　人参　甘草（各一两）　附子（炮，一枚）　大枣（十五枚）　生姜（五两）

上十味，以水一斗，煮取二升半，分温三服，温覆使汗出。颈项强，用大附子一枚，破之如豆大，煎药扬去沫。呕者，加半夏半升洗。

【大热、大渴、大汗、脉洪大，一证即有可用石膏者，随其寒热温凉治之。如石膏配附子，治其阳虚外感之大热。】

【竹叶汤是桂枝去芍药汤加人参、附子、竹叶、葛根、防风、桔梗。桂枝去芍药汤加人参、附子扶正，加竹叶、葛根解阳明之热，加防风、桔梗发表。方中配伍的思路是什么？阳虚的感冒兼阳明证，张仲景喜欢用石膏配附子，比如越婢加白术附子汤；气虚的感冒兼阳明证，张仲景喜欢用石膏配人参；脾虚的感冒兼阳明证，张仲景喜欢用栀子配干姜，他的配伍很灵活。

我们还讲过阳虚的口腔溃疡可用导赤散加附子，竹叶、甘草加附子就来自竹叶汤。既然有口腔溃疡，发炎就可以用黄连、竹叶、甘草、通草；阳虚的，黄连少用一点儿，再加几克附片；火郁发之，用防风、桔梗，跟侯氏黑散是一样的思路。如果先用了附片效果不好，再加 30g 生地，若阳虚明显加 15~30g 熟地，再加怀牛膝都可以。如果还是觉得不踏实，觉得口腔溃疡偏红一点儿，再加 9g 丹皮凉一下血。丹皮怎么能够加进去？金匮肾气丸不就是附子配丹皮嘛！

口腔溃疡，"面正赤，喘而头痛"这是上焦有热，用黄连、竹叶、甘草、通草，阳虚加附片，有虚证加地黄、牛膝，火郁发之加防风、桔梗。头部的火，一定要火郁发之，李东垣就常用此法。李东垣学的哪个方？竹叶汤和侯氏黑散啊。用防风、桔梗都是张仲景的套路，李东垣学了之后又变成了他的套路，而且还取了个名字叫升阳散火，实际上这个思想来自《金匮要略》。为什么升阳散火加防风呢？因为防风对免疫有双向调节作用，它是发表药中调节免疫的一个非常好的药物，所以玉屏风散、桂枝芍药知母汤、仙方活命饮等方都选它。升阳散火选防风是有特异性的，不是随便选的。防风配桔梗走上焦，这就是套路。

有的人要问，为什么我用了导赤散加附子效果不好呢？其实还是学得不是很到位，它还有很多变化。导赤散加附子只是告诉你一个套路，套路之下还有加减，不能完全照搬。如果患者完全没有阳虚呢？那肯定不行啊。有的人只听见我说导赤散加附子，没有听见我说加防风、桔梗，你们用导赤散加附子之外，加防风、桔梗了吗？为什么不火郁发之呢？《重订伤寒杂病论》课中讲侯氏黑散、竹叶汤的时候都讲过啊。以后我给大家开一门课，专门讲李东垣的学说，其来龙去脉很值得研究。李东垣的学说创新性并不强，但他的条理性非常强，他把《伤寒论》和《金匮要略》，尤其《金匮要略》的闪光点挖掘得非常充分，他是一个高手。】

三、阳明在腑

重订 111 条：发汗后，腹胀满者，厚朴生姜半夏甘草人参汤主之。

（66）

【麻黄碱：具有拟肾上腺素样作用，可抑制胃肠蠕动。】

【这条就是讲麻黄碱抑制胃肠道蠕动。此为脾虚之人兼有阳明气滞。】

重订348条：伤寒四五日，脉沉而喘满。沉为在里，而反发其汗，津液越出，大便为难。表虚里实，久则谵语。（218）

【反发其汗，津液越出，大便为难。】

【"反发其汗，津液越出，大便为难"是什么意思？如果再发汗，失去水分就会大便不好解。】

重订371条：阳明病，其人多汗，以津液外出，胃中燥，大便必硬，硬则谵语，小承气汤主之。若一服谵语止者，更莫复服。（213）

【"阳明病，其人多汗，以津液外出，胃中燥，大便必硬"，这条讲的是高动力循环，患者脱水。人体的水分要么通过出汗和呼吸排出，要么从尿排出，要么从大便排出。一般呼吸排出的水分少，除非呼吸急促会排出水分多一点儿，它不是主要因素。当汗出多的时候，必然尿少、大便干。如果夏天在太阳底下站一天，出汗多就会小便黄赤，尿量肯定少，大便也不好解。道理都很简单。】

重订341条：阳明病，脉迟，虽汗出不恶寒者，其身必重，短气，腹满而喘，有潮热者，此外欲解，可攻里也。手足濈然汗出者，此大便已硬也，大承气汤主之；若汗多，微发热恶寒者，外未解也（一法与桂枝汤）；其热不潮，未可与承气汤；若腹大满不通者，可与小承气汤，微和胃气，勿令至大泄下。（208）

【潮热，手足汗出，区别桂枝证；腹满、短气、身重；脉沉迟有力，区别附子脉（无力）；苔黄。】

【承气汤证有几个表现。第一，潮热。如果患者不见下午发热，这不是典型的外感热病引起的承气汤证，说明大便还没有干结。一般阳明病只要大便干结，患者在下午3点至5点的时候，就要发烧。所以，一个人在这个时间段发烧，首先要问他大便有没有解。

第二，手足濈然汗出。如果手足濈然汗出，大便已硬，当用大承气汤，足不可摸就摸手。手足濈然汗出类似于桂枝证，需要区别。

第三，腹满、短气、身重。阳明病可以见到肚子胀，短气、身重，这些症状是肠道大便不通，肠道里大量蛋白质的腐败产物、肠道毒素被吸收所导致，这不是个虚证。

第四，脉沉迟有力。阳明腑气一实，脉要变沉，是个沉迟有力的脉。我们要与附子的沉而无力脉相区别。

第五，苔黄。患者说话的时候，也可以闻到口臭。白虎汤证舌苔黄，阳明腑实证舌苔也黄，有什么区别？白虎汤证是白细胞吞噬了细菌之后，跑出来把舌面染成黄色。白细胞是白色的，白细胞吞噬细菌之后，发生氧化然后坏死变成黄色，会把舌苔染色。这种黄苔均匀分布在舌面，是一个个细胞团形成的黄苔。阳明腑实证的黄苔从舌根往舌尖走，越靠舌根越明显，因为气体是从舌根往舌尖涌出来的。《伤寒论》叫作"舌黄未下者，下之黄自去"。】

重订 365 条：病者腹满，按之不痛为虚，痛者为实，可下之。舌黄未下者，下之黄自去。（金匮·腹满寒疝宿食病篇）

【在经：白细胞/脓细胞渗出。在脏：小分子气体染色（从舌根开始）。】

【大承气汤用大黄促进肠液分泌，用厚朴、枳实推进胃肠动力，芒硝是个电解质，直接形成肠内高渗环境，导致肠液大量分泌以治疗大便干结。大承气汤加强肠道的蠕动，增加肠液分泌，然后有水分，大便就排出了。

大黄既能促进肠液分泌，又能促进肠道的蠕动。但是，这会带来一个弊端，用了大黄之后肠道蠕动增强，容易出现肠道痉挛，容易肚子疼。小承气汤不用芒硝，因为芒硝是电解质，可促进肠液大量分泌，治疗大便坚硬，小承气汤证大便还不坚硬，所以没有用芒硝。调胃承气汤，用了大黄之后促进肠道蠕动引起肠痉挛，而甘草能够缓解腹痛，加了甘草以后，再用大黄，肚子就不怎么疼了。】

调胃承气汤证

重订 375 条：太阳病三日，发汗不解，蒸蒸发热者，属胃也，调胃承气汤主之。（248）

【服大承气汤，腹绞痛，去枳实、厚朴理气，加甘草和胃。】

重订 376 条：伤寒吐后，腹胀满者，与调胃承气汤。（249）

【吐后腹胀满，虽有腑实，与调胃承气汤。】
调胃承气汤

甘草（炙，二两）　芒硝（半升）　大黄（去皮，清酒洗，四两）

上三味，切，以水三升，煮二物至一升，去滓；纳芒硝，更上微火一二沸，温顿服之，以调胃气。

【服用大承气汤引起肠道痉挛，所以不用枳实、厚朴这两个理气药，用了会更严重，加甘草中和大黄引起肠道痉挛的作用，这就是调胃承气汤。】

厚朴三物汤证

重订373条：痛而闭者，厚朴三物汤主之。（金匮·腹满寒疝宿食病篇）

【腹痛便秘，欲便不能，与厚朴三物汤，促进肠道蠕动。】
厚朴三物汤

厚朴（八两）　大黄（四两）　枳实（五枚）

上三味，以水一斗二升，先煮二味，取五升，纳大黄，煮取三升，温服一升，以利为度。

【什么是"痛而闭者，厚朴三物汤主之"？这种便秘伴腹痛不是服用大黄引起的，而是大便排不出来导致的腹绞痛，这时用厚朴三物汤，重用厚朴、枳实促进肠道蠕动，再加大黄。这种病的患者蹲在厕所里面，拳头紧握，恨不得打人，你就知道要给他开厚朴三物汤。或者在外面听见他在厕所里痛苦地打墙，那肯定是个厚朴三物汤证。难受成那个样子，就是"痛而闭者"。】

厚朴七物汤证

重订94条：病腹满，发热十日，脉浮而数，饮食如故，厚朴七物汤主之。（金匮·腹满寒疝宿食病篇）

【兼发热表证，合桂枝去芍药汤。】
厚朴七物汤

厚朴（半斤）　甘草　大黄（各三两）大枣　（十枚）　枳实（五枚）　桂枝（二两）　生姜（五两）

上七味，以水一斗，煮取四升，温服八合，日三服。呕者加半夏五合；下利去大黄；寒多者加生姜至半斤。

【这条讲的是患者有发热表证又有腹胀满，大便排不出来，用厚朴七物汤。】

腑实禁忌

重订 344 条：阳明病，潮热、大便微硬者，可与大承气汤；不硬者，不可与之。若不大便六七日，恐有燥屎，欲知之法，少与小承气汤，汤入腹中，转矢气者，此有燥屎也，乃可攻之；若不转矢气者，此但初头硬，后必溏，不可攻之，攻之必胀满不能食也。欲饮水者，与水则哕，其后发热者，必大便复硬而少也，以小承气汤和之；不转矢气者，慎不可攻也。小承气汤。（209）

【肠麻痹不可与大承气汤。因为芒硝导致大量肠液分泌，增加腹压，可试之以小承气汤。肠麻痹有因阳虚者，初头硬，后必溏，可与大黄附子汤。】

【这条讲的是承气汤的禁忌，如果患者不排气，不能够攻下。其实西医用听诊器听肠鸣音也可判断，如果患者完全没有肠鸣了，他就是麻痹性肠梗阻，不可以用大承气汤。为什么不能用大承气汤？大承气汤中有芒硝，服用芒硝后肠液大量分泌，腹压增加，肚子胀得不得了，但是患者肠麻痹，肠子不能动，你觉得难受不？我就经历过，我阑尾炎手术后不大便，医院开了大承气汤，还不准我自己用药，觉得我是肿瘤医生，不是急腹症专家。后来难受得实在没办法了，征得领导同意，我自己开了大黄附子汤，一服药大便就下来了。那为什么我会肠麻痹呢？因为我本身是阳虚体质，阑尾手术时麻醉师问："吴教授，您疼吗？"我说："还有感觉，还是疼。"然后麻药又多给了一支药，结果我就睡过去了，醒来就肠麻痹了。】

阳明死证

喘满者死，脉短者死，下利者死，呼吸窘迫。

重订 347 条：夫实则谵语，虚则郑声。郑声者，重语也；直视谵语，喘满者死，下利者亦死。（210）

【喘满，呼吸窘迫，肺与大肠为表里故也。喘满上脱，下利下脱，

严重菌群紊乱。】

【喘满是伴随呼吸窘迫综合征，下利是伴有严重的菌群紊乱，阳明病伴有严重菌群紊乱，多见于严重感染。严重感染最后出现菌群紊乱，或者出现呼吸窘迫综合征，这都是死证。】

重订351条：发汗多，若重发汗者，亡其阳，谵语，脉短者死，脉自和者不死。(211)

【寸脉短而喘满。】

【什么是脉短？寸脉短。寸脉短而喘满，这是呼吸窘迫综合征。中医讲肺与大肠相表里，西医讲严重感染可以导致菌群紊乱和呼吸窘迫综合征。呼吸窘迫综合征的症状，张仲景认为是死证，实际上现代医学治疗也困难。感染出现呼吸窘迫综合征很危重，不好治。】

脉涩者死：血容量不足/休克。

重订350条：伤寒若吐若下后不解，不大便五六日，上至十余日，日晡所发潮热，不恶寒，独语如见鬼状；若剧者，发则不识人，循衣摸床，惕而不安，微喘直视，脉弦者生，涩者死。微者，但发热谵语者，大承气汤主之。若一服利，则止后服。(212)

重订345条：阳明病，谵语发潮热，脉滑而疾者，小承气汤主之。因与承气汤一升，腹中转气者，更服一升；若不转气者，勿更与之。明日又不大便，脉反微涩者，里虚也，为难治，不可更与承气汤也。(金匮·呕吐哕下利病篇)

【《温病条辨》增液承气汤/新加黄龙汤。】

【脉涩者死，就是血容量不足或休克。脉反微涩，这是里虚，血容量不足，甚至伴有休克，不能再用承气汤。那就没法治了吗？《温病条辨》里提出了治疗办法，即便血容量不足，也用增液承气汤或新加黄龙汤，实际上这是在《伤寒论》的基础上提出了一些新的解决办法。】

津液内竭

重订382条：趺阳脉浮而涩，浮则胃气强，涩则小便数；浮涩相搏，大便则硬，其脾为约，麻子仁丸主之。(247)(金匮·五脏风寒积聚病篇同》)

重订383条：趺阳脉数，胃中有热，即消谷引食，大便必坚，小便即数。（金匮·消渴小便不利淋病篇）

重订384条：阳明病，自汗出，若发汗，小便自利者，此为津液内竭，虽硬不可攻之；当须自欲大便，宜蜜煎导而通之。若土瓜根及大猪胆汁，皆可为导。（233）

蜜煎导方

食蜜（七合）

上一味，于铜器内，微火煎，膏须凝如饴状，搅之勿令焦著，欲可丸，并手捻作挺，令头锐，大如指，长二寸许。当热时急作，冷则硬。以内谷道中，以手急抱，欲大便时乃去之。疑非仲景意，已试甚良。

又大猪胆一枚，泻汁，和少许法醋，以灌谷道内，如一食顷，当大便出宿食恶物，甚效。

【蜜煎导相当于开塞露，只不过用的不是电解质，也可以用土瓜根和大猪胆汁，皆可以导大便。】

阳明再下

重订362条：大下后，六七日不大便，烦不解，腹满痛者，此有燥屎也，所以然者，本有宿食故也，宜大承气汤。（241）

【外感热病，如肝衰竭，需反复下之，甚者下之一盆，需下至腹软，叩之腹部无浊音。大肠空而小肠宿食乃推进大肠，数日又为腑实，必再下之。】

【这条讲的是在疾病严重的情况下，阳明病可以反复再下。为什么可以反复再下？因为下出来的大便是降结肠和乙状结肠里的大便，随着降结肠和乙状结肠里的大便排出，升结肠和横结肠里的大便会下行，然后小肠的大便又会下到升结肠和横结肠，也就是说在不断地形成燥屎，所以可以反复再下。为什么会这样？"所以然者，本有宿食故也。"给大家举个例子，抢救肝衰竭的患者，要持续地下，一直下到腹部叩诊没有浊音为止。下多少？有的人可以排出一盆。肚子里可以装一盆的粪便，都是燥屎。因为本来是食物，反复再下，逐步往前推进，最后整个腹部都排空才可以。大肠空了，小肠的宿食就推进入大肠，几天后又变成腑实，阳明腑实是可以反复形成的。

这条是讲病情还没好，如果病情好不了了，怎么办呢？我们讲过疾病的劳复，有一条食复，病人胃气还没恢复，给他吃油腻不消化的东西，又会形成宿食，可以用枳实栀子豉汤加点大黄。因为胃肠功能还没恢复，所以外感热病好了后要先喝稀粥，如果又吃鱼、肉、海参，容易便秘。】

大承气汤证

【大承气汤证有哪些症状呢？

第一，谵语。阳明病的谵语，大家常见。

第二，目睛不和或直视。"伤寒六七日，目中不了了，睛不和，无表里证，大便难，身微热者，此为实也。急下之，宜大承气汤。"大家见过直视吗？患者的眼睛都不怎么动，这也是大承气汤的证。

第三，痉，即高热惊厥。"痉为病，胸满口噤，卧不着席，脚挛急，必齘齿，可与大承气汤。"急性炎症常常引起痉，小儿多见，有的小孩烧到40℃、41℃就开始痉，就开始抽了，这是高热惊厥。

第四，腹满痛。

第五，阳明腑实可以见到感染性休克。】

腹满痛

重订 360 条：发汗不解，腹满痛者，急下之，宜大承气汤。（254）

重订 361 条：腹满不减，减不足言，当下之，宜大承气汤。（255）（金匮·腹满寒疝宿食病篇同）

【腹满不减，若时腹痛（如餐后加重者）此为里虚，不可与大承气汤。】

【什么叫"腹满不减，减不足言"？如果时腹满，吃完饭就肚子胀，消化后肚子就不胀了，或者肚子饱得很，过两天好像又易饿了，这就是脾虚。阳明腑实证的腹满是持续的，只要不下就肚子胀，这就是"腹满不减，减不足言"。】

重订 365 条：病者腹满，按之不痛为虚，痛者为实，可下之。（金匮·腹满寒疝宿食病篇）

【病者腹满，如果按之腹痛，要下。】

重订 366 条：腹满时减，复如故，此为寒，宜与温药。（金匮·腹满寒疝宿食病篇）

【腹满时减，复如故，此为寒，当与温药，可与理中汤。】

重订 363 条：病人不大便五六日，绕脐痛，烦躁，发作有时者，此有燥屎，故使不大便也。（239）

【绕脐痛而烦躁，发作有时者，此有燥屎，导致肠道蠕动增加，故腹痛发作有时，欲腹痛排便而不得，多行烦躁。】

【这种人去大便的时候，拳头打墙打得"咚咚咚"，他没法发泄而难受，怎么办？要下。】

阳明厥逆

重订 367 条：少阴病，得之二三日，口燥咽干者，急下之，宜大承气汤。（少阴病篇·320）

重订 368 条：少阴病，自利清水，色纯青，心下必痛，口干燥者，可下之，宜大承气汤。（少阴病篇·321）

重订 369 条：少阴病，六七日，腹胀不大便者，急下之，宜大承气汤。（少阴病篇·322）

【少阴病：四逆，感染性休克。】

【阳明腑实可以见到感染性休克。感染性休克可以表现为少阴病，也可表现为阳明病，还可表现为厥阴病。随着病情进展，最后表现为厥阴病。白虎汤证也有休克，脉滑而有力，四肢冰凉，那不是虚证，是感染性休克。】

小承气汤证

重订 370 条：太阳病，若吐若下若发汗后，微烦，小便数，大便因硬者，与小承气汤和之，愈。（250）

【若吐、若下、若发汗后，津液外出，大便硬而微烦。】

重订 371 条：阳明病，其人多汗，以津液外出，胃中燥，大便必硬，硬则谵语，小承气汤主之。若一服谵语止者，更莫复服。（213）

【小承气汤证的特点是什么？大便硬，但是不坚。】

大黄附子汤证

重订386条：胁下偏痛，发热，其脉紧弦，此寒也，宜温药下之，宜大黄附子汤。（金匮·腹满寒疝宿食病篇）

【升结肠上升逆行，需阳气推动。发热用细辛，为少阴解热剂，此方与麻黄细辛附子汤皆治少阴反发热，一在表，用麻黄，一在里，用大黄。胁下痛，脉故紧弦。】

大黄附子汤

大黄（三两）　　附子（三枚，炮）　　细辛（二两）

上三味，以水五升，煮取二升，分温三服。若强人煮取二升半，分温三服。服后如人行四五里，进一服。

【"胁下偏痛"是在哪里？在升结肠，从阑尾到结肠肝区的位置。升结肠需要阳气推动，用大黄附子汤。我们之前讲过肠麻痹不转矢气怎么办？转矢气才用大承气汤，不转矢气就用大黄附子汤。】

附子泻心汤证

重订191条：心下痞，而复恶寒汗出者，附子泻心汤主之。（155）

【横结肠正心下胃后，故心下痞。】

附子泻心汤

大黄（二两）　　黄连（一两）　　黄芩（一两）　　附子（炮，去皮，破，别煮取汁，一枚）

上四味，切三味，以麻沸汤二升渍之，须臾绞去滓，纳附子汁，分温再服。

【附子泻心汤治的是横结肠。横结肠在正心下胃后，正好压在那个位置。"心下痞"，这个痞是在肠道，在横结肠的位置，所以用附子泻心汤去下。附子泻心汤也是大黄配附子，与大黄附子汤的区别是不用细辛，用黄芩、黄连泻心。举个例子，假如阳虚之人智齿冠周炎急性发作，红、肿、热、痛且不大便，该用什么方？牙龈肿用黄芩、黄连抗炎，不大便用大黄通腑，阳虚的人加附子，那就是附子泻心汤。】

腹诊九区法

我们在腹诊九区法（彩图10）给大家讲过，升结肠需要阳气推动往上行，以拮抗地心引力，用大黄附子汤；横结肠压着胃，心下痞用附子泻心汤；降结肠大便未燥，用小承气汤；水分在乙状结肠被彻底吸收，大便硬、坚而燥，用大承气汤。

下利

重订 387 条：阳明少阳合病，必下利，其脉不负者，为顺也。负者，失也，互相克贼，名为负也。脉滑而数者，有宿食也，当下之，宜大承气汤。(256)

重订 388 条：下利，三部脉皆平，按之心下坚者，急下之，宜大承气汤。(金匮·呕吐哕下利病篇)

重订 390 条：下利，脉反滑者，当有所去，下乃愈，宜大承气汤。(金匮·呕吐哕下利病篇)

重订 392 条：下利，谵语者，有燥屎也，宜小承气汤。(厥阴病篇·374)(金匮·呕吐哕下利病篇)

【"下利，脉反滑者，当有所去，下乃愈，宜大承气汤"，下利本不应脉滑，如果下利摸到一个滑脉，这是肠道有宿食。有的人一天吃 10 碗饭，上面打饱嗝、下面拉肚子，怎么办？要把那 10 碗饭下下去，把下利臭秽的东西排出去，他就好了。怎么知道需要把下利臭秽的东西排出去呢？第一，脉滑，第二，按之心下坚。为什么心下坚？因为腹中有食物，肠道没有充分的排空，虽然下利但有很多宿食。】

四、阳明宿食

重订 395 条：脉数而滑者，实也，此有宿食，下之愈，宜大承气汤。(金匮·腹满寒疝宿食病篇)

重订 396 条：下利不欲食者，有宿食也，当下之，宜大承气汤。(金匮·腹满寒疝宿食病篇)

重订 362 条：大下后，六七日不大便，烦不解，腹满痛者，此有燥屎也。所以然者，本有宿食故也，宜大承气汤。(241)

枳实栀子豉汤证

重订 693 条：吐利发汗，脉平小烦者，以新虚，不胜谷气故也。(391)

【脉平为解，进食后小烦者，新虚不胜谷气故也，当与糜粥自养，凡此劳复，枳实栀子豉汤主之。】

【这条在讲什么？外感热病好了，如果进食后觉得有点烦躁，大便不解，这是"新虚，不胜谷气故也"。应该要糜粥自养，不应该再吃不容易消化的东西。如果吃了怎么办？这叫劳复，"大病瘥后劳复者，枳实栀子豉汤主之"，用枳实栀子豉汤，把大便下下来。】

重订 694 条：阳明病，初欲食，小便反不利，大便自调，其人骨节疼，翕翕如有热状，奄然发狂，濈然汗出而解者，此水不胜谷气，与汗共并，脉紧则愈。（192）

【外感热病愈后初期，发烧退了以后，应该吃容易消化的食物，吃上一天半天，然后再进食不易消化的食物，否则大便又会硬，会不好解。】

重订 695 条：大病瘥后劳复者，枳实栀子豉汤主之。（393）

枳实栀子豉汤

枳实（炙，三枚） 栀子（擘，十四个） 豉（绵裹，一升）

上三味，以清浆水七升，空煮取四升，纳枳实、栀子，煮取二升，下豉，更煮五六沸，去滓，温分再服，覆令微似汗，若有宿食者，纳大黄如博棋子五六枚，服之愈。

【枳实栀子豉汤用枳实、栀子、淡豆豉。记住有一条"若有宿食者，纳大黄如博棋子五六枚，服之愈"。这是治疗乱气病，比如胃食管反流病，可在栀子豉汤的基础上加枳实促进胃肠道蠕动，再加大黄促进食物排出，以减轻肠压，减轻胃食管的反流。

这个方也治疗多种抑郁症、神志紊乱，我们有个验方叫栀豉升降饮，就是枳实栀子豉汤的化裁。】

重订 696 条：病人脉已解，而日暮微烦，以病新瘥，人强与谷，脾胃气尚弱，不能消谷，故令微烦，损谷则愈。（398）

【日暮微烦，病在阳明，需糜粥自养，不可强食。强食则复，枳实栀子豉汤主之。】

【这条很清楚了，告诉大家"损谷则愈"。"胃气尚弱，不能消谷"，所以病瘥后要恢复几天。】

五、阳明水气

水渍入胃

重订 413 条：伤寒厥而心下悸，宜先治水，当服茯苓甘草汤，却治其厥，不尔，水渍入胃，必作利也。（厥阴病篇·356）

【胃中停饮，腹诊可见胃中振水声，CT、B 超检查皆可见胃中积液，与茯苓甘草汤，服后水去，可见仲景重病位也，较之苓桂术甘汤，此因胃寒，去白术加生姜。】

重订 414 条：伤寒，汗出而渴者，五苓散主之；不渴者，茯苓甘草汤主之。（太阳病篇·73）

【不渴与生姜，渴与白术。】

茯苓甘草汤

茯苓（二两）　　甘草（炙，一两）　　生姜（切，三两）　　桂枝（去皮，二两）

上四味，以水四升，煮取二升，去滓，分温三服。

【至此，阳明经证、阳明腑证都讲了，前面讲的都是阳明的热证，我们开始讲阳明寒证。阳明寒证的第一证是阳明水气。

"伤寒厥而心下悸，宜先治水，当服茯苓甘草汤，却治其厥，不尔，水渍入胃，必作利也。"用什么方？用茯苓甘草汤，方用茯苓、甘草、生姜、桂枝。这是什么道理？因为是水渍入胃，不是在脾，生姜温胃，白术健脾，所以不用白术，用生姜。患者可能说胃里"哗哗"响，这种人就是胃中有振水声。也可做振水实验，在患者的腹部两侧都可感到水在冲击你的手。或者做 B 超、CT 检查，发现胃里面全是水，就可以开茯苓甘草汤。再问一下时间多久了？他说好几个月了。再问患者大便稀吧？他说稀。他感觉你说得很准，其实有其必然的规律。为什么？"水渍入胃，必作利也"，书上写得很明白啊。

如果渴就用五苓散，不渴就用茯苓甘草汤。为什么？因为生姜吃了会渴，而白术能止渴，药与证相合，所以一个用五苓散，一个用茯苓甘草汤。其实哪怕区别不了，知道胃中有水，大方向就对了，渴用白术，不渴用生姜。】

停饮胃反

重订 415 条：胃反，吐而渴，欲饮水者，茯苓泽泻汤主之。（金匮·呕吐哕下利病篇）

【此苓桂术甘汤更加泽泻、重用生姜。胃反，寒者大半夏汤，饮者茯苓泽泻汤，水渍入胃，茯苓甘草汤，胃反者，茯苓泽泻汤，重用茯苓、甘草、生姜，加泽泻、白术除饮邪上攻，此泽泻汤法。重订 64：心下有支饮，其人苦冒眩，泽泻汤主之。】

茯苓泽泻汤

茯苓（半升） 泽泻（四两） 甘草（二两） 桂枝（二两）
白术（三两） 生姜（四两）

上六味，以水一斗，煮取三升，纳泽泻，再煮取二升半，温服八合，日三服。（泽泻后下）

（《外台》治消渴脉绝，胃反吐食之者，有小麦一升）

【治糖尿病舌淡多津者。】

【饮停可以导致胃反。"胃反，吐而渴，欲饮水者，茯苓泽泻汤主之。"茯苓泽泻汤是在苓桂术甘汤的基础上重用茯苓，加了泽泻、生姜。

我们知道胃反有两证，寒证用大半夏汤，饮证用茯苓泽泻汤。其实不需要记这么清楚，只要胃里全是水，患者就是水渍入胃，是阳明水气证。实在区分不了，就用五苓散，再区分不了用苓桂术甘汤，再区分不了用茯苓甘草汤或是茯苓泽泻汤，任选一方都有效。但是，精准性不一样，存在是否效如桴鼓、见效快与慢的区别。只要记住胃中有水，用苓桂术甘汤就可以了。当然如果学有余力，可以学得更细一点。记忆力实在不好，苓桂术甘汤总记得吧？

阳明水气，水停于胃我们讲了 3 个方：一个叫茯苓甘草汤，一个叫五苓散，一个叫茯苓泽泻汤。下面讲水停于肠。】

肠间水气

重订 416 条：腹满，口舌干燥，此肠间有水气，己椒苈黄丸主之。（金匮·痰饮咳嗽病篇）

【重订 160 条：结胸者，项亦强，如柔痓状，下之则和，宜大陷胸丸。此方可治胸腔积液；

重订 170 条：支饮不得息，葶苈大枣泻肺汤主之。此方可治心衰；

重订 666 条：病疟，以月一日发，当以十五日愈，设不瘥，当月尽解；如其不瘥，当云何？师曰：此结为癥，名曰疟母，急治之，宜鳖甲煎丸。此方可治腹水。数方皆用葶苈，以葶苈抑制水通道蛋白，治诸有形之水液停留故也。】

己椒苈黄丸

防己　椒目　葶苈（熬）大黄（各一两）

上四味，末之，蜜丸如梧子大，先食饮服一丸，日三服。稍增，口中有津液。渴者，加芒硝半两。

【水留肠间沥沥有声，用己椒苈黄丸。方用大黄去下，还用了防己、椒目、葶苈子。为什么用葶苈子？葶苈子可关闭水通道蛋白，抑制肠道液体分泌，所以肠间水气用己椒苈黄丸。但是，水走肠间就一定要用己椒苈黄丸吗？如果患者腹泻怎么办？见下一条。】

重订 418 条：病者脉伏，其人欲自利，利反快，虽利，心下续坚满，此为留饮欲去故也，甘遂半夏汤主之。（金匮·痰饮咳嗽病篇）

【此留饮自利，特点：利反快，虽利，心下续坚满。此与己椒苈黄丸，一利一秘。】

甘遂半夏汤

甘遂（大者，三枚）　　半夏（十二枚以水一升，煮取半升，去滓）

芍药（五枚）　　甘草（如指大一枚，炙）

上四味，以水二升，煮取半升，去滓，以蜜半升，和药汁煎取八合，顿服汁之。

【己椒苈黄丸治水阻肠间便秘，甘遂半夏汤治水阻肠间下利。明白没有？就这一点区别。】

膈间支饮

重订 419 条：膈间支饮，其人喘满，心下痞坚，面色黧黑，其脉沉紧，得之数十日，医吐下之不愈，木防己汤主之。虚者即愈，实者三日复发，复与不愈者，宜木防己汤去石膏加茯苓芒硝汤主之。（金匮·痰

饮咳嗽病篇）

【喘满，心下痞坚，面色黧黑，此证类似西医所谓心衰。喘满，如心源性哮喘。心下痞坚，如心源性肝硬化。左心衰喘满一症，《伤寒论》有木防己汤，右心衰浮肿一症，《伤寒论》有真武汤。总属水饮凌心射肺，可合葶苈大枣泻肺汤。实者腑实，去石膏加茯苓、芒硝。】

木防己汤

木防己（三两）　石膏（鸡子大，十二枚）　桂枝（二两）　人参（四两）

上四味，以水六升，煮取二升，分温再服。

木防己加茯苓芒硝汤

木防己　桂枝（各二两）　芒硝（三合）　人参　茯苓（各四两）

上五味，以水六升，煮取二升，去滓，纳芒硝，再微煎，分温再服，微利即愈。

【还有一条是水气留于膈间。木防己汤可用来治心衰。它治疗的心衰与一般的心衰不一样，临床多见的一般是右心衰，真武汤治的是右心衰。木防己汤治的是左心衰，用防己、石膏、桂枝、人参。膈间支饮的病位在哪儿？心脏就在膈上，病位在膈肌。】

六、阳明风寒

重订 420 条：阳明病，若能食，名中风；不能食，名中寒。（190）

【阳明水气之后，我们说阳明风寒。这条有区分阳明中风与阳明中寒。中寒的话，饮食不好。

之前讲的白虎汤证、栀子豉汤证、承气汤证都是阳明热证，而阳明水气、阳明风寒，这两个都是阳明寒证。】

（一）阳明中风

重订 422 条：阳明中风，脉弦浮大而短气，腹都满，胁下及心痛，久按之气不通，鼻干不得汗，嗜卧，一身及目悉黄，小便难，有潮热，时时哕，耳前后肿，刺之小瘥，外不解。病过十日，脉续浮者，与小柴胡汤。（231）

【脉弦浮大，三阳同病。短气，腹都满，鼻干，有潮热，时时哕，此属阳明。胁下及心痛，久按之气不通，一身及目悉黄，小便难，耳前后肿，此属少阳。腹都满，此腹水。短气，因腹压增高，膈肌上抬，呼吸表浅。胁下及心痛，此肝区疼痛，多见之肝癌，心下痛，多肝左叶肿瘤。久按之气不通，为胃肠功能障碍至肠道积气，水与气并，严重腹胀。嗜卧，肝衰竭所致中枢抑制，此肝性脑病。一身及目悉黄，此重度黄疸，肝衰竭之征。小便难，因腹水。有潮热，阳明腑实，大便不通，肝衰竭抑制肠道蠕动，至大便秘，而大便秘，导致胆红素无法从肠道排出，吸收入血，加重肝衰竭。】

【这个病没法治。"腹都满"是有腹水，因为黄疸，黄疸并发严重腹满，有腹水。"短气"是因为腹压增高，导致膈肌上抬，呼吸时膈肌不能下降致呼吸很表浅，这是严重的腹水所致。"胁下及心痛"是伴有肝区疼痛，一般而言肝炎患者的肝脏不痛，因为肝脏无痛觉神经，肝包膜才有痛觉神经，患者的肝区疼痛说明是肝癌侵犯到肝包膜。这几个症状合起来就是肝癌伴有严重腹水导致短气。还有"久按之气不通"是胃肠功能紊乱导致的肠道积气，既有严重腹水，还有肠道积气，有胃肠功能的衰竭，水与气并，出现严重腹胀。"嗜卧"是什么？是肝性脑病的表现，我们叫肝昏迷。

所以，从西医来看，这整个条文是在描述一个肝癌患者发生了肝衰竭。肝癌、肝衰竭的典型临床表现：第一，腹水；第二，高度腹胀导致膈肌不能下移，导致短气；第三，伴有肝癌疼痛；第四，胀气，胃肠功能衰竭导致胀气；第五，不大便，胃肠功能衰竭导致不能排大便，胆红素也无法从肠道排出，吸收入血加重肝衰竭；第六，嗜卧，肝昏迷所致。

这病已经是晚期了，预后很差，偶尔有治好的，概率很低，大多数不可能治好。】

重订423条：脉但浮，无余证者，与麻黄汤。若不尿，腹满加哕者，不治。（232）

【不尿为西医肾功能衰竭，腹满为胃肠功能衰竭，哕多见于晚期患者中枢神经系统障碍，常有表现为呃逆者。此为肝衰竭导致肾功能衰竭与胃肠功能衰竭。肾功能衰竭，为西医所谓肝肾综合征；哕，肝性脑病

故也，此为死症。】

【这一条文描述的是肝衰竭合并肾功能衰竭与胃肠功能衰竭。

"不尿"指西医讲的肾功能衰竭。"腹满"是胃肠功能衰竭。"哕"，因为肝脏靠着膈肌，肝病严重的时候会直接刺激膈肌引起呃逆，也可以在肝昏迷的时候因为中枢障碍导致呃逆，这种呃逆是疾病晚期的死证。

如果肝衰竭合并肾衰竭，我们称之为丧钟，这病治不了，基本都是死证，所以张仲景说不治。其实，如果看过西医内科学的书，再对照这个条文，是简单明了的。】

（二）阳明中寒

重订 424 条：阳明病，若中寒者，不能食，小便不利，手足濈然汗出，此欲作固瘕，必大便初硬后溏。所以然者，以胃中冷，水谷不别故也。（191）

【手足濈然汗出此属阳明，中寒不能食，胃寒而水谷不别，发为便秘，小便不利，必大便初硬后溏。方与春泽汤，即五苓散加人参，今再加甘草。】

【大便初硬后溏用春泽汤，五苓散加人参再加甘草。】

重订 425 条：得病二三日，脉弱，无太阳柴胡证，烦躁、心下硬；至四五日，虽能食，以小承气汤，少少与，微和之，令小安；至六日，与承气汤一升。若不大便六七日，小便少者，虽不受食（一云不大便），但初头硬，后必溏，未定成硬，攻之必溏；须小便利，屎定硬，乃可攻之，宜大承气汤。（251）

【心下硬，此横结肠，当与附子泻心汤，故脉弱。至四五日已入降结肠，少与小承气汤微和之，阳虚故也。若不大便六七日，小便少者，虽不受食，但初头硬，后必溏，何以知之？小便少者，有寒湿而水谷不别也，寒中故不受食。攻之伤阳，大便必溏。此阳明寒中。】

重订 430 条：病人有寒，复发汗，胃中冷，必吐蛔。（太阳病篇·89）

【过去农村多见，外感后引发吐蛔。】

【这条指的是患者本身是虚寒体质，发了汗容易吐蛔。是不是虚寒体质的人发汗之后就一定吐蛔呢？不是。虚寒体质发了汗不吐蛔的人多了，大多引起腹胀。那么这里说的是什么？指过去农村的小孩很多有蛔虫证，消化吸收不好，小孩发育得也不好。这类有蛔虫证发育不好的人，用了麻黄汤发汗会抑制胃肠道蠕动，蛔虫容易逆行，出现吐蛔或蛔虫钻胆。正常人是不会的，现在很少见了，过去农村的小孩子多见。】

大半夏汤证

重订 431 条：问曰：病患脉数，数为热，当消谷引食，而反吐者，何也？师曰：以发其汗，令阳气微，膈气虚，脉乃数，数为客热，不能消谷，胃中虚冷故也。脉弦者，虚也。胃气无余，朝食暮吐，变为胃反。寒在于上，医反下之，今脉反弦，故名曰虚。（金匮·呕吐哕下利病篇）

重订 432 条：趺阳脉浮而涩，浮则为虚，涩则伤脾。脾伤则不磨，朝食暮吐，暮食朝吐，宿谷不化，名曰胃反。脉紧而涩，其病难治。（金匮·呕吐哕下利病篇）

重订 433 条：胃反呕吐者，大半夏汤主之。（金匮·呕吐哕下利病篇）

【此幽门梗阻，朝食暮吐，暮食朝吐。胃中停食者，大半夏汤；胃中停饮者，茯苓甘草汤；胃反，寒者大半夏汤，饮者茯苓泽泻汤。

重订 415 条：胃反，吐而渴，欲饮水者，茯苓泽泻汤主之。幽门梗阻，食物不得入肠，其一不能吸收，其二朝食暮吐，暮食朝吐。若食入即吐者，此食道梗阻。固态之食不得下行，法当流质饮食，而白蜜富含糖分，既补胃气，其黏腻之质又助药物下行。】

大半夏汤

半夏（二升，洗完用）　人参（三两）　白蜜（一升）

上三味，以水一斗二升，和蜜扬之二百四十遍，煮药取二升半，温服一升，余分再服。

【大半夏汤治疗胃反呕吐。胃反呕吐指的是朝食暮吐、暮食朝吐，宿谷不化，名曰胃反。这个讲的是幽门梗阻，食物不能从幽门排出去，导致早上吃了下午吐，下午吃了早上吐。方用半夏止呕，人参益气，加白蜜。为什么加白蜜？白蜜很黏稠，幽门已经狭窄了，用了蜂蜜有助于食物通过狭窄的通道排出去，就像食道吞咽梗阻，吃干饭难以下咽，得用汤送服才能助食物下行。这是大半夏汤，用于幽门梗阻。】

干姜人参半夏丸证

重订435条：妊娠，呕吐不止，干姜人参半夏丸主之。（金匮·妇人妊娠病篇）

干姜人参半夏丸

干姜　人参（各一两）　半夏（二两）

上三味，末之，以生姜汁糊为丸，如梧子大，饮服十丸，日三服。

【干姜人参半夏丸能够调节功能，如果有炎症，加黄芩、黄连、甘草，甘草能抗炎，具有拟皮质激素样作用，这不就是我们的半夏泻心汤了吗？张仲景处方的一个优点是套路很强，大家会发现张仲景制方和加减完全是一个套路走下去，把背后的规律找着了，《伤寒杂病论》是很简单的，关键要把套路找出来。为什么我们找不出他的套路？因为我们学习的方剂学是一个方一个方地学习，方与方之间是没有关系的。然后我们辨证论治，患者此时此刻这就是个白虎汤证啊，他看不到患者的昨天，也看不到患者的明天，既没有未来，也没有希望，这种层次很痛苦。这就是活在"当下"啊，很多中医看病完全是活在"当下"的，没有过去、没有未来。但是，张仲景的制方是有过去、有未来的，是有一个动态变化的过程。但是我们临床上就没有，因为我们是受中医方剂学和中医内科学的影响。内科学把病分了几个证型，比如咳证、哮喘分了几个证型，这几个证型之间没关系，其实疾病不是这样的，它是动态发展变化的。比如，内科学告诉大家外寒内饮的咳嗽用小青龙汤，但是没告诉用小青龙汤发完表之后怎么办；告诉大家黄疸用茵陈蒿汤，但是不告诉大便排完之后怎么办，再用茵陈蒿汤患者就躺在"地下"了。因为它讲的证是孤立的，一个证与一个证之间是没有关系的，其实怎么可能没有关系啊。】

生姜半夏汤证

重订440条：病人胸中似喘不喘，似呕不呕，似哕不哕，彻心中愦愦然无奈者，生姜半夏汤主之。（金匮·呕吐哕下利病篇）

【阳明神志病，此属寒中。热中者，栀子豉汤主之。】

生姜半夏汤

半夏（半升）　生姜汁（一升）

上二味，以水三升，煮半夏取二升，纳生姜汁，煮取一升半，小冷，分四服。日三夜一服。止，停后服。

【这是治阳明神志病。阳明神志病偏寒的，用生姜半夏汤；偏热的，用栀子豉汤。方用生姜汁一升，一般是30g生姜取汁，取不到汁怎么办？熬也有效，但是取汁的效果好。用30g生姜、30g半夏一起熬，能够治疗阳明病的烦躁。】

半夏厚朴汤证

重订441条：妇人咽中如有炙脔，半夏厚朴汤主之。（金匮·妇人杂病篇）

半夏厚朴汤

半夏（一升）　厚朴（三两）　茯苓（四两）　生姜（五两）
干苏叶（二两）

上五味，以水七升，煮取四升，分温四服，日三夜一服。

【半夏厚朴汤用半夏、厚朴、茯苓、生姜、苏叶，注意看生姜用量是多少？五两，要重用。因为生姜能温胃止呕，缓解食物由胃反流刺激咽喉，可以治疗偏寒的胃食管反流病，也可以治疗梅核气、瘿病。

大家要记住怎么服用？日三夜一。因为晚上睡觉躺着食物容易反流，白天就出现嗓子不舒服，所以晚上这一道药很重要。而且生姜能镇静，生姜半夏汤治心中愦愦然无奈。生姜要发挥镇静作用，记住一条：剂量要大，所以生姜用五两。半夏厚朴汤的生姜量小了效果就不好。

不管是瘿病取生姜的镇静作用，还是胃食管反流病取生姜防止反流的作用，都要重用生姜。服用法是日三夜一，如果要防止反流，晚上睡觉前要吃一次，否则半夜容易发生反流。】

半夏麻黄丸证

重订442条：心下悸者，半夏麻黄丸主之。（金匮·惊悸吐衄下血胸满瘀血病篇）

【心悸因胃胀者，半夏麻黄丸主之，胃虚寒湿，故多形体肥胖而行动多迟缓。】

半夏麻黄丸

半夏　麻黄（各等分）

上二味，末之，炼蜜和丸小豆大，饮服三丸，日三服。

【半夏麻黄丸能治疗快慢综合征，其中半夏治快速性心律失常，麻黄治缓慢性心律失常。针对快慢综合征中体质偏寒的患者，最好的一个方就是半夏麻黄丸。

快慢综合征大家知道吗？一会儿心跳快，一会儿心跳慢，偏寒的就可以用半夏麻黄丸。如果不讲快慢综合征，大家可能不知道半夏麻黄丸治的是什么样的心悸。《伤寒杂病论》的方，弄清楚了药物的原理，临床就很好用。】

七、阳明发黄

【苓桂对方

茵陈五苓散：湿重，太阳腑气寒水不化，利尿促进胆红素排泄。

茵陈蒿汤：热重，胆红素抑制胃肠蠕动，通大便促进胆红素排泄。

栀子柏皮汤：黄柏增强栀子的抗炎作用，甘草类皮质激素抑制肝酶的免疫应答。】

【治疗黄疸要记住一条：湿重的用茵陈五苓散，热重的用茵陈蒿汤。为什么湿重的用茵陈五苓散？因为湿重的，要通过尿液促进胆汁的排泄。胆红素从哪儿排啊？胆红素要么从大便排出，要么从小便排出。小便黄就是因为尿胆原多，湿重的人要通过尿液促进胆汁的排泄，那就用茵陈五苓散；热重的人则通过大便促进胆汁的排泄，那就用茵陈蒿汤，一个湿重、一个热重，一个利尿、一个通腑。

还有一方叫栀子柏皮汤，此方不考虑胆红素的排泄，而是发挥抗炎的作用。栀子可以抗炎，针对局部的炎症反应。为什么加黄柏？黄柏也能抗炎，以皮治皮，黄柏还能退黄，所以用黄柏增强栀子的抗炎作用，再加点儿具有拟肾上腺皮质激素作用的甘草，这就是栀子柏皮汤。

栀子柏皮汤是减少胆红素的生成，茵陈五苓散是促进胆红素从小便排泄，茵陈蒿汤是促进胆红素从大便排泄。】

附：慢性乙肝患者黄疸证型客观化研究

中医：

湿重——脉缓、苔白、黄疸颜色晦暗。

热重——脉数、苔黄、黄疸颜色鲜明。

西医：

胆汁瘀积性黄疸——迷走神经兴奋，脉搏变缓。

肝细胞性黄疸。

湿重＝？＝胆汁瘀积性黄疸；热重＝？＝肝细胞性黄疸。

黄疸颜色、舌苔颜色与脉率

组别	例数	黄疸颜色[例(%)]			舌色[例(%)]		苔色[例(%)]		脉率 (次/min)
		鲜明	暗黄	红	正常	淡	黄	白	
A	38	4(10.5)	34(89.5)	19(50)	10(26.3)	9(23.7)	5(13.2)	33(86.8)	63.68±6.38
B	23	16(69.6)	7(30.4)＊＊＊	20(87.0)	0(0)	3(13.0)＊＊	20(87.0)	3(13.0)＊＊＊	77.74±11.42＊＊＊
C	34	12(35.3)	22(64.7)＊△	19(55.9)	11(32.4)	4(11.7)＊＊	29(85.3)	5(14.7)＊＊＊	82.41±12.01＊＊＊

注：与 A 组比较，＊$P<0.05$，＊＊$P<0.01$，＊＊＊$P<0.001$；与 B 组比较，△$P<0.05$。

A：DBIL/IBIL≥1，不伴感染。

B：DBIL/IBIL<1。

C：DBIL/IBIL≥1，继发感染。

慢性乙肝患者黄疸证型客观化研究，我们已经多次讲过，这里不再重复［详见《吴述重订伤寒杂病论（下篇）》］。

这是一个瘀胆型患者（彩图11），其直接胆红素高，苔白腻。瘀胆型患者继发感染，舌苔变黄（彩图12，彩图13）、变黑（彩图14）。

重订454条：腹满，舌痿黄，躁不得睡，属黄家。（金匮・黄疸病篇）

【黄疸观舌。】

【黄疸怎么舌诊？把舌卷起来，舌下看黄疸比较明显。】

重订455条：黄疸之病，当以十八日为期，治之十日以上瘥，反剧为难治。（金匮·黄疸病篇）

【急性黄疸性肝炎黄疸期为2~6周，先尿色黄染，继巩膜及皮肤黄染，黄疸加深在1~2周内达高峰，2~3周退去，部分患者长达3~6周，易慢性化。至于慢性肝炎、肝硬化、肝癌之黄疸，不以18天为期，为难治。】

【急性黄疸性肝炎以18天为期，黄疸从发黄开始，从第10天开始退，到第18天就可以看到黄疸明显退下去了。如果在18天内退去则病情不容易慢性化，容易彻底治愈。如果黄疸超过18天，甚至长达3~6周，容易变为慢性黄疸性肝炎。黄疸的病情发展是逐步爬坡，最后达到高峰，1~2周达到高峰。"治之十日以上瘥，反剧为难治"，就是用药后10天内黄疸下降的，病好治；如果仍在继续加深，则难治，容易出现肝衰竭。

患者的黄疸由正常水平一直往上走，走到高峰需要2周，如果治疗10天胆红素开始退，说明治疗有效。如果治疗10天以后，黄疸继续加深的，很有可能是高峰期的时间在不断延长，说明在发生肝衰竭，黄疸会越来越严重。

张仲景写得很细，但是需要记住一条，如果患者本身是慢性肝炎、肝硬化、肝癌，这一条就不适用。这一条描述的是非常典型的急性黄疸性肝炎，对肝癌不适用。】

重订457条：阳明病，被火，额上微汗出，而小便不利者，必发黄。（200）

【黄家，必小便短赤不利，因胆红素以尿胆红素及尿胆原从小便排出。重订：若小便自利者，不能发黄。】

【黄家必然是小便短赤不利，黄疸没有小便自利的。《伤寒杂病论》讲"若小便自利者，不能发黄"，因为黄疸的患者尿胆原增加，其尿色一定发黄，这与皮肤发黄的原因一样。】

茵陈蒿汤证

重订458条：阳明病，发热、汗出者，此为阳越，不能发黄也。但头汗出，身无汗，剂颈而还，小便不利，渴引水浆者，此为瘀热在里，

身必发黄，茵陈蒿汤主之。（236）

茵陈蒿汤

茵陈蒿（六两）　栀子（擘，十四枚）　大黄（去皮，二两）

先煮茵陈。尿如皂荚汁状，色正赤，一宿腹减，黄从小便去也。

【胆红素从大小便排出，肠肝循环，黄家多便秘，属阳明，当下之。茵陈蒿抗炎保肝，促进胆红素转化，栀子利胆，促进胆红素排泄，进而大黄下之。

"一宿腹减，黄从小便去也"，此证必腹部柔软，叩诊无浊音，一宿腹未尽减者，可反复下之，宿便可有倾盆者，必宿便尽，甚者可以加醋，可合大剂量芍药，促进胆汁排泄。】

重订459条：伤寒七八日，身黄如橘子色，小便不利，腹微满者，茵陈蒿汤主之。（260）

【小便不利，黄家湿故，腹微满者，当下之。】

【胆红素首先是从大便排出，要使胆红素从大便排出，用什么？用茵陈蒿汤。如果胆红素不排出，就会进入肠肝循环，肝脏不容易好，所以要通利大便。

"一宿腹减，黄从小便去也"，此证必腹部柔软，叩诊无浊音，一宿腹未尽减者，可以反复下。什么叫"可以反复下"？指一直要整个肠道排空为止。茵陈蒿汤还可加大剂量的芍药促进胆汁排泄。西医用醋灌肠，让肠道保持酸性环境。中医在茵陈蒿汤的基础上，加大剂量的赤芍（30～50g），也是为了促进胆汁排泄。瘀热在里，赤芍可以活血。治疗外感热病为什么选赤芍呢？因为赤芍是酸性的，可以利胆、促进胆汁的排泄。】

栀子大黄汤证

重订462条：酒黄疸，心中懊恼，或热痛，栀子大黄汤主之。（金匮·黄疸病篇）

栀子大黄汤

栀子（十四枚）　大黄（一两）　枳实（五枚）　豉（一升）

上四味，以水六升，煮取三升，分温三服。

【酒精肝、脂肪肝、酒客，多心中懊恼，或热痛。夫病酒黄疸，必小便不利，其候心中热，足下热，是其证也。】

【这条讲酒黄疸，栀子大黄汤主之。这条治的是酒精肝、脂肪肝，爱喝酒的人常常"心中懊恼，或热痛"。为什么常常"心中懊恼，或热痛"？因为有胃食管反流病，饮酒的人容易合并胃食管反流病。这种饮酒的人既有胃食管反流病，又有酒精肝、脂肪肝，用栀子大黄汤治疗。道理很简单，因为胃食管反流病，用栀子豉汤；患者大便秘结，用大黄通腑、枳实理气。这就是饮酒的人合并胃食管反流病、酒精肝的治疗方法，张仲景写得很清楚。】

栀子柏皮汤证
重订 466 条：伤寒，身黄发热，栀子柏皮汤主之。（261）
栀子柏皮汤
肥栀子（擘，十五枚）　甘草（炙，一两）　黄柏（二两）
上三味，以水四升，煮取一升半，去滓，分温再服。

【甘草补阳明中气，拟皮质激素，退黄。大剂量甘草（30g）退黄（胆汁瘀积型肝炎）。身黄发热，可见肝病续发感染，西医所谓二次打击，病进而危，急与栀子柏皮汤退其热毒。】

【栀子柏皮汤用栀子抗炎，加黄柏增强栀子的抗炎作用，加甘草是用它的拟皮质激素样作用。大剂量的甘草可以退黄，西医遇到肝病没有继发感染而伴有明显瘀胆的，用皮质激素退黄，中医可用大剂量的甘草。

"伤寒，身黄发热"见于肝脏的继发感染，西医认为是二次打击。急性肝病继发了细菌感染，进一步打击肝脏，内毒素在肝脏沉积引起免疫应答，可以导致肝衰竭。这个怎么办？赶快用栀子柏皮汤抗炎。

病毒感染发生肝炎叫一次打击。肝炎还没好，患者免疫功能低下，继发了细菌感染，叫作二次打击。这种情况下特别容易发生肝衰竭，发生肝衰竭就容易导致死亡。这种情况就叫"伤寒，身黄发热"，如果考虑有继发细菌感染，马上用栀子柏皮汤，用栀子、黄柏抗炎，用甘草发挥类皮质激素样作用，以减轻二次打击。因为二次打击可导致肝脏大块坏死，发生急性肝衰竭，容易死亡。张仲景的条文写得很细。】

重订 470 条：伤寒发汗已，身目为黄，所以然者，以寒湿（一作温）在里不解故也。以为不可下也，于寒湿中求之。（259）

【无黄疸型肝炎，误汗。茵陈五苓散。】

【这条讲不能误汗。为什么"伤寒发汗已，身目为黄"？这是因为患者一开始就不是伤寒。伤寒发汗，是不发黄的。患者本身就不是伤寒，被误汗了。患者本身是茵陈五苓散证，然而当成了麻黄汤证误治了。】

重订 471 条：黄疸病，小便色不变，欲自利，腹满而喘，不可除热，热除必哕。哕者，小半夏汤主之。（金匮·黄疸病篇）

【黄疸病，小便色不变，此属萎黄，虚故也，非真黄疸，不可除热。黄疸病，血胆红素升高，导致尿中胆红素排出增加，其尿必黄。男子黄，小便自利，当与虚劳小建中汤。】

【"黄疸病，小便色不变"，黄疸不可能小便色不变，这种小便色不变属于萎黄，是虚黄，不是真正的黄疸，不可除热。黄疸病胆红素升高，尿中胆红素排出增加，其尿必黄。"男子黄，小便自利，当与虚劳小建中汤"，这个是萎黄。患者看着皮肤黄，他是气虚的人，是萎黄，不是真正的黄疸，要用小建中汤。而且这种人不能除热，因本身就是太阴虚寒证，除热后患者就要嗳气。如果嗳气就用小半夏汤。为什么用小半夏汤？因为小半夏汤方中的半夏、生姜温胃。】

阳明病小结

【局部炎症（栀子）——全身炎症反应综合征（石膏）——胃肠功能紊乱（大黄）。】

【我们一般讲阳明病，都讲阳明热证。阳明热证，局部炎症反应用栀子，全身炎症反应综合征用石膏，最后导致胃肠功能紊乱用大黄。当然，局部炎症反应应该用栀子，但是如果患者便溏，用栀子后，患者会便溏加重，炎症也不好，这种情况下可以加干姜。大的方向就是这个样子的，越不出这三条。只有一种情况越出了这三条，那就是阳明寒证，一个是寒而不夹饮，一个是寒而夹饮。不外乎就这些东西。

黄疸可能讲得快了点儿，我们再补讲一点儿黄疸。黄疸热重的，是以间接胆红素升高为主，用茵陈蒿汤，从大便促进胆红素的排泄；黄疸湿重的，是直接胆红素比较高，用茵陈五苓散利小便，让胆红素从小便排出去；如果黄疸伴有发烧的，可能是继发了细菌感染，就用栀子柏皮汤抗炎症；如果发生肝衰竭、胃肠功能衰竭、肾功能衰竭、肝肾综合征，治疗就比较复杂了。张仲景还讲了一种肝硬化的黄疸，就是酒精肝的黄疸，那是枳实栀子豉汤证。】

第七章　太阴汇通

太阴病在《伤寒论》里的内容很少，实际上它的内容很多，只是在《伤寒论》太阴病篇的内容少。我们按照太阴概论、太阴在经、太阴在脏、太阴虚劳和太阴瘀血的顺序去讲。

一、太阴概论

重订 476 条：太阴之为病，腹满而吐，食不下，自利益甚，时腹自痛。若下之，必胸下结硬。（273）

【腹满而吐，食不下：消化不良。

自利益甚（便溏）：吸收不良。

时腹自痛：十二指肠。

忌下：大黄抑制胃蠕动。

夫瘦人绕脐痛，必有风冷，谷气不行，而反下之，其气必冲；不冲者，心下则痞。】

【首先讲太阴病的脉证提纲。脉证提纲是辨病的，首先辨病，然后辨在经、在脏、虚劳、瘀血。太阴病的脉证提纲讲"太阴之为病，腹满而吐，食不下，自利益甚，时腹自痛。若下之，必胸下结硬"。"腹满而吐，食不下"，这是消化不良的症状。"自利益甚"指便溏，是吸收不良的症状。"时腹自痛"是十二指肠疾病的症状，就是西医讲的空腹痛、夜间痛。为什么"若下之，必胸下结硬"？太阴病忌下是因为大黄能抑制胃的蠕动。我们讲痞证的时候讲过，太阴病是脾虚之人，下了以后，由于大黄抑制胃的蠕动，会导致患者出现痞证。

太阴病的脉证提纲，描述了典型的消化吸收不良的症状，这是太阴病的一个基本病机。后面还有补充，比如："夫瘦人绕脐痛，必有风冷，谷气不行，而反下之，其气必冲；不冲者，心下则痞。"其实，这也是在讲"若下之，必胸下结硬"。】

重订 477 条：自利不渴者，属太阴，以其脏有寒故也，当温之。宜服四逆辈。（277）

重订508条：少阴病，欲吐不吐，心烦但欲寐，五六日自利而渴者，属少阴也。虚故引水自救，若小便色白者，少阴病形悉具。小便白者，以下焦虚有寒，不能制水，故令色白也。（282）

【这两条是讲太阴病与少阴病的区别。太阴病的特点是"自利不渴者，属太阴，以其脏有寒故也，当温之"；少阴病的特点是"少阴病，欲吐不吐，心烦但欲寐，五六日自利而渴者，属少阴也"。】

重订492条：霍乱，头痛、发热、身疼痛、热多欲饮水者，五苓散主之；寒多不用水者，理中丸主之。（霍乱病篇·386）

【干姜：抑制分泌。】

【太阴病的基本特点是什么？太阴在脏的特点是不渴。《伤寒论》中太阴病的一个基础药物是干姜，干姜是抑制腺体分泌的。如果患者大便干、口干，或者痰很干，不适合用干姜。

太阴概论第一条讲了太阴病消化吸收不良的症状，这几条讲太阴病的基本特征是自利不渴，就是大便稀溏、唾液多。】

重订478条：伤寒脉浮而缓，手足自温者，系在太阴。（278）

【外证：手足自温（四肢苦烦热，交感神经虚性亢进），桂枝解热。

脉：浮、大、缓、虚、无力。

太阴为病，脉弱，心肌力减退。】

【太阴病的外证是什么？"伤寒脉浮而缓，手足自温者，系在太阴。"这里讲了两个内容，第一，手足自温包含了手心潮热、四肢苦烦热，这是交感神经虚性亢进的症状，而桂枝能解热。第二，太阴病的脉浮、大、缓、虚，总的来讲是没有力气的脉，也就是重订485条讲的"太阴为病，脉弱"。太阴病脉的特点是脉搏无力。脾主气，气虚导致心脏的收缩力减退，外周桡动脉搏动就没有力气。】

重订479条：寸口脉浮而缓，浮则为风，缓则为痹。痹非中风，四肢苦烦，脾色必黄，瘀热以行。（金匮·黄疸病篇）

【太阴寒湿发黄，脉浮而缓，四肢苦烦。

重订487条：虚劳里急，悸，衄，腹中痛，梦失精，四肢酸疼，手足烦热，咽干口燥，小建中汤主之。

重订269条：《千金》三物黄芩汤：治妇人在草蓐，自发露得风，四肢苦烦热，头痛者，与小柴胡汤；头不痛，但烦者，此汤主之。

四肢苦烦热：区别桂枝证，无汗。】

【这条在讲太阴的寒湿发黄，表现为脉浮而缓，四肢苦烦。茵陈五苓散证的表现非常典型，茵陈五苓散是桂枝证，会出现手足心热、出汗，治的是瘀胆，脉是缓脉。

再给大家举个四肢苦烦的例子。"虚劳里急，悸，衄，腹中痛，梦失精，四肢酸疼，手足烦热，咽干口燥，小建中汤主之。"这条的特点还是手足烦热。

手足烦热不仅见于太阴病，还见于其他疾病。比如"治妇人在草蓐，自发露得风，四肢苦烦热"，这是三物黄芩汤证，方中有生地黄。少阴病也可以见到四肢苦烦热，那是阴虚。我们讲的太阴病的四肢苦烦热，可以与之相区别。

"手足烦热，咽干口燥"，我们讲太阴病不应该口干，为什么这一条有口干呢？因为这不是太阴在脏。那么"自利不渴"指的是什么？指的是太阴在脏有消化吸收不良的症状，患者的大便偏稀、唾液多，否则不能用干姜。这一条症状指的是太阴在经，是小建中汤证、桂枝汤证，患者是可以口干的。为什么可见口干呢？因为患者交感神经虚性亢进，交感神经亢进的人容易出现口干。所以，这没有问题，需要区别一下。】

重订 480 条：太阴中风，四肢烦疼，阳微阴涩而长者，为欲愈。
(274)

【脾主肌肉，故四肢烦疼。区别少阴：骨痛。】

【四肢苦烦还有一条："太阴中风，四肢烦疼"。为什么四肢烦疼呢？因为脾主肌肉。这里是脾主肌肉的四肢烦疼，一定要与少阴病相区别。肾主骨，少阴病的四肢痛是骨关节痛，这两个是有区别的。】

太阴概论小结

【我们总结一下太阴病的脉证提纲和补充条文。太阴病说了这几件事情：第一，消化吸收不良，"腹满而吐，食不下，自利益甚，时腹自痛"，就是消化系统消化、吸收不良的症状；第二，太阴病免疫功能低下，因为脾主气，气主卫外；第三，患者容易出现交感神经的虚性亢进，桂枝汤、桂枝加龙骨牡蛎汤、小建中汤、黄芪建中汤、当归建中汤证都是治疗交感神经虚性亢进的处方；第四，患者容易出现肌肉系统的疾病；第五，腺体分泌亢进，由于患者腺体分泌亢进，表现为唾液多、鼻涕多、大便水分多等症状；第六，太阴病的一个体征是脉搏无力，此类患者的脉搏没有力气。总体上，从太阴病的脉证提纲和补充条文来看，就反映了这 6 方面的内容，其中腺体分泌亢进，也可归到消化吸收不良。我们从这 6 个方面去考虑太阴病，对太阴病的思考会更直接一些。】

二、太阴在经

桂枝汤证

重订 482 条：太阴病，脉浮者，可发汗，宜桂枝汤。（276）

【须臾啜热稀粥一升，以助药力，温覆取汗。】

【太阴病的人感冒后，可以用桂枝汤，还要啜稀粥。桂枝汤治疗的是最典型的太阴脾虚外感。】

桂枝加芍药生姜各一两人参三两新加汤证

重订 106 条：发汗后，身疼痛，脉沉迟者，桂枝加芍药生姜各一两人参三两新加汤主之。（62）

桂枝加芍药生姜各一两人参三两新加汤

桂枝（去皮，三两）　芍药（四两）　甘草（炙，二两）　人参（三两）　大枣（擘，十二枚）　生姜（四两）

上六味，以水一斗二升，煮取三升，去滓，温服一升。

【此条在桂枝汤证的基础上多了一身肌肉酸痛，也就是干扰素分泌增加。由于病毒感染导致身体干扰素分泌增加，干扰素分泌增加之后，可以引起患者一身肌肉酸痛，西医叫作流感样症候群，可用新加汤治疗。

如果知道处方背后的机制，就可知道此条的"身疼痛"指肌肉酸痛而不是骨关节的冷痛。大家感冒后有没有肌肉酸痛的感觉？如果感冒以后，表现为肌肉酸痛，这种人基本上都是脾虚。换言之，消化吸收功能差的人，感冒以后容易引起肌肉酸痛。这种人基本都是太阴病，与体质相关。所以，当了解了这些症状背后的产生机理，就会发现中医的辨证论治没有想象中的那么复杂。如果不了解这些机理，单纯去辨证，是

件很累人的事情。】

桂枝加芍药汤/桂枝加大黄汤证

重订 484 条：本太阳病，医反下之，因尔腹满时痛者，属太阴也，桂枝加芍药汤主之。大实痛者，桂枝加大黄汤主之。（279）

【腹满时痛，加芍药。

大实痛者，加大黄，此合阳明腑实法。】

桂枝加芍药汤

桂枝（去皮，三两）　芍药（六两）　甘草（炙，二两）　大枣（擘，十二枚）　生姜（切，三两）

上五味，以水七升，煮取三升，去滓，温分三服。

桂枝加大黄汤

桂枝（去皮，三两）　大黄（二两）　芍药（六两）　生姜（切，三两）　甘草（炙，二两）　大枣（擘，十二枚）

上六味，以水七升，煮取三升，去滓。温服一升，日三服。

【"本太阳病，医反下之"，太阳病，医生怎么会下呢？本是桂枝加厚朴杏子汤证，医生误下。下之后会出现 3 个问题：第一，形成痞，可见大便稀溏，比如半夏泻心汤证；第二，大便不稀溏而是单纯的腹胀，可用厚朴生姜半夏甘草人参汤证；第三，下之后出现"腹满时痛"，用桂枝加芍药汤；如果"大实痛"，说明有秘结的大便，用"桂枝加大黄汤主之"。】

重订 485 条：太阴为病，脉弱，其人续自便利，设当行大黄、芍药者，宜减之，以其人胃气弱，易动故也。 （下利者先煎芍药三沸）（280）

【太阴病脉弱（无力）。其人胃气弱，易动故也，多自利。】

【桂枝加芍药汤和桂枝加大黄汤讲的是什么意思呢？张仲景说"太阴为病，脉弱，其人续自便利，设当行大黄、芍药者，宜减之，以其人胃气弱，易动故也。"太阴病患者的脉没有力气。太阴病大便干是什么原因？因为患者的胃肠道蠕动功能减退，大便在肠道停留时间过久，导致大便干。如果用大黄、芍药通便要小心，因为太阴病患者服用大黄、芍药容易腹泻。

如果一个太阴病患者来看病，需要问患者解大便没？如果患者昨天解了，到今天下午时还没解，可以加点厚朴、杏仁。桂枝汤加厚朴、杏仁与麻子仁丸相近，只是方中没用大黄攻下。桂枝汤加厚朴、杏仁，厚朴可以理气；杏仁含有植物油，能够润肠通便，中医讲宣肺，肺与大肠相表里；芍药可以通便；桂枝的挥发油可以促进肠道蠕动，这是桂枝很重要的一个特点。如果患者症状严重，大便不解伴有腹痛，就在桂枝汤的基础上重用芍药；如果大便已经干结，再加大黄。比如，患者昨天没解大便，今天就来看病，就用桂枝加芍药汤；患者一直没解大便，工作很忙，没时间看病，5天后才来看病，就用桂枝加大黄汤，先把大便通下来，然后把处方换成桂枝加芍药汤。因为患者已经形成燥屎，所以先用桂枝加大黄汤，先把大便排出来，然后再用桂枝加芍药汤，之后再用桂枝加厚朴杏子汤。国外很多都用成药颗粒剂，怎么办？那就用桂枝汤合麻子仁丸。我们用张仲景的思想就可以了，不一定非得去照搬。】

三、太阴在脏

太阴在脏主要有3个方：建中汤、理中汤和补中汤。这3个处方的病位是什么？小建中汤在幽门，理中汤在小肠，大建中汤在回盲部，在回肠与结肠相接的地方，补中汤围绕肚脐。我们逐一讲解这几个处方。

小建中汤证

重订487条：虚劳里急，悸，衄，腹中痛，梦失精，四肢酸疼，手足烦热，咽干口燥，小建中汤主之。（金匮·血痹虚劳病篇）

【虚劳，病；里急，体征；悸，不耐饥；衄，金；腹中痛，内证；梦失精，亥时不困；四肢酸疼，外证，肌肉；手足烦热，外证，阳浮；咽干口燥，阳浮。】

小建中汤

桂枝（去皮，三两）　甘草（炙，三两）　大枣（十二枚）　芍药（六两）　生姜（三两）　胶饴（一升）

上六味，以水七升，煮取三升，去滓，纳胶饴，更上微火消解，温服一升，日三服。（呕家不可用建中汤，以甜故也。）

【腹中痛，此时腹自痛。

四肢疼，脾主肌肉故也。

里急者，腹肌紧张，腹诊可查，芍药、甘草可缓之。

不耐饥饿，饿则心悸。悸者方中有桂枝、甘草。

手足烦热，咽干口燥，衄，此皆气虚生大热者，重用甘草，以土伏火，并芍药敛阳。

手心汗出，劳宫也。汗为心之液，汗多者，此心阳不摄，必悸，心主血脉，故衄。

梦失精，此脾虚失摄。

上损及心，下损及肾，梦失精，此脾虚失摄，健中焦而复心肾。】

【按照传统中医的辨证论治，小建中汤证很难辨。大家看条文怎么去辨？"虚劳"是一个病，这是中医讲的病。"里急"是患者的体征，腹诊摸患者的肚子，在围绕肚脐两侧纵行的腹肌，可以触到肌紧张。"悸"是患者容易心慌，为什么容易心慌呢？此类患者一出现饥饿就会有心慌。小建中汤证最大特点是不耐饿。小建中汤证的典型特征是患者面色比较白、皮肤比较细、毛孔很小、头比较圆、头比较小。这类人的血型以 O 型居多。西医对此曾有统计，结论是 O 型血相对多，不是说没有其他血型的，只是 O 型血比较多。西医统计的是十二指肠溃疡有血型分布的特征，多发于 O 型血的人。这种患者的特征是不耐饥饿，就是中医讲的"郎君"。"衄"是容易流鼻血。这类患者为什么容易流鼻血？因为交感神经虚性亢进。"腹中痛"是患者的内症，是消化道的症状。腹中痛是太阴病讲的"时腹自痛"，就是饥饿疼和夜间疼。

"梦失精"是晚上做梦容易梦遗，还有一部分人梦到鬼。患者会做一些特殊的梦，有的患者会说"哎呀，我梦见了邻家小妹。她死了20年了"，等等。小建中汤证的病位在哪里？幽门，十二指肠溃疡发生在幽门。这种太阴病、十二指肠溃疡的人，亥时（晚上9—11点）不能出门。这类患者胆子小，容易受到惊吓。大家记不记得六经辨证欲解时？亥时，亥可以理解为惊骇的骇，患者容易受到惊吓、容易被恐吓。所以，我们说晚上9点之前要回家，晚上9点以后就不要到处跑，尤其是有太阴病的人，不安全，容易受惊吓。

"四肢酸痛"是外证，指的是肌肉疼。"手足烦热"也是外证。"阳浮"，什么叫"阳浮"？桂枝汤的条文讲"阳浮而阴弱，阳浮者热自发，阴弱者汗自出"。为什么"咽干口燥"？阳浮。"手足烦热，咽干口燥"就是李东垣讲的"气虚生大热"。而且这种人还有个特点——小有劳身即热，这也是气虚生大热的特点。患者干点活，搬砖搬了1小时，就累得心慌、冒汗、发热，一测体温37.5℃或者38℃，体温并不是特别高。这种人就是我们中医讲的"郎君"，古代结婚都不愿意找"郎君"，"郎君"的寿命不会特别长，不能陪伴到最后。

所以，这个病辨证怎么辨呢？没有办法辨。为什么没有办法辨证呢？不好辨。患者流鼻血，你是不是要清肺啊？患者梦失精，你是不是要补肾啊？患者手足烦热，你是不是要发表啊？患者腹中痛，你是不是要健脾呀？患者心悸，你是不是要养心啊？若用脏腑辨证，真的很困难，你会发现这类患者什么症状都有，这病怎么治？这是脏腑辨证的缺点。其实，到了临床上，真的是从五脏上辨都可以，可是又辨不清楚。为什么？因为金、木、水、火、土，五行相生相克是个闭环，五脏相移、相互影响，最后你会发现五脏的症状都有，辨证就很困难了。

但是，如果从五行立极的角度去讲，小建中汤证是典型的太阴病，是土的症状（彩图15）——腹中痛、四肢酸痛、手足烦热。若子盗母气会出现心慌、不耐疲劳。小建中汤证的人，累了、饿了之后就开始心慌，比如平时中午12点吃中午饭，今天到了下午1点还没有吃饭，就会开始冒汗、心慌。这时候血糖低了，赶快得吃一块巧克力。然后，还会出现金的症状——咽干、口燥、鼻衄，木的症状——里急，水的症状——梦失精，梦遗。

手心汗出是在哪里？手心有个穴位叫劳宫穴，所以是虚劳。中医取名字不是随便取的，是有道理的。里急是腹肌紧张，日本人比较注重腹诊，小建中汤里有芍药甘草汤，可以解肌。心慌是一饿就心慌，方中有桂枝甘草汤，可以治心慌。大家注意，与桂枝汤相比，小建中汤中不仅芍药的剂量翻倍，甘草的剂量也是增加的。小建中汤重用甘草是以土盖火，法同甘草干姜汤，因为方中有生姜，就没用干姜。总的来讲，小建中汤证上损及心，下损及肾，中间是脾胃。

上面是传统中医的说法，我们还是要给大家讲点儿现代中医的内容。小建中汤证多见于十二指肠球部溃疡、十二指肠球炎。此类患者有几个特征：第一，男性多见，特别多见于"郎君""小白脸"，这类人的皮肤很细，面白、皮细、毛孔细；第二，O 型血多见，这是西医统计的结果；第三，有精神因素，常见应激性溃疡，一着急就发生溃疡。而且，西医认为十二指肠溃疡可以伴随自主神经失调症状，一部分患者会出现烘热、汗出、心慌的症状。西医内科学讲的十二指肠球部溃疡会出现潮热、汗出、心慌等症状，是自主神经功能失调，是交感神经虚性亢进，也就是小建中汤条文所描述的症状。】

交感神经亢进

重订 724 条：夫男子平人，脉大为劳，极虚亦为劳。（金匮·血痹虚劳病篇）

【此血管扩张，大而无力，为太阴虚劳，当以芍药敛之，大而有力为阳明实热。】

【"极虚亦为劳"，讲男子脉没有力气是虚劳病。但是"脉大为劳"，为什么脉大也是劳病呢？脉大是交感神经虚性亢进，所以用芍药收敛。这里的脉大，不是阳明病的脉洪大，而是大而无力。】

重订 729 条：劳之为病，其脉浮大，手足烦，春夏剧，秋冬瘥，阴寒精自出，酸削不能行。（金匮·血痹虚劳病篇）

【其脉浮大，手足烦热，酸削不能行，消瘦，精自出，性交时间缩短。阴寒，产热不够。春夏剧，与交感神经兴奋有关。极虚为劳，十二指肠溃疡秋季发者，属非交感神经亢进型。】

【"劳之为病，其脉浮大"，这条也是说交感神经亢进。为什么脉浮？交感神经亢进，肾上腺素分泌增加，脉就可以浮，浮大而无力。"手足烦"是因为交感神经亢进，手脚心热。"春夏剧，秋冬瘥"说的是什么呢？十二指肠溃疡有两种类型：一种是春天发作型，一种是秋天发作型。春天发作的类型，才是典型的交感神经亢进。所以，小建中汤治疗十二指肠球部溃疡不是全部都有效。春天发作的十二指肠球部溃疡患者交感神经亢进的概率大，因为从春天开始，人的交感神经开始兴奋，春天、夏天是人的交感神经兴奋的时候。所以，在夏天可以看到有的人三言两语不合，就提刀砍人，这就是因为当事人的交感神经兴奋太强了。这种春季发作的十二指肠球部溃疡多表现为小建中汤证。为什么"春夏剧，秋冬瘥"呢？因为到了春天交感神经开始亢进，到了秋天交感神经的活性开始降低，秋收冬藏，这与白天交感神经亢进、晚上交感神经活性降低是一个道理。

"阴寒精自出"，阴寒指龟头凉，有的患者会说"感觉自己的龟头和阴囊偏凉"。为什么会阴寒？小建中汤证是气虚，患者机体产热不够。男性有一个特点，男性的睾丸是在体外。为什么在体外呢？因为男性的精子发育需要的温度低，如果睾丸在体内，精子会因为温度高而死精，也容易发生睾丸癌。当机体出现小建中汤证、产热不够的时候，患者会觉得龟头和阴囊凉。为什么大家临床没有见过呢？因为患者不说，你也不会问诊。普通大夫问诊的弊端是不知道要问什么，当大夫会问到这个症状的时候，患者会觉得很神奇，其实都是书上写的。"精自出"，说的是小建中汤证由于交感神经虚性亢进，患者的性欲蛮强、频率很高，一天可以手淫多次，但是同房的时间太短，"3分钟交卷"，就是说患者性交2~3分钟就射精了。"酸削不能行"，说的是此类患者形体瘦。因为交感神经亢进，机体分解代谢增强、合成代谢减少，造成形体偏瘦。】

重订732条：男子面色薄者，主渴及亡血，卒喘悸，脉浮者，里虚也。（金匮·血痹虚劳病篇）

【什么叫"男子面色薄者"？就是指男子面白、皮细。"主渴及亡血"，"渴"是小建中汤证的咽干口燥，"亡血"可能有出血、贫血。为什么有出血、贫血呢？因为患者"面色薄"。什么叫"面色薄"呢？太阳病篇讲过望营卫，患者的面色㿠白，看不到血色。"脉浮者，里虚也"，还是浮大无力的脉。大家这么看《金匮要略》的条文，还是很好理解的，要把条文在讲什么抓出来，否则就麻烦了。】

重订726条：男子脉浮弱而涩，为无子，精气清冷（一作冷）。（金匮·血痹虚劳病篇）

【涩为无子，精气冷清，精冷气虚产热不够故也，清者如水，精子减少，劳之为病——阴寒

男子黄芪建中汤，女子温经汤，女阴在腹内，男阳在腹外也。

温经汤：吴茱萸（三两）、当归、川芎、芍药（各二两）、人参、桂枝、阿胶、牡丹皮（去心）、生姜、甘草（各二两）、半夏（半升）、麦门冬（去心，一升）。亦主妇人少腹寒，久不受胎；兼取崩中去血，或月水来过多，及至期不来。

重订 16 条：太阳病，外证未解，脉浮弱者，当以汗解，宜桂枝汤。】

亦主妇人少阴寒，久不受胎；兼取崩中去血，或月水来过多，及至期不来。

【"男子脉浮弱而涩，为无子，精气清冷"，脉涩为无子。临床上看男子能否生育，虚性的要去摸尺脉，如果尺脉涩，不容易生孩子。不生育的原因有虚有实，虚性的脉涩而无子。这里讲的是虚性的，还有实性的。

"精气清冷"指的是什么？精气清冷是因为患者气虚产热不够，就会自觉精液清冷。冷指什么？男子的精液温度不够，不能液化。清指什么？清稀如水，有的男性的精液只比水稍微稠一点，精子数量太少，不容易生育。如果是生殖科医生，肉眼都能辨别正常的精液与精子数量少的精液。如果是建中汤证，可看下自己精液就是清稀的。再举个例子，如果连续同房多次之后，再看精液也就清稀了。所以，精气清冷，"冷"指什么？"劳之为病，阴寒精自出"，患者的精液清稀如水，液化不好，叫作"精气清冷"。

大家现在也会摸脉了，临床若摸到尺脉浮弱而涩，要问一下有没有结婚，有没有孩子。如何治疗呢？男子用黄芪建中汤，女子用温经汤。这是男女的处方，实际上黄芪建中汤和温经汤的结构很相似，温经汤是在小建中汤的基础上化裁的，第一女性要养血，第二内有沉寒者加吴茱萸、生姜，这就是温经汤。】

吴门验方：十味建中汤

桂枝 10g　芍药 20g　生姜 10g　炙甘草 9g　大枣 9g　生麦芽 15～30g　当归 12g　炙黄芪 30g　熟地（砂仁、童便生姜分制）15g　山药 30g

【气血阴阳并进：当归、炙黄芪、熟地、桂枝。

补阴益气煎：人参、熟地、山药、白术、升麻、柴胡、陈皮、甘草。

阴阳合化：桂枝、甘草、吴茱萸、生姜——阳；当归、川芎、芍药、阿胶——血；人参——气；麦门冬——阴；再加牡丹皮、半夏。】

【我们讲吴门十味建中汤。小建中汤有很多化裁，十味建中汤是在归芪建中汤的基础上加了熟地、山药。熟地分别用砂仁、童便、生姜制，各5~15g；再加30g山药，就是十味建中汤。

这个处方的特点是气血阴阳并进，黄芪补气、当归补血、地黄补阴、桂枝补阳。这个处方并不乱，是学习张景岳补阴益气煎的思想。脾虚日久及肾，脾虚的人时间长了会出现肾虚。中气下陷也会有肾虚，变为脾肾两虚。脾肾两虚的人，单纯用补中益气汤的效果不好，而且单纯使用，有的患者会有耳鸣，这与肾虚有关。张景岳在补中益气汤的基础上加了熟地、山药，形成补阴益气煎。吴门十味建中汤是在归芪建中汤的基础上加了熟地、山药，但是我们用的熟地是制过的。因为小建中汤证服用熟地可出现腹胀，所以用砂仁、童便、生姜分制。十味建中汤气血阴阳并进，比归芪建中汤更全面，而且处方的药味并不多。

如果患者交感神经亢进，可以十味建中汤用桂枝配地黄，这是防己地黄汤法，治疗交感神经亢进、独行狂语（详见太阳病篇）；熟地配山药是六味地黄丸法；当归配熟地补血益精，精血同源，填精来养血，养血来填精，这是张景岳的右归丸、金水六君煎法；选山药是参苓白术散的架子，山药脾肾两补，不仅补肾，还能健脾。张锡纯说服桂枝汤啜热粥，别啜粥了，可吃山药；还说白虎汤不用粳米了，用山药，山药是脾肾两补的。处方加了熟地、山药这两味药，就合上了防己地黄汤、金水六君煎、六味地黄丸、参苓白术散、补阴益气煎的思路。其实，中医用药的一些小窍门就在这里，处方药与药之间要比较灵动。

我们的这个方气血阴阳并进，治太阴虚劳。三阴是递进关系，太阴虚劳久了以后会伤肾。大家要学习我们的配伍思路，临床应用不要拘泥，需要根据患者的情况进行调整，比如生麦芽不一定就必须用15g，如果患者的消化功能差，可以用到30g。

有的人不理解阴阳合化，感觉我们的处方很乱，气血阴阳都在调整。大家看张仲景的温经汤，方中桂枝温阳、当归养血、人参益气、麦门冬养阴，会不会也觉得张仲景用药也是东拼西凑？也是气血阴阳的药乱整一通？其实真正的高手开药并不完全按照教材去开，看起来乱七八糟。十味建中汤气血阴阳并进，不是乱整的，思路来自张仲景。有的老中医会问你："你一个大夫，连气血阴阳都辨不了，你还当什么大夫？"你就告诉他"你看张仲景的温经汤，是不是也气血阴阳辨不了？他怎么当大夫的呢？大家怎么还叫他医圣呢？"】

重订 488 条：男子黄，小便自利，当与虚劳小建中汤。（金匮·黄疸病篇）

【小便自利色白，非黄疸，萎黄，贫血。】

【这一条讲黄疸一定是小便不利，前面讲黄疸时已经讲过，如果男子身黄而小便不黄，那么是萎黄，是贫血。其实，贫血患者的面色有两种，一种是贫血导致面色㿠白，就是荣弱卫强的面色㿠白，我们叫小建中汤证；还有一种是贫血面见土色，面色萎黄，也是小建中汤证。这种面黄不是黄疸，因为患者的小便色白。我们一般说脾虚之人面白、皮细，不要忘记了面见土色也是脾虚，黄是土的颜色。】

重订 108 条：伤寒二三日，心中悸而烦者，小建中汤主之。（102）

【这条讲感冒也可以用小建中汤，因为它本身就是桂枝汤的架子。】

重订 107 条：伤寒，阳脉涩，阴脉弦，法当腹中急痛，先与小建中汤；不瘥者，小柴胡汤主之。（100）

【阳脉涩，故予小建中汤，阴脉弦，腹痛故也，不瘥者，弦属少阳，小柴胡汤主之。这是讲小建中汤证可以见到腹痛。

重订 487 条：虚劳里急，悸，衄，腹中痛，梦失精，四肢酸疼，手足烦热，咽干口燥，小建中汤主之。

重订 277 条：伤寒五六日中风，往来寒热，胸胁苦满，嘿嘿不欲饮食，心烦喜呕，或胸中烦而不呕，或渴，或腹中痛，或胁下痞鞕，或心下悸、小便不利，或不渴、身有微热，或咳者，小柴胡汤主之。】

【这条讲小建中汤证可见腹痛。】

当归建中汤证

重订 490 条：《千金》内补当归建中汤：治妇人产后虚赢不足，腹中刺痛不止，吸吸少气，或苦少腹中急摩痛，引腰背，不能食饮。产后一月，日得服四五剂为善，令人强壮宜。（金匮·妇人产后病篇）

【此兼血虚，去血过多，崩伤内衄不止，加地黄、阿胶，法同黄土汤，此在太阴，彼在少阴，此方又为产后一月，强壮通用方。】

当归建中汤

当归（四两）　桂枝（三两）　芍药（六两）　生姜（三两）
甘草（二两）　大枣（十二枚）

上六味，以水一斗，煮取三升，分为三服，一日令尽。

若大虚，加饴糖六两，汤成纳之，于火上暖令饴消。若去血过多，崩伤内衄不止，加地黄六两，阿胶二两，合八味，汤成纳阿胶。若无当归，以川芎代之，若无生姜，以干姜代之。

【这一条讲产妇产后失血。桂枝汤的基本病机是阳浮阴弱，荣弱卫强。产妇，第一因为生产失血而出现荣弱；第二产妇腹痛里急，"腹中刺痛不止，吸吸少气，或苦少腹中急摩痛，引腰背"，这些是产后失血过多导致的妇人荣弱，用当归建中汤。如果失血过多，加地黄、阿胶。我们有一个验方叫八味建中汤，就是当归建中汤加地黄、阿胶，方名后有个括号是"原仲景方"。

其实，典型的太阴病失血过多就可用此方，不见得一定是产后，月经过多的失血、流产后也可以用。还有个用法，农村的婆婆来给媳妇抓药，说："我儿媳妇生孩子了，大夫你给我开点药吧。"开什么呢？当归建中汤啊。大家若在小县城接诊，经常会有婆婆来给产后的儿媳妇开中药。"产后一月，日得四五剂为善，令人强壮宜"，此时可开当归建中汤，把妇女生产失的血补回来。大家不能说"婆婆，我没见你家媳妇，开不了"。妇人坐月子的时候，过去的大夫是不上门的，不能到家中见产后妇人的。

再讲当归建中汤的加减法，"若去血过多，崩伤内衄不止，加地黄六两，阿胶二两，合八味，汤成纳阿胶。若无当归，以川芎代之，若无生姜，以干姜代之"。这说明什么？说明在这个处方中，当归比川芎好，生姜比干姜好，没有时才去代替。我们的八味建中汤就是当归建中汤加地黄、阿胶。这是张仲景的套路，出血多就要止血，用阿胶；出血多就要凉血，用地黄，黄土汤也是这个架构。张仲景的用药都归于套路，他特别强调对症，只要出血就要凉血，只要出血就要止血，地黄、阿胶用在其他方中也是这个套路。所以，对这种失血的女性，大家可以试试八

味建中汤，不一定非要产后失血，月经多、身体虚弱需要补养，都可以用。】

黄芪建中汤证

重订491条：虚劳里急，诸不足，黄芪建中汤主之（于小建中汤内加黄芪一两半，余依上法。气短胸满者，加生姜，腹满者，去枣加茯苓一两半，及疗肺虚损不足，补气加半夏三两）。（《千金》疗男女因积冷气滞，或大病后不复常，苦四肢沉重，骨肉酸疼，吸吸少气，行动喘乏，胸满气急，腰背强痛，心中虚悸，咽干唇燥，面体少色，或饮食无味，胁肋腹胀，头重不举，多卧少起，甚者积年，轻者百日，渐致瘦弱，五脏气竭，则难可复常，六脉俱不足，虚寒乏气，少腹拘急，羸瘠百病，名曰黄芪建中汤，又有人参二两。）（金匮·血痹虚劳病篇）

【疗肺虚损不足，补气加半夏三两。故黄芪建中汤加半夏，治太阴肺虚虚劳。

西医所谓肿瘤消耗恶液质，在太阴者，与小建中汤、黄芪建中汤或黄芪建中加半夏汤；在少阴者，在心炙甘草汤，在肾薯蓣丸；在厥阴因实致虚之干血劳者，与大黄䗪虫丸。】

【"补气加半夏三两"，黄芪建中汤加半夏能补气。这是半夏能补气吗？半夏不补气，是黄芪建中汤能补气，加半夏治的是"诸喘悸"。什么叫"诸喘悸"？就是太阴虚劳的人，稍微活动就喘憋、心悸。在黄芪建中汤的基础上加半夏，治疗肺气虚弱，是手太阴肺的问题，都是太阴病。有人说张仲景的《伤寒杂病论》只有足六经、没有手六经，其实是有手的，这条就是讲手太阴肺。

"《千金》疗男女因积冷气滞，或大病后不复常，若四肢沉重，骨肉酸疼，吸吸少气，行动喘乏"，"行动喘乏"是易疲劳，不耐劳作。"六脉俱不足"是指患者的脉没有力气。"虚寒乏气，少腹拘急，羸瘠百病，名曰黄芪建中汤，又有人参二两"，黄芪建中汤可以加人参。

大家要记住这个病有一个特点："头重不举，多卧少起"。黄芪建中汤证的特点是患者一定要睡午觉，这与补中益气汤证一样都要睡午觉。如果不睡午觉，下午会晕晕沉沉，还可有低烧，这叫"小有劳身即热"，也叫气虚生大热。

补中益气汤和黄芪建中汤证的患者最怕什么季节？"春夏剧，秋冬瘥"，春夏天的时候最难受，到了夏天，中午不睡觉，下午就会很难过，原因是"头重不举，多卧少起"。这类患者的多卧少起与少阴病不一样，少阴病"但欲寐"，睡醒后还是昏沉沉的，太阴病是中午睡觉后下午生龙活虎，跟好人似的。黄芪建中汤证和补中益气汤证的人睡觉之后就有精神了，该发脾气发脾气，不像少阴病的人一直处于"但欲寐"的精神困顿状态，睡觉以后也没有神采奕奕。

太阴病患者的中气不足，久站之后中气下陷，就必须要平卧睡觉，所以太阴病的患者必须要睡子午觉，这是太阴病的特点，机制还是很简单的。

太阴病的人为什么头重不举？因为人体的能量大脑消耗得最多，超过人体 1/4 的能量被大脑消耗，就是说大脑温度最高，需要人体大量的产生 ATP。但是，气虚的人中气下陷，疲劳以后心脏输出量不够，六脉俱不足，脉搏无力，到了中午此类患者的心脏输出量进一步减低，产热不够，大脑供血不足，就会感觉到昏昏沉沉。这时候，患者去睡一觉就又恢复了。

西医讲的肿瘤恶液质就可以考虑为太阴病。肿瘤恶液质如是太阴病，可以用小建中汤，少阴病可用炙甘草汤，厥阴病可用大黄䗪虫丸，这 3 个处方都涉及肿瘤的恶液质。】

理中丸证

重订 492 条：霍乱，头痛、发热、身疼痛、热多欲饮水者，五苓散主之；寒多不用水者，理中丸主之。（霍乱病篇·386）

【桂枝解热镇痛。】

理中丸

人参　干姜　甘草（炙）　白术（各三两）

上四味，捣筛，蜜和为丸，如鸡子黄许大。以沸汤数合，和一丸，研碎，温服之，日三四服，夜二服；腹中未热，益至三四丸，然不及汤。

若脐上筑者，肾气动也，去白术加桂枝四两；吐多者，去白术，加生姜三两；下多者，还用白术；悸者，加茯苓二两；渴欲得水者，加白术，足前成四两半；腹中痛者，加人参，足前成四两半；寒者，加干姜，足前成四两半；腹满者，去白术，加附子一枚。

服汤后，如食顷，饮热粥一升许，微自温，勿发揭衣被。

【渴欲得水者，加白术，足前成四两半，太阴渴者必不下利，若渴而利者为湿，其苔必腻而少津，与少阴不同。腹满者，去白术，加附子一枚，即四逆加参汤。】

【"热多欲饮水"和"寒多不用水"，这句话很好理解。"热多欲饮水者，五苓散主之"，因为桂枝能解热，理中丸中没有桂枝，就不能解热。黄芪建中汤有桂枝，就能解热，而理中丸不能解热。"寒多不用水"用理中丸，因为理中丸中有干姜。《伤寒论》的条文是很简单的，大家永远把药的作用印在脑海里，到了临床自己就能区别了。临床都是腹泻的患者，如果患者有低烧，就用五苓散；如果患者唾液多，就开理中丸，这都不需要去背条文。如果从传统中医去讲，什么热多欲饮水，寒多不欲饮水，其实是很枯燥的，我们换个思路看条文就是很简单的。

"服汤后，如食顷，饮热粥一升许，微自温，勿发揭衣被"，法同桂枝汤。这是说服用理中丸后，要想增强疗效，就喝一碗热粥或热的米汤，然后保暖。补肾和补脾有区别：补肾药在早上8点前、晚上8点后一定要吃药，补脾的药中午那一次一定要吃，要不然效果不好。治疗失眠的药，晚上一定要吃一次药，这都是服药的一些套路。】

桂枝人参汤证

重订110条：太阳病，外证未除，而数下之，遂协热而利，利下不止，心下痞鞕，表里不解者，桂枝人参汤主之。（163）

【桂枝解热，人参汤止利。】

桂枝人参汤

桂枝（别切，四两）　甘草（炙，四两）　白术（三两）　人参（三两）　干姜（三两）

上五味，以水九升，先煮四味，取五升，纳桂枝，更煮取三升，去滓，温服一升，日再，夜一服。

【人参汤的组成与理中丸相同，桂枝人参汤与理中丸有点变化就是剂量，把炙甘草变为四两。桂枝人参汤也治下利发热。我们前面讲到，如果患者腹泻发烧口干，用五苓散；如果腹泻不发烧、唾液多，用理中丸。如果患者腹泻发烧又唾液多，就用桂枝人参汤。这些都不需要背，我们把处方背后的药物机制弄清楚，到了临床随证应用就行了。】

重订 493 条：太阴当发身黄，若小便自利者，不能发黄。至七八日，虽暴烦下利，日十余行，必自止，以脾家实，腐秽当去故也。（金匮·腹满寒疝宿食病篇）

【太阴寒湿发黄，当以茵陈术附汤主之。黄家小便亦黄，以胆红素从小便排出，若小便自利者，不能发黄。太阴宿食下利，不可止利，此脾气来复，腐秽当去。】

【什么叫"太阴当发身黄"？太阴寒湿发黄或者湿重于热，用茵陈五苓散或者茵陈术附汤。代表处方是茵陈五苓散，或者茵陈四苓汤，五苓散去桂枝为四苓汤。

"若小便自利者，不能发黄"，患者小便不黄，这不是黄疸，肯定不能发黄啊。"七八日，虽暴烦下利，日十余行，必自止，以脾家实，腐秽当去故也"，这种"七八日暴烦下利"是太阴宿食下利。宿食存了七八天了，暴烦下利，不可止利，因为是"脾气来复，腐秽当去"。如果觉得患者下利的不干净，可用桂枝加大黄汤助其下宿食，而不能用收敛止利的药物。】

枳术汤证

重订 497 条：心下坚，大如盘，边如旋盘，水饮所作，枳术汤主之。（金匮·水气病篇）

【后世以补中益气汤重加枳实治脏器下垂，法从此出。

心下坚，大如盘，边如旋盘，此胃中胀满，触诊腹压高，若腹中软，即当散也。】

枳术汤

枳实（七枚）　　白术（二两）

上二味，以水五升，煮取三升，分温三服。腹中软，即当散也。

【枳术汤用枳实配白术。"心下坚，大如盘，边如旋盘"是患者胃中胀满，触诊可感胃中的压力很高。"若腹中软，即当散也"，触诊时发现胃中的压力没有了，也就是腹部的压力没有了，这说明虚痞没有了。患者的胃肠蠕动功能减退，腹诊时会觉得腹部鼓鼓的，肠道蠕动功能改善，腹中气体排出，腹部就会软下去。

方中的枳实很特殊，可以促进肌肉的收缩，这也是承气汤用枳实的原因。枳实促进肌肉收缩的作用，可用来治疗多种疾病。单纯用枳实促进肌肉的收缩还不够，如果是实证，可用枳实配大黄促进肌肉的收缩；如果是虚证用枳实配白术，白术能够增强肌肉的肌力，增加肌肉的营养。枳术汤用白术配枳实与承气汤用枳实配大黄，一虚一实而已。

很多疾病需要增强肌肉收缩，比如胃下垂，单纯用补中益气汤治疗行不行？不行。为什么不行？因为胃下垂的人，胃中储存很多食物，食物压迫胃，造成胃难以蠕动，此时需要加枳实。再比如，枳实芍药散可促进子宫复旧，让子宫收缩把恶露（瘀血）排出，就是利用了枳实的作用。如果遇见阴挺（子宫脱垂），可用补中益气汤加枳实。如果遇到痔疮也可加枳实，补中益气汤加枳实就可以治疗痔疮。

哪种人特别容易出现补中益气汤加枳实证？偏瘦，也不是一定很消瘦，但是偏瘦的人相对多见。如果患者拍胸片是"垂位心"，就容易出现中气下陷导致的心慌。张锡纯叫大气下陷，不一定用他的升陷汤等处方，用黄芪建中汤就有效，也可以用补中益气汤，机制都是相似的。升陷汤只不过考虑是心肺的疾病，加了桔梗等药，这些都是临床上的化裁。当然，张锡纯有他的体会，他把这个方法发挥得淋漓尽致。但是，大家只要知道学术的渊源后就容易运用。

补中益气汤加枳实可显著增强治疗多种脏器下垂的疗效，我们从中能学到什么？大家看前面讲的厚朴生姜半夏甘草人参汤、补中益气汤加枳实，再去领会教材告诉我们的虚实，是不是与临床实际应用有距离？虚实肯定要辨，但是一定不是教材上讲的虚证要用什么，实证要用什么。胃下垂导致胃蠕动功能减退，大量食物储积于胃，这算实还是算虚？大量的食物储积于胃，有虚也有实，所以补中益气汤要加枳实。补中益气汤证脉的特点是什么？寸脉不够实。如果只看到患者寸脉不够，你就开补中益气汤，那说明你的处方还不到位，如果到位应该加枳实。】

大建中汤证
重订 498 条：心胸中大寒痛，呕不能饮食，腹中寒，上冲皮起，出

见有头足，上下痛而不可触近者，大建中汤主之。（金匮·腹满寒疝宿
食病篇）

【此证即西医肠套叠，上冲皮起，见有头足，此即肠型。多发回盲
部，此处为厥阴经所过。腹中寒，即厥阴肝寒上逆。呕不能饮食，此证
当禁食。此本厥阴方，然病位在太阴，西医所谓回肠末端。

边缘—平滑肌系统：痉挛。】

大建中汤

蜀椒（二合，去汗）　　干姜（四两）　　人参（二两）

上三味，以水四升，煮取二升，去滓，纳胶饴一升，微火煎取一升
半，分温再服，如一炊顷，可饮粥二升，后更服，当一日食糜，温
覆之。

【蜀椒：拟肾上腺素样作用，抑制胃肠蠕动，方如大建中汤、乌梅
丸；杀虫，方如乌梅丸；抗催乳素。】

【我们接着讲大建中汤，小建中汤证的病位在十二指肠，补中益气
汤证的病位在小肠，大建中汤的病位在回盲部。

这条描述的症状是个厥阴病。回盲部在厥阴经，但是因为属于消化
道，所以我们把它拿到太阴病篇讲，本质上这是厥阴病。大建中汤证讲
的是肠套叠，肠套叠主要发生于回盲部，是回肠与结肠相套叠，形成肠
形和腹痛，症见肠形"上冲皮起，出见有头足，上下痛而不可触近者，
大建中汤主之"。

肠套叠会出现肠道痉挛，形成肠型。大建中汤用蜀椒、干姜和人
参，还是一个厥阴病解痉的处方。这个病现在也少见了，儿科可能会看
到，成人很难看到了。

这里重点讲一下蜀椒。第一，蜀椒具有拟肾上腺素样作用，可以抑
制胃肠道蠕动，所以大建中汤和乌梅丸都用它。大建中汤用蜀椒抑制肠
痉挛导致的肠型；乌梅丸用蜀椒抑制胃肠道的蠕动，可以治疗下利。蜀
椒的拟肾上腺素样作用使升麻鳖甲汤、麻黄升麻汤是一类方，升麻鳖甲
汤也能出表，因为方中有蜀椒托邪出表。四川人吃火锅就是这样子，十
几个人围着一口锅，坐在那里，吃得满头大汗，衣服都穿不住。之所以
这么吃，因为蜀地潮湿。

第二，蜀椒有杀虫的作用，所以乌梅丸用蜀椒。蜀椒可杀多种虫，

可以杀蛔虫、蛲虫、绦虫、血吸虫和包虫。蜀椒的杀虫作用很强，在妇科它可以外用杀虫，比如妇科有滴虫感染引起的性病以及阴虱，都可以使用蜀椒治疗。

第三，蜀椒还具有抗催乳素的作用，可以回乳。我们一般都知道麦芽可以抗催乳素，其实蜀椒也可以抗催乳素，区别在于麦芽在少阳经，蜀椒在厥阴经。】

太阴肺之甘草干姜汤证

重订499条：问曰：热在上焦者，因咳为肺痿。肺痿之病，从何得之？师曰：或从汗出，或从呕吐，或从消渴，小便利数，或从便难，又被快药下利，重亡津液，故得之。曰：寸口脉数，其人咳，口中反有浊唾涎沫者何？师曰：为肺痿之病。若口中辟辟燥，咳即胸中隐隐痛，脉反滑数，此为肺痈，咳唾脓血。脉数虚者为肺痿，数实者为肺痈。（金匮·肺痿肺痈咳嗽上气病篇）

甘草干姜汤

甘草（炙，四两）　干姜（炮，二两）

上㕮咀，以水三升，煮取一升五合，去滓，分温再服。

【脉数虚者为肺痿，数实者为肺痈。咳即胸中隐隐痛，此证需考虑肺痈、肺癌等症。】

【我接着讲太阴肺的两个处方：甘草干姜汤、生姜甘草汤。

重订499条讲如果患者口干，咳引胸痛，这是肺痈不是肺痿，两者需要区别。什么叫"口中反有浊唾涎沫者"？患者来就诊，说话的时候口水都随着嘴巴在动，嘴唇两边冒白泡；或者患者伸出舌头，口水都往下滴。这种人的唾液分泌增加，用甘草干姜汤，甘草与干姜的剂量比例是2∶1，这个剂量的比例要记清楚。】

重订500条：肺痿吐涎沫而不咳者，其人不渴，必遗尿，小便数，所以然者，以上虚不能制下故也。此为肺中冷，必眩，多涎唾，甘草干姜汤主之。若服汤已渴者，属消渴。（金匮·肺痿肺痈咳嗽上气病篇）

【干姜可以抑制体液分泌，此温太阴肺之主方也，太阴小便数而不渴，若服汤已渴者，属消渴。消渴者，渴而小便数。】

【这条不好理解，"肺痿吐涎沫而不咳者，其人不渴，必遗尿"，用干姜肯定不渴、口水多，但是"必遗尿"不好理解。张仲景说"所以然者，以上虚不能制下故也"，那么"上虚"难道只能用干姜？不是，此为"肺中冷，必眩，多涎唾，甘草干姜汤主之"，说的是干姜能够抑制腺体分泌，如果遗尿不是因为肾虚，可以用甘草干姜汤。因为干姜能够减少尿液的分泌，比如本来分泌 1L 尿液，现在只分泌 0.5L。补肾的作用是促进尿液的吸收，补肾可以促进醛固酮分泌，使尿液在排泄出来之前被重吸收，比如 1L 尿液被重新吸收，排泄出来只有 0.5L。麻黄为什么能治遗尿？因为麻黄兴奋交感神经，能够关闭括约肌，所以能够治疗遗尿。3 种药物的治疗机制是不一样的。

"若服汤已渴者，属消渴"，这句话是讲糖尿病的患者不要用此方。甘草干姜汤不治糖尿病，炙甘草能够升高血糖，糖尿病患者不能重用炙甘草。】

重订 501 条：夫中寒家，喜欠，其人清涕出，发热色和者，善嚏。（金匮·肺痿肺痈咳嗽上气病篇）

【其人清涕出，太阴肺阳虚故，脾阳虚者，喜唾。重订 697 条：大病瘥后，喜唾，久不了了，胸上有寒，当以丸药温之，宜理中丸。

太阴脾肺阳虚夹饮者，如重订 99 条：妇人吐涎沫，医反下之，心下即痞，当先治其吐涎沫，小青龙汤主之。】

【这条说的是脾虚之人若清涕很多，用甘草干姜汤。患者吐口水多、鼻涕很多，清稀如水，都可以用甘草干姜汤。甘草干姜汤能够治痰、涕、唾、带下、尿、便，都是腺体分泌旺盛的情况。】

太阴肺之生姜甘草汤证

重订 502 条：《千金》生姜甘草汤：治肺痿咳唾，涎沫不止，咽燥而渴。（金匮·肺痿肺痈咳嗽上气病篇）

生姜甘草汤

生姜（五两）　人参（三两）　甘草（四两）　大枣（十五枚）

上五味，以水七升，分温三服。

【此为太阴温补方，甘草干姜汤乃温散方。太阴三药，人参、白术、干姜。重订：哕逆者，橘皮竹茹汤主之，此合胃气上逆，加橘皮、

竹茹。】

【太阴肺还有一个证是生姜甘草汤证。生姜甘草汤治"肺痿咳唾，涎沫不止，咽燥而渴"，它与甘草干姜汤的区别是没有干姜。】

抑制腺体分泌

【①半夏。②干姜/生姜。③吴茱萸。④地黄（醛固酮）。】

【抑制腺体分泌作用最明显的几个药有：半夏、干姜、吴茱萸、地黄。

第一个是半夏，小柴胡汤渴者去半夏。

第二个是干姜，可以抑制多种腺体分泌。生姜抑制腺体分泌的作用弱，主要是抑制胃液的分泌，具有温胃的作用。

第三个是吴茱萸，"干呕，吐涎沫，头痛者，吴茱萸汤主之"，左金丸也用吴茱萸抑制胃酸的分泌。

最后，还有一个药是地黄。其实，地黄不是抑制腺体分泌的药物，而是能促进分泌液的吸收。地黄具有补肾的作用，可以增强醛固酮的分泌，而醛固酮能够促进水分的吸收，醛固酮分泌增多之后，腺体分泌在体内循环被重吸收，所以分泌出来的量就减少了。换言之，机体分泌出来的液体在排泄之前会被重吸收，补肾药能够提高醛固酮水平，使得机体重吸收增加，因此分泌出来的液体就减少了，这就是补肾能够减少体液分泌的原因。

醛固酮不仅存在于肾脏，其他很多内分泌腺体上也有醛固酮的受体，比如肺泡、呼吸道就有醛固酮受体。金水六君煎能够治肾虚痰泛，机制就是方中的补肾药可提高醛固酮分泌，呼吸道分泌液的重吸收增加，所以痰就会减少。再比如尿液，尿液在排到肾盂、膀胱之前要经过重吸收，使用补肾的药物使人体醛固酮水平增加，尿液的重吸收就会增多了，排出的尿液就会减少。

地黄与前面3个药的作用机制不一样，前面3个药是让尿液形成减少，地黄是增强机体重吸收进而使尿液排出减少，但是这4个药物都可影响腺体的分泌。】

四、太阴虚劳

虚劳分太阴虚劳、少阴虚劳和厥阴虚劳（干血劳），我们现在讲太阴虚劳。其实，太阴虚劳就是桂枝证。

桂枝加龙骨牡蛎汤证

重订 503 条：夫失精家，少腹弦急，阴头寒，目眩（一作目眶痛），发落，脉极虚芤迟，为清谷、亡血、失精。脉得诸芤动微紧，男子失精，女子梦交，桂枝加龙骨牡蛎汤主之。

【自主神经功能紊乱。】

桂枝加龙骨牡蛎汤方（《小品》云：虚羸浮热汗出者，除桂枝加白薇、附子各三分，故曰二加龙骨汤。）（金匮·血痹虚劳病篇）

【阳虚发热，除桂枝加白薇、附子，附子得芍药、白薇、龙骨、牡蛎之制，此扶阳法门。桂枝法主心，若天与日，为一身生命之大主；附子法主肾，乃人身立命之根本。桂枝者，生姜助之出表；附子者，干姜助之入里，此皆得后天之助也。】

桂枝加龙骨牡蛎汤

桂枝　芍药　生姜（各三两）　甘草（二两）　大枣（十二枚）
龙骨　牡蛎（各三两）

上七味，以水七升，煮取三升，分温三服。

【这条描述的症状有典型的自主神经功能紊乱。自主神经功能紊乱可以表现出下列症状，第一"阴头寒"，我们前面已经讲过，这里不再重复。第二"目眩"，即头晕，特点是眉棱骨处的头晕和头疼，可以用桂枝汤。第三"发落"，桂枝汤可以治女性脱发，尤其是更年期的发落。第四"脉极虚芤迟"，虚是没有力气，是气虚，芤是亡血，血虚。第五"为清谷、亡血、失精"，清谷指下利清谷，亡血指血虚。引起血虚的原因很多，比如女性的产、经等原因，消化吸收不良也可以亡血，男性之所以表现出小建中汤证，就是消化吸收不好导致的亡血。失精，一种情况指"阴寒精自出"，还有一种情况是交感神经虚性亢进。桂枝汤证与小建中汤证的男性有个特点：交感神经虚性亢进，兴奋的频率很高，容易出现性冲动，自慰的频率很高，这也会引起失精。但是，这类男性的性冲动强度和持续时间均降低。

除清谷、亡血、失精之外，还有一证是血痹，我们在下一条讲。清谷、亡血、失精、血痹是太阴虚劳的 4 个表现。

"脉得诸芤动微紧，男子失精，女子梦交"，脉芤可见于血虚，还可见于失精。男女性交的时候，女性到了高潮，其脉大，然后男性射精，忽然之间男女的脉象一下子就退下去，那个时候就是芤脉。这是生理原因导致的脉象改变，而条文讲的芤脉是患者不在性高潮的时候都能摸得着。动指"厥厥动摇，无头无尾"，我们最怕摸到动脉，这涉及其他的问题。脉象里还有另一个脉，这才是导致失精的原因。"男子失精，女子梦交"，梦交是什么呢？做春梦。跟谁梦交呢？不好说，患者可能说梦到的人都不认识，也可能是神神鬼鬼的。脉象的问题，大家在临床上慢慢体会，我们只讲到这种程度。临床医生知道桂枝加龙骨牡蛎汤治疗自主神经功能紊乱，就可以了。

如果肾虚明显的，"虚弱浮热汗出"，可以去桂枝加白薇、附子。这个套路就像肾虚的麻黄汤证去桂枝加附子，变为麻黄附子甘草汤。肾虚患者若见了桂枝证，人身上面是心，下面是肾，桂枝是树梢，人体的上半部分就像树枝；附子是根，肾阳虚的去桂枝加附子。麻黄细辛附子汤和麻黄汤也是这个套路，麻黄汤去桂枝加附子就是麻黄附子甘草汤，如果患者咳得明显，可以加杏仁。

阳虚发热，去桂枝加白薇、附子，附子得芍药、白薇、龙牡之制，这是扶阳的一个方法。扶阳派在用附子的时候，有很多独特的见解。二加龙牡汤用什么监制附子？用芍药、白薇、龙骨、牡蛎监制附子，每个药都有讲究，挺复杂，有很多窍门。而且桂枝主心，若天与日，为人一身生命之大主；附子主肾，乃人身立命之根本。所以桂枝者，生姜助之出表；附子者，干姜助之入里。这就是先后天的关系。

我们再讲深一点儿，如果去桂枝加附子、白薇，它退热作用强了，对阳虚的患者出现的发热有效，但是对"男子失精，女子梦交"就没有效了。这是因为人身的阳气在心，"阳气者若天与日"，生命的大主在心，但是它根源于肾，用在心。所以，当心阳不足的时候，就像天上没有太阳，乌云密布，才会有七七八八的东西。一旦去了桂枝，改成附子，温肾的作用增强了，解热镇静的作用增强了，治疗潮热、汗出等肾阳虚的作用增强了，但是失精却不好治了。我们遇见患者需要起阳火的，就用30g桂枝起阳火，患者下次再来看病，就不再感觉有神神鬼鬼的东西。所以起阳火不能去桂枝，这是有区别的。

学生问：附子可不可以用肉桂代替？

答：在《伤寒杂病论》中，不分桂枝和肉桂，如果要治疗阳虚发热，要用附片，我们说的附片是附子，不是白附子。】

黄芪桂枝五物汤证

重订505条：血痹，阴阳俱微，寸口关上微，尺中小紧，外证身体不仁，如风痹状，黄芪桂枝五物汤主之。（金匮·血痹虚劳病篇）

黄芪桂枝五物汤

黄芪（三两）　芍药（三两）　桂枝（三两）　生姜（六两）大枣（十二枚）

上五味，以水六升，煮取二升，温服七合，日三服。（一方有人参）

【末梢神经炎，糖尿病多见，不用甘草。】

【血痹多见于尊荣人。什么叫尊荣人？骨弱肌肤盛。大家去看唐代的贵妇人画像，就是那种生活在社会的顶层，身体肥硕、高贵、脚不沾地的人。此类人群，身体也容易出问题，常见黄芪桂枝五物汤证。因为这种人容易得消渴，也就是现代医学讲的糖尿病合并末梢神经炎。黄芪桂枝五物汤治疗的一个典型疾病是末梢神经炎。现在很多化疗药具有神经毒性，肿瘤患者化疗后也容易出现末梢神经炎，但是古代没有化疗，主要见于糖尿病合并末梢神经炎。

大家要记住一点，黄芪桂枝五物汤不用甘草，因为此证在古代多见于糖尿病。方中可以用人参，人参也降血糖，但是不要用甘草。这是我们治疗尊荣人骨弱肌肤盛的一个处方。】

甘姜苓术汤证

重订506条：肾着之病，其人身体重，腰中冷，如坐水中，形如水状，反不渴，小便自利，饮食如故，病属下焦。身劳汗出，衣里冷湿，久久得之。腰以下冷痛，腰重如带五千钱，甘姜苓术汤主之。（金匮·五脏风寒积聚病篇）

甘草干姜茯苓白术汤

甘草　白术（各二两）　干姜　茯苓（各四两）

上四味，以水五升，煮取三升，分温三服，腰中即温。

【维生素 K_1、维生素 K_2：天然，脂溶性，从绿色植物中提取的维生素 K_1 和肠道细菌（如大肠埃希菌）合成的维生素 K_2。

维生素 K_3、维生素 K_4：人工合成，水溶性。

维生素的作用：

（1）促进血液凝固：与肝脏合成 4 种凝血因子（凝血酶原和凝血因子VII、IX及X）密切相关。

（2）参与骨骼代谢：维生素 K 参与合成 BgP（维生素 K 依赖性蛋白），调节骨骼中磷酸钙的合成，肾着汤。

（3）增加肠道蠕动和分泌。】

【这个处方治肾着，以患者服药自觉腰中温暖为效。

这条的症状是不是肾虚啊？不是肾虚，而是太阴脾虚。"腰中冷"的原因是带脉的问题，我们讲奇经八脉时讲到带脉通太阴经。"如坐水中"，若是女性，白带如水一样量多、清稀。"反不渴"，所以用干姜，"小便自利"也要用干姜，干姜可减少腺体分泌。"饮食如故"病属下焦，用白术健脾除湿，白术还是带脉的引经药，只要是带脉的病，就可用白术。比如，我们治疗宫颈癌，一定要入带脉经，起手就用白术 30g。

甘草干姜茯苓白术汤之所以能够治腰痛，我们在生理学课中已经讲过了。一部分脾虚的人维生素 K 水平低，导致维生素 K 依赖性蛋白水平低，而维生素 K 依赖性蛋白能够调节钙磷代谢，所以维生素 K 依赖性蛋白水平低，会导致人体脱钙，容易发生骨质疏松和骨质增生。

明代医家李时珍讲白术能削骨。《本草纲目》记载："察见牙齿日长，渐至难食，名曰髓溢病。用白术煎汤，漱服即愈。"讲的就是白术能够治髓溢，能够削骨。西医讲在消化吸收功能低下的情况下，肠道菌群紊乱导致维生素 K 合成降低，而维生素 K 能调节骨钙代谢，也就是中医讲的脾虚能够导致肾虚，出现腰疼等症状。腰在带脉，带脉沿腰绕腹部一周。换言之，补肾不见效的时候，可以补脾。

白术能够削骨，尤其作用于腰腿，有人浓煎白术泡脚治疗足跟骨刺、足跟痛，就是上面讲的机理。

这里插讲一点儿内容。李时珍是明代人，号濒湖，大家都知道他写了一本书叫《本草纲目》，其实他的著作很多，比如《濒湖脉学》。《濒湖脉学》是脉学中最实用的，我小时候就背《濒湖脉学》，不背怎么摸脉啊！这本书很实用而且不玄，对每一个脉象讲得都不玄，可以在临床上得到很好的验证，不像其他有的脉学书写的不容易学习。他还有一本很重要的书是《奇经八脉考》，很精彩，很值得去读。】

补中汤证

重订 591 条：《近效方》术附汤：治风虚头重眩，苦极，不知食味，暖肌补中，益精气。（金匮·中风历节病篇）

补中汤

白术（二两）　　附子（炮，去皮，一枚半）　　甘草（炙，一两）

上三味，每五钱匕，姜（五片），枣（一枚），水盏半，煎七分，去滓，温服。

【后天养先天：肾着汤/四逆汤。

先天养后天：补中汤。

阳和汤：姜炭。

干姜：使幼年小鼠胸腺萎缩；对幼年大鼠肾上腺中维生素 C 含量有明显降低的作用，可延长乳腺癌患者的生存期。

附子：肾上腺皮质激素促进胃液分泌；睾丸酮促进合成代谢。】

【前面讲了肾虚的人可以补脾，现在我们讲脾虚的人如何补肾，这就是补中汤。我们讲建中汤、理中汤，还有补中汤。补中汤是原仲景方，后世《近效方》叫术附汤。

"《近效方》术附汤治风虚头重眩，苦极，不知食味，暖肌补中，益精气。"古人的书，要逐字去读，才能解其意。"不知食味"指的是没有食欲。"暖肌补中"说的是两件事情：第一，能够"暖肌"，因为脾主肌肉；第二能"补中"，因为能健脾。"益精气"是说能够益精，还能够益气。精、气是两个东西，就像阳、气是两个东西一样，由于它们的某些功能相近，所以我们常常合在一起说。再比如《黄帝内经》讲"与天地精神相往来"，讲的是人怎么与天地的精相往来，怎么与天地的神相往来。人鬼精神是不同的东西，合起来讲，大家就不知道在说什么了。所以，《黄帝内经》不好讲，也不能讲。大家在念《黄帝内经》文字的时候，不能按照我们自己想象的内容去理解，一定要明白它的两个字代表的是两个东西。"益精气"讲的是益精和益气两件事情。大家读的时候，读益精气就过去了，其实是在讲这个方既能够补精，又能够补气。大家读《黄帝内经》感觉读不懂，很多就是自以为然地去理解，比如上面讲的"与天地精神相往来"，有人会觉得天地有什么精神呢？人才有精神啊，难道天地还有思维？越读越不明白在讲什么。其实是在讲两个东西，与天地的精、与天地的神相往来。大家可以换个角度去理解《黄帝内经》讲的更多的内容。

术附汤由白术、附子、甘草、生姜、大枣组成。大家要记住此方的一个特点，在《伤寒杂病论》里有两个版本，区别在于药物的剂量。如果方中白术、附子的剂量加大，就是一个治风湿的处方。在扶阳的时候一定要注意，小剂量的白术、附子可健脾补肾，白术、附子的剂量加大就可温阳除湿。我们用附子补肾的时候，剂量一般在 9g 以下，用到 9g 就不再增加了；如果用附子温阳除湿，100g、200g、300g 都用过，用 300~500g 也很正常。我老师用附子的剂量非常大，我现在用的剂量越来越小了，处方越来越柔，没有以前那么刚了。大家要记住，附子大剂量和小剂量的作用不一样，不能开 200g 附子补肾，大剂量的附子不具备补肾的功能，主要是温阳除湿。

大家一定要注意，《近效方》术附汤要见效，取决于剂量，附子的剂量一定要小，不能大，剂量大了就成治风湿病的方了。这个方为什么有效呢？当补脾不见效时，可以补肾。为什么可以补肾？因为附子温肾阳，温肾的药物能提高雄激素水平，雄激素能够促进人体的消化吸收以及肌肉的营养。所以，当补脾不见效的时候，可以考虑补肾，但是补肾药的剂量一定要小。

在先天和后天的关系中，后天养先天，比如肾着汤、四逆汤。四逆汤为什么用干姜？干姜能够降低肾上腺维生素 C 的水平，意味着干姜能够促进肾上腺皮质激素的释放，能增强附片的疗效。所以，四川人讲"附子无姜不热"。若要促进肾上腺皮质激素的快速释放，用附片配干姜，叫作"急温之"，这是扶阳的办法。先天还可以养后天，比如补中汤也就是术附汤。阳和汤里的姜炭，也体现了先天、后天。先天、后天之间的关系很复杂，三阴是递进关系，大家要仔细去琢磨。

学生问：吴老师能否详细讲一下附子的监制方法？

答：从龙有 36 法，有 36 种监制附片的办法，如详细讲需要把《伤寒杂病论》从头到尾讲一遍，三言两语很难讲清楚。这是传承下来的一套学术体系。关于扶阳，我们看到的扶阳一般是郑、卢医学，扶的是肾阳，是郑钦安一派，郑钦安师从刘芷唐，这是一脉；还有一脉是扶肝阳，就是从龙法。但是，从龙法从清代就失传了，大家最后能够读到的从龙法在《温病条辨》里，吴鞠通在《温病条辨》下焦篇讲了一大段，讲从龙法早已失传了，他觉得应该是什么样子的，但是也没写清楚。扶阳里监制附子的问题很复杂，有时间我们可以专门开一门课讲从龙法，大概需要讲两天时间，把扶阳法彻底地讲一遍，这样大家就可以知道扶阳的根源流派。扶阳有显传、秘传，最秘传的是《六经标本阴阳诀》，那才是扶人身的真阳，讲的都是生与死的问题，那才是扶阳最秘传的东西。】

附子能够增强雄激素和皮质激素的分泌，雄激素和皮质激素能促进消化吸收，提高食欲，营养肌肉，促进胃液分泌，所以附子有补脾的作用，但是用的剂量要小。小剂量的皮质激素是开胃的，大剂量是败胃的。甘草具有拟皮质激素样作用，如果单纯用甘草的开胃作用，剂量不能太大，不能开 30g 甘草，否则患者吃了以后，反而更不想吃东西。】

五、太阴瘀血

太阴瘀血之桂枝茯苓丸证，我们在太阳蓄血证讲过了，此处就不再重复。

太阴的功能

太阴的功能有些什么呢？消化排便、吸收、腺体分泌、合成代谢、肌肉疾病、免疫功能和固摄功能。消化排便讲过了，讲了理中丸等处方。吸收功能也讲了，如果吸收功能不好会出现下利。合成代谢我们也讲了，比如小建中汤证的消瘦。腺体分泌我们也讲了，控制水液代谢，这个我们要单独讲。肌肉疾病，我们只讲了几个方，其实治疗肌肉疾病的方很多，我们也不再多讲。然后是肺和脾的免疫功能以及固摄功能。

太阴病与交感神经亢进

重订 724 条：夫男子平人，脉大为劳，极虚亦为劳。（金匮·血痹虚劳病篇）

【两型：建中/理中。此血管扩张，大而无力，为太阴劳虚，当以芍药收敛之，大而有力为阳明实热。】

重订 729 条：劳之为病，其脉浮大，手足烦，春夏剧，秋冬瘥，阴寒精自出，酸削不能行。（金匮·血痹虚劳病篇）

【脉浮大；手足烦；酸削不能行，消瘦；精自出，性交时间缩短；阴寒，产热不够，与交感神经兴奋性有关。

脉大为劳：十二指肠溃疡春夏发者，多交感神经亢进型。龙骨、牡蛎：镇静制酸。

极虚为劳：十二指肠溃疡秋冬发者，多非交感神经亢进型。山药、茯苓、白及治疗疮疡。】

重订 732 条：男子面色薄者，主渴及亡血，猝喘悸，脉浮者，里虚也。（金匮·血痹虚劳病篇）

【我们继续讲太阴病与交感神经系统亢进的关系。"夫男子平人，脉大为劳，极虚亦为劳。"太阴虚劳分了两型，第一型是脉大，摸浮大无力，我们说太阴病的脉是浮大缓虚；第二型是脉虚，极虚亦为劳，脉不大，而是单纯没有力气。可见，太阴病的脉可以是大脉，也可以脉形不大，单纯是虚脉。当然，脉极虚也有可能是少阴有病、厥阴病，《金匮要略》讲了三阴的虚劳。所以，太阴的虚劳其实分了两型，简单地讲分了小建中汤证和理中汤证两型，其中理中汤去干姜用白术，就是四君子汤。我们就简单分成两型，一个是小建中汤证，脉大而无力；另一个是理中汤证，脉虚，脉搏没有力气但是不大。其中，小建中汤证的脉大而无力，如果脉大而有力则是阳明腑实证。

为什么小建中汤证脉大呢？患者血管扩张，脉大而无力。《金匮要略》讲"劳之为病，其脉浮大，手足烦，春夏剧，秋冬瘥，阴寒精自出，酸削不能行"。这一条又说"其脉浮大"，脉浮和脉大都是劳，脉是浮大无力。前面讲了"夫男子平人，脉大为劳"，这里除了脉大之外，还讲了脉浮。太阴虚劳哪一条还讲到了浮？比如说"男子面色薄者，主渴及亡血，猝喘悸，脉浮者，里虚也"。所以，我们说太阴病的脉是浮大缓虚，浮大无力也是虚劳。

那么这一条在讲什么呢？第一，其脉浮大。为什么脉浮？因为交感神经亢进。我们知道肾上腺素可使脉搏更表浅，感冒以后肾上腺素分泌增加，使脉搏更加表浅，以使出汗带走体温。而虚劳并没有外感，患者的肾上腺素分泌也增加，也使血管浅表的动脉更表浅，这种肾上腺素分泌增加是虚性亢进。我们讲交感神经亢进分实性、虚性，实性亢进是实则阳明，比如炎症导致的大热、大渴、大汗、脉洪大；虚性亢进是虚则太阴，比如小建中汤证。我们反复讲过实则阳明，虚则太阴，比如阳明病的交感神经实性亢进，可选用白虎汤；太阴病的交感神经虚性亢进，可选用小建中汤。交感神经的虚性亢进是因为太阴病本身是一个虚证，患者的肾上腺素分泌增加，导致脉搏变浮。

第二，手足烦。这是由于患者的交感神经虚性亢进，导致手足烦热。关于手足烦热，我们还给大家讲过一证是三物黄芩汤证，那是真的有热。三物黄芩汤用黄芩、苦参、生地，治"妇人在草蓐，自发露得风，四肢苦烦热"。小建中汤治疗的手足烦与三物黄芩汤治疗的四肢苦烦热完全不一样。太阴虚劳的手足烦热是因为交感神经亢进，其脉浮大也是因为交感神经亢进。

第三，酸削不能行，是指消瘦。为什么消瘦呢？因为交感神经虚性亢进，合成代谢减少，分解代谢增加。大家知道，交感神经亢进的人分解代谢增加，所以人就消瘦。患者晚上睡不好，男子失精，女子梦交，当然不仅是睡不好，还有遗精等问题。男子失精、女子梦交本身就可能晚上失眠，桂枝加龙骨牡蛎汤也可以治疗失眠。

第四，阴寒精自出，精自出指性交时间缩短。当交感神经虚性亢进之后，性交的时间缩短，兴奋性阈值降低。这种人容易兴奋，性交时间很短。这是交感神经虚性亢进导致的性交时间缩短，所以叫精自出。阴寒是产热不够，男子的龟头发冷，女性的生殖器也发冷。

第五，春夏剧，秋冬瘥。为什么春夏剧？春夏时节更容易出现交感神经虚性亢进。为什么秋冬瘥？因为秋天、冬天的交感神经系统活性降低了。其实，交感神经系统活性低的人秋冬难受，交感神经虚性亢进的人秋冬见好。交感神经虚性亢进的小建中汤证，类似于后世讲的气虚生大热（补中益气汤证），都是春夏剧，秋冬见好。春夏的时候气候变暖、变热，交感神经容易亢进，加上天气热容易耗气，所以春夏剧。而真正脾阳虚的人交感神经活性不足，表现为理中汤证、四君子汤证，秋冬反而会加重。

给大家举两个例子，一型是脉大为劳，春夏之交是十二指肠溃疡的好发季节，可用小建中汤化裁，这种人交感神经虚性亢进，所以常常加龙骨、牡蛎。龙骨、牡蛎能够镇静，同时含有钙，能够制酸。十二指肠溃疡患者的胃酸分泌增加，所以常常加龙骨、牡蛎镇静，降低交感神经活性，同时它们含有的钙又能够制酸。还有一型是极虚为劳，大家知道十二指肠溃疡不只是多发于春夏之交，也可以秋冬发作，所以十二指肠溃疡也有非交感神经亢进的，也有可用参苓白术散化裁治疗的。方中的山药、茯苓可以在溃疡处形成一道保护膜，保护胃的黏膜，还可以加黄芪、白及抑制疮疡。我们多次讲过治疗十二指肠溃疡用小建中汤，大家就只记住了小建中汤。小建中汤证的时腹自痛，脉大，多发于春夏之交。十二指肠溃疡也有脉虚的，也有不在春夏之交发作，而在秋冬发作的。之前没讲过，大家用了小建中汤疗效不好，就不会治了。然后就质疑不是说十二指肠溃疡用小建中汤吗？怎么没效啊？其实，这是把知识学得太死了，我们在太阴病讲了小建中汤，还讲了理中汤，大家不要学这么死。再比如，我们讲交感神经亢进用小建中汤，有没有交感神经亢进不该用小建中汤的？白虎汤也治交感神经亢进啊，大热、大渴、大汗、脉洪大，那是个实证。实则阳明，虚则太阴，小建中汤证治的是虚证。我们讲虚则太阴，那少阴有没有交感神经亢进的呢？也有啊，我们说三物黄芩汤不也有手足烦热吗，阴虚的人也有交感神经系统亢进啊，也会出现晚上不睡觉、消瘦的情况。我们今天是讲太阴病，没有展开讲其他的情况，大家不能学得太死了，要把思路放宽。

大家可以看到，条文整个描述了一个交感神经虚性亢进的过程，交感神经虚性亢进导致其脉浮大；导致手足烦热，需区别三物黄芩汤证；导致酸削不能行，需与阴虚、有痰的消瘦相区别，因为阴虚之人也消瘦，有痰的人也可以消瘦，我们讲过素盛今瘦为痰饮；导致阴寒精自出，阴寒是产热不够，精自出是早泄；导致春夏剧，秋冬瘥，春天、夏天病情加重，秋天、冬天反而好转。】

第八章　少阴汇通

少阴病分为少阴概论、少阴在经、少阴在脏、少阴虚劳。

一、少阴概论

重订 507 条：少阴之为病，脉微细，但欲寐也。（281）

【微为阳微，心输出量低，搏动低下，所以脉微。细为阴细，血容量低，所以脉细。寒性收引，脉细欲绝，此属厥阴。但欲寐：副交感神经兴奋。】

【少阴概论是脉证提纲。"少阴之为病，脉微细，但欲寐也"，微为阳微，细为阴细。与普通人的脉相比，少阴阳虚人的脉是微脉，微脉表明心输出量降低。太阴病也是心输出量降低，但两者有区别，太阴病脉搏无力，少阴病的脉搏不仅无力，而且比太阴病更加无力，已经到了只能让我们明确摸到的状态。如果微细欲绝，脉摸起来似有似无，指感不很清楚，那是厥阴病。这体现了三阴递进的关系。脉微说明少阴阳虚脉搏搏动低下。细为阴细，血容量低，所以脉细。为什么血容量低呢？因为阴虚。为什么阴虚就血容量低呢？由于阴虚之人交感神经兴奋性增加，水分脱失，容易消瘦。当然，细为阴细也不绝对，比如有两种情况的脉细不是阴虚。一种情况是血管张力增加导致的细脉，"少阳之为病，脉弦细"，此处的脉弦细是弦细有力；还有一种是寒性收引的细脉，寒凉引起血管收缩时也是脉细，比如当归四逆汤证的脉微细欲绝。但是，通常情况下的细脉多见于阴虚，血容量不足，交感神经兴奋亢进。

"但欲寐也"，少阴病以阳虚为多，《伤寒论》重扶阳，讲阳虚的内容多，这里的"但欲寐"就是少阴阳虚之人的副交感神经兴奋。副交感神经兴奋表现出的但欲寐，具体表现有两点：一个是白天浑浑噩噩，一个是嗜睡。少阴病既可以表现为嗜睡，也可以表现为失眠，所以治嗜睡证、失眠病都可以从少阴病论治。

少阴病脉证提纲写得非常精彩。少阴病的但欲寐和太阴病的多卧少起不一样。太阴病的多卧少起是说太阴病患者需要平卧休息，睡觉以后可以解乏，而少阴病患者睡觉后仍不解乏。所以，太阴病的人最怕睡觉不好，如果没睡好，第二天会难受，容易出现头疼、低烧等症状。比如，太阴病的人前一天来了几个朋友喝了三四瓶啤酒，一晚上没睡，第二天就会难受，他需要休息。太阴病的特点是烦劳则张，怕累，小有劳，身即热。少阴病就不一样，少阴病的嗜睡是但欲寐，不是睡觉之后就能解乏，一觉醒来也不会生龙活虎，这就是太阴病与少阴病的区别。】

重订 508 条：少阴病，欲吐不吐，心烦但欲寐，五六日自利而渴者，属少阴也，虚故引水自救。若小便色白者，少阴病形悉具。小便白者，以下焦虚有寒，不能制水，故令色白也。（282）

【若小便色白者，此渴非热，热者必小便短赤。】

【这条在讲少阴病可以出现口渴，这是少阴病的一个特点。少阴病出现口渴是因为少阴病患者可以出现排钠、排水增加。少阴病患者中医讲是肾虚，会出现肾上腺皮质激素水平减低。皮质激素包括皮质醛与皮质酮，皮质酮就是我们讲的醛固酮。当患者醛固酮水平降低之后，患者的小便量增多。大家知道肾虚的人尿多，这是因为醛固酮能够促进水钠重吸收，醛固酮水平低了之后，肾脏的排钠、排水增加，患者就会觉得口渴。其实身体并不缺水，但是还想喝水。

换言之，正常人的肾上腺分泌皮质醇与皮质酮两种激素，叫作肾上腺皮质激素，这属于中医讲的肾。皮质酮能够保钠、保水，所以皮质酮水平低了，人就尿多。皮质酮能够保钠，当皮质酮水平低了之后，口腔黏膜唾液分泌的钠就增加，人就想喝水，所以少阴病的特点是容易出现口渴，这就是背后的机制。这与太阴病不一样，自利不渴属太阴。

"若小便色白者，少阴病形悉具"，这是讲口渴不是因为有热缺水，不是阳明病的大热、大渴、大汗、脉洪大。若是阳明病，高动力循环导致的缺水，小便一定是黄色的，而少阴病的口渴，小便是白色的。为什么小便色白？"下焦虚有寒，不能制水，故令色白也"。所谓的下焦虚有寒，就是下焦皮质醛固酮水平减低，保钠、保水能力减弱，不能制水，以致小便量多。从西医角度看《伤寒杂病论》的条文，写得还是很直白的。】

重订 510 条：少阴病，脉微，不可发汗，亡阳故也。阳已虚，尺脉

弱涩者，复不可下之。（286）

【脉微，不可发汗，发汗惊狂：麻黄的心脏毒性。】

【这条讲少阴病不可发汗，发汗亡阳，会出现心动悸，叉手自冒心。因为麻黄有肾上腺素样作用，具有心脏毒性。我们在太阳病篇讲过，少阴病患者用麻黄后容易出现心慌、发汗则惊狂。

那么，少阴病是不是就不能发汗？当然不是，少阴病有麻黄附子甘草汤，只是说不能像太阳病那样发汗，不能用麻黄汤发汗。少阴病如果不用麻黄附子甘草汤发汗，还可以用地黄配麻黄，即阳和汤法。这条是讲少阴病用麻黄要小心，要防止麻黄的心脏毒性。煎煮麻黄去上沫是为了降低麻黄的心脏毒性，麻黄去节也是这个目的，因为麻黄的节里含有的麻黄碱多。

麻黄含有麻黄碱、伪麻黄碱、次麻黄碱。西医用伪麻黄碱制成感冒药，因为伪麻黄碱的心脏毒性最小。西医不直接用肾上腺素做感冒药，因为肾上腺素的心脏毒性大。麻黄的心脏毒性相比肾上腺素要小一些，麻黄中的伪麻黄碱毒性更小。我们总说西医的感冒药不如麻黄汤效果好，但它的安全性要好。有的人过分追求了疗效，看到了西医的缺点，没看到西医的优点。西医用伪麻黄碱，是选择了一个安全性最好的药物，安全性是经过研究确定的，这需要我们借鉴。很少有人吃"白加黑"出事的，用麻黄汤发表吃了不舒服的就很多。大家需要换个角度看问题。

"尺脉弱涩者，复不可下之"，阳虚的人出现便秘，不能用普通的方法去下。是不是不能下呢？也能下，脉弱可用大黄附子汤，脉涩可用济川煎，但是不能用诸承气汤。】

重订 122 条：少阴病，咳而下利谵语者，被火气劫故也。小便必难，以强责少阴汗也。（少阴病篇·284）

【少阴病阴虚，不可强责少阴汗，汗之谵语小便难，当与加减葳蕤汤。方以生葳蕤二钱至三钱，淡豆豉三钱至四钱，红枣两枚，生葱白二钱至三钱，炙甘草五分，桔梗、苏薄荷各一钱至钱半，东白薇五分至一钱。

葳蕤：少阴心之专药。】

【这条讲少阴病有阴虚的，不可强责少阴汗。若汗之谵语小便难，当与加减葳蕤汤。加减葳蕤汤用葳蕤、豆豉、葱白、红枣、甘草、桔梗、薄荷、白薇。白薇是很温和的药物。本方主药是葳蕤，又名玉竹，是少阴病的一个特殊的药物，是少阴病的专药。

"不可强责少阴汗"，是太阳汗还是少阴汗？汗为心之液，是少阴心，所以麻黄不配桂枝，汗出不来。出汗多的人一般都心慌，桂枝汤证、建中汤证都有心悸。如果少阴心的汗出不来怎么办？去桂枝换附子。

感冒以后机体有两种物质分泌增加，一种是肾上腺素，在少阴经；另一种是干扰素，在太阴经。干扰素具有抗病毒的作用，所以说脾与免疫有关，比如黄芪、甘草都可以诱生干扰素。因为黄芪具有这种功能，所以玉屏风散能够防治感冒。大家一定要好好理解中医的理论，它有更深层次的内容。】

重订第512条：少阴病欲解时，从子至寅上。（291）

【从子至寅上，皮质激素低谷，合成代谢。】

【"子至寅上"是指晚上11点开始，到早上5点（见彩图6）。这段时间，人体皮质激素的分泌处于低谷，主要完成合成代谢和大脑的休息。如果这段时间出问题，皮质激素分泌的低谷仍兴奋，会表现为晚上出汗、手脚心发热、消瘦，这就是中医讲的阴虚。如果在这段时间大脑得不到休息，患者白天就会浑浑噩噩，所以晚上11点之前一定要上床睡觉，到了11点最好已入睡。这样在皮质激素处于低谷的时候，人体的形气神才会得到恢复。其中，神的恢复是大脑晚上得到休息；形的恢复，晚上不睡觉容易消瘦，容易得肿瘤；气的恢复，只有晚上睡得好，第二天上班才有精神。这个过程的本质是人体在夜间皮质激素处于低谷，交感神经兴奋性降低，人体的呼吸、心率都降低，到了早上7—8点，皮质激素开始大量分泌，交感神经兴奋性增强，此时中医讲肾阳到了心脏，出于瞳孔，周行全身，就是营卫，大量血液输送到人体的体表，神经兴奋性增加，才能保证一天精力充沛地工作、学习。这就是人体正常的生理功能。】

便血

重订528条：下血，先便后血，此远血也，黄土汤主之。（金匮·惊悸吐衄下血胸满瘀血病篇）

【肠道出血，区别痔疮。】

黄土汤

甘草 干地黄 白术 附子（炮） 阿胶 黄芩（各三两） 灶中黄土（半斤）

上七味，以水八升，煮取三升，分温二服。

【干地黄、阿胶、黄芩用柔，退心、肝、肾之火；维持血容量。】

【"下血，先便后血，此远血也，黄土汤主之"，这是肠道出血，需与痔疮出血相区别。

黄土汤的配伍特点：黄土即伏龙肝，能温肝阳；附子能温肾阳，此方具有补肝阳、肾阳的作用；加白术、甘草补脾；比较难理解的是方中有地黄、阿胶和黄芩。我们要去理解张仲景的思路，他是一个比较简单的人，他认为只要出血就要止血，用阿胶；只要出血就要补血，用地黄维持血容量；只要出血就要清热，加黄芩。这就是张仲景配伍的思路，比较套路化。按照我们的固有思维，对于阳虚出血一般不会用地黄、阿胶、黄芩。大家去理解张仲景的配伍思路，与现在不一样，这是值得我们学习借鉴的。

关于肠道出血，肿瘤也可见先便后血，用黄土汤的效果好不好呢？这个方对下消化道出血的止血作用强，但是不一定治得了肿瘤。所以，张仲景的方要看他立方的思路，他是为了解决患者的哪些问题，不能完全照搬，否则容易出问题。

用黄土汤的思路：第一，止血作用快；第二，不容易休克，用黄土汤治疗出血的患者不容易休克。我家传的这一脉治血证有口诀，大家可以去翻看我们的口诀（见《吴述伤寒杂病论研究》血证歌诀），都是治疗急性出血的。如果去掉黄土汤中的黄芩、地黄、阿胶，治疗出血量大的人，就算用药后有效，患者也容易发生休克。

黄土汤中的灶中黄土如果实在没有，可用姜炭替代，但是我的经验是效果不好，治疗出血的作用会减弱。因为姜炭有一个问题，姜含有挥发性物质，就算炒成姜炭，仍能刺激消化道，所以对消化道出血的效果不如伏龙肝。但是，如果是子宫出血，用姜炭就没问题。】

甘草汤与桔梗汤

重订 537 条：少阴病二三日，咽痛者，可与甘草汤；不瘥，与桔梗汤。（298）

【此咽痛专方，寒温均可。甘草含甘草酸，有拟肾上腺皮质激素的作用，此属肾，咽部淋巴环活化多导致咽喉不适，此属少阴，甘草治之。】

重订 538 条：《千金》甘草汤：治肺痿。（300）

【激素治疗。】

甘草汤

甘草（二两）

上一味，以水三升，煮取一升半，去滓，温服七合，日二服。

桔梗汤

桔梗（一两）　甘草（二两）

上二味，以水三升，煮取一升，去滓，温分再服。

【《汤液本草》说桔梗入足少阴、手太阴，《重庆堂随笔》说桔梗开肺气之结，宣心气之郁。

现代研究发现桔梗能降低冠状动脉和四肢血管的阻力、增加血流，胸痹（冠心病）用之良。

《杨氏家藏方》天王补心丸：丹参、当归、党参、石菖蒲、茯苓、五味子、麦门冬、天门冬、地黄、玄参、远志、酸枣仁、桔梗、甘草、朱砂。

桔梗对心脏高负荷时成负性肌力作用，此鸡鸣散治疗心脏舒张期心衰之理。】

【甘草汤是治咽痛的专方。甘草可补脾，同时也可补肾。为什么甘草汤属于少阴病？为什么甘草具有脾肾双补的作用？因为甘草含有甘草酸，甘草酸具有拟肾上腺皮质激素样作用，属于肾；同时甘草酸的拟肾上腺皮质激素样作用，又能刺激胃酸分泌、增强食欲，所以能补脾。因此，甘草既归太阴经，又归少阴经。有一点需要注意，皮质激素能刺激胃酸分泌，增强人体的食欲，所以皮质激素用多了容易得消化性溃疡。但是，甘草的副反应小，比西药更安全。

甘草的肾上腺拟皮质激素样作用，能够抑制咽部淋巴环活化，从而使咽部症状减轻，所以治疗咽喉炎中医喜欢用甘草，西医用激素。服用甘草汤咽部症状不缓解时，可给桔梗汤。

《千金》甘草汤还治肺痿。什么疾病容易成肺痿？间质性肺炎、肺纤维化容易见到肺痿。《千金》讲肺痿可用甘草汤，甘草汤只有一味药：甘草。西医用激素，中医用的也是激素，一个是提纯了的激素，一个需要炒制提取；一个是人体天然的激素，一个是与人体天然激素结构相似的植物激素。这样看，中医、西医差别有那么大吗？不见得有那么大，在很多认识上、治疗方法上是相同的。

甘草汤是《伤寒杂病论》里最小的处方之一，由一味药组成，可见中医处方不一定都是复方。使用甘草汤相当于西医最直接的激素治疗。

桔梗汤比甘草汤复杂一些，由桔梗、甘草组成。《汤液本草》中记载桔梗入足少阴经、手太阴经。《重庆堂随笔》中记载桔梗开肺气之结，宣心气之郁。桔梗为什么入手太阴？桔梗含有桔梗皂苷能够促进痰液的分泌、促进排痰，所以桔梗汤能够排痰、能够治疗咳嗽，尤其是痰液黏稠时，可加桔梗，痰就容易咳出来。桔梗为什么入少阴经？因为桔梗能降低冠状动脉的阻力、增加血供，可以治疗冠心病、心肌缺血。比如，天王补心丹中含有桔梗，鸡鸣散中也有桔梗。而且桔梗在对心脏高负荷时成负性肌力作用，能够促进心脏的舒张，所以能用来治疗舒张期的心衰。由此也可见桔梗能够入少阴。但是，我们的教材只讲桔梗宣肺止咳。现在我们知道了桔梗入少阴，能够宽胸，大家以后治疗冠心病的时候，可以配点桔梗。

从桔梗汤也可看到，张仲景是不是如人所讲只有足六经，没有手六经的处方呢？不是的，他有手六经的处方，桔梗汤可入手少阴心经。】

重订第 500 条：肺痿吐涎沫而不咳者，其人不渴，必遗尿，小便数。所以然者，以上虚不能制下故也，此为肺中冷，必眩，多涎唾，甘草干姜汤以温之。若服汤已渴者，属消渴。（金匮·肺痿肺痈咳嗽上气病篇）

【桔梗含桔梗皂苷，促进痰液分泌，有稀释痰液的作用，桔梗汤与甘草干姜汤二方均化痰，然桔梗汤用于痰液黏稠难出者，服后可见排痰增加；甘草干姜汤用于痰液清稀者，服后可见排痰减少。

桔梗汤、半夏散及汤：桔梗促进痰液分泌，用于痰液稠厚之证；半夏抑制体液分泌，口渴者不宜，痰稠者慎之。】

【桔梗汤与甘草干姜汤有区别，甘草干姜汤可抑制痰液分泌，治疗咳吐大量清稀泡沫痰；桔梗汤中的桔梗含桔梗皂苷，能够促进痰液的分泌、稀释痰液。如果单纯用桔梗皂苷稀释痰液仍感觉不够，患者水分少的话，可加玄参、麦门冬，就是玄麦甘桔汤。对于咽部痰少、不易咳出的患者，可用玄麦甘桔汤，就是在桔梗汤的基础上加点玄参、麦门冬养阴，能够更进一步促进体液分泌。桔梗、甘草治标，稀释痰液；玄参、麦门冬治本，促进痰液分泌。

甘草干姜汤和桔梗汤都能够排痰，但是排痰的机制相反，不要混淆使用。两者的区别是很明显的，一个是用于痰稠痰多、痰不好咳，一个是用于咳吐清稀泡沫痰。如果患者咳痰浓稠、不易咳出，用甘草干姜汤可以加重症状，使患者的痰更浓，更不易咳出。

皂荚丸和葶苈大枣泻肺汤的区别也是这样，咳吐黄浊痰，就用皂荚丸，皂荚也含有皂苷，可以促进痰液排出。葶苈大枣泻肺汤用于心功能衰竭、肺水肿等，患者咳吐的是清稀痰。】

苦酒汤证

重订 539 条：少阴病，咽中伤，生疮，不能语言，声不出者，苦酒汤主之。（312）

苦酒汤

半夏（洗，破如枣核，十四枚）　鸡子（去黄，纳上苦酒，着鸡子壳中，一枚）

上二味，纳半夏，着苦酒中，以鸡子壳置刀环中，安火上，令三沸，去滓，少少含咽之；不瘥，更作三剂。

【此含化方，鸡子去黄，纳苦酒，半夏洗，破如枣核。安火上，令三沸，去滓，即去半夏（生不可服）。蛋清始熟如膏，而半夏溶出少许，过火而熟，少少含咽之。（含药）】

【苦酒汤是鸡蛋去黄用蛋清，放半夏入蛋清内，放一铁环上，下面用火煮，蛋清煮熟后去半夏，含服蛋清。这种含药法，类似于现在的西瓜霜润喉片，都是局部给药。《伤寒杂病论》中有局部给药，有含药，还有最早的舌下给药，都在《金匮要略》中有记载。救急用的舌下给药类似于今天的速效救心丸。中医的滴丸是中医独创的技术，滴丸的代表药是速效救心丸，实际上这个方法在2000多年前的《金匮要略》中就有了记载。】

半夏散及汤证

重订540条：少阴病，咽中痛，半夏散及汤主之。（313）

半夏散及汤

半夏（洗）　桂枝（去皮）　甘草（炙）

上三味，等分，各别捣筛已，合治之。白饮和服方寸匕，日三服。若不能散服者，以水一升，煎七沸，纳散两方寸匕，更煮三沸，下火令小冷，少少咽之。半夏有毒，不当散服。

【半夏：咽喉；桂枝：循环；甘草：激素。

半夏生用有毒，不当散服，以水煎沸纳散煮，下火令小冷，温药冷服法，少少咽之佳，或缓含之。】

【半夏散及汤治咽喉病。咽喉有两个特点：第一，咽部有淋巴环，淋巴细胞容易活化，所以很多伏邪、免疫病、血液系统肿瘤等疾病，咽喉疼痛提示疾病复发；第二，咽部的循环不好，半夏散及汤用的半夏是治咽喉的专药，加桂枝改善咽喉局部的循环，再加一味具有类激素样作用的甘草，缓解炎症反应。怎么能知道咽喉局部循环好不好呢？用压舌板，可看到咽部情况，如果咽颊局部发白充血，有很多白色分泌物，就是半夏散及汤证；也可以脉诊，摸寸脉，根据寸脉的情况决定是否用桂枝。假如咽峡局部红肿、大量充血，就不能用桂枝，如果用桂枝会加重炎症。

半夏散及汤治疗男性咽喉疾病有效，但处方还是单一。我们讲"一阴一阳结谓之喉痹"，喉痹不仅有少阴的问题，往往还有少阳的问题，可以在半夏散及汤的基础上合小柴胡汤，也可只加柴胡、黄芩两味药，从少阴和少阳两端治疗的效果会更好。】

二、少阴在经

麻黄附子甘草汤证

重订541条：少阴病，得之二三日，麻黄附子甘草汤，微发汗。以二三日无证，故微发汗也。（302）

【外感疾病不能发热者，阳虚故也，当用麻黄附子甘草汤。】

麻黄附子甘草汤

麻黄（去节，二两）　　甘草（炙，二两）　　附子（炮，去皮，破八片，一枚）

上三味，以水七升，先煮麻黄一两沸，去上沫，纳诸药，煮取三升，去滓，温服一升，日三服。

【麻黄汤与麻黄附子甘草汤的区别：

麻黄汤——麻黄含麻黄碱，甘草具有拟肾上腺皮质激素作用，桂枝解热镇痛，杏仁化痰止咳。

麻黄附子甘草汤——麻黄含麻黄碱，甘草具有拟肾上腺皮质激素作用，附子增强内源性激素分泌与免疫调节。】

【外感疾病的人如果不能发烧的都是阳虚，当用麻黄附子甘草汤。有的人感冒后不发烧，就是麻黄附子甘草汤证。发烧的机制是什么？太阳为寒水之经，中见少阴热化，如果少阴热气太过则为温病传阳明，如果少阴热气不够，就表现为但寒不热、寒多热少的太少两感证。机体感受寒邪，太阳的特点是恶寒，少阴的特点是发热，发热是为了驱散寒邪。

少阴发热的机制从西医上讲，就是感冒后肾上腺素分泌增加，导致脉搏变浮。如果脉不浮，说明肾上腺素分泌不够，属肾虚，是太少两感证。另外，阳虚之人常带三分表证，阳虚的人免疫系统活化，一年四季都有表证。什么叫有表证？比如有的人说话声音不清楚，一年四季都带鼻音，这就是阳虚的人。自带表证基本都是阳虚的人，没有感冒时讲话也带有鼻音。阳虚的表证不仅是鼻音，很多地方都可以看到，比如荨麻疹也和阳虚有关。

"以二三日无证，故微发汗也。"这个病容易形成伏邪，感受寒邪后不发生表证，容易形成伏邪，就是"冬伤于寒，春必病温"。如何治疗？用麻黄附子甘草汤，麻黄含有麻黄碱，甘草具有拟肾上腺皮质激素样作用，附子增强内源性皮质激素的分泌。

麻黄附子甘草汤是麻黄汤去少阴心的药桂枝，换成少阴肾的药附子。因为心阳根于肾阳，患者肾阳虚，所以去桂枝用附子。又因为咳嗽症状不明显，所以去杏仁，假如咳嗽明显也可用杏仁。如此，麻黄汤就变成了麻黄附子甘草汤。人体的发动机是心脏，心火一灭，人死如灯灭。但是发电需要油，油是肾脏，那是天癸，是先天之精。】

麻黄附子汤证

重订542条：水之为病，其脉沉小，属少阴。浮者为风，无水虚胀者为气。水，发其汗即已。脉沉者，宜麻黄附子汤。浮者，宜杏子汤。（**杏子汤方未见**）（金匮·水皮病篇）

【肾病与免疫。】

麻黄附子汤

麻黄（三两）　甘草（二两）　附子（炮，一枚）

上三味，以水七升，先煮麻黄，去上沫，纳诸药，煮取二升半，温服八分，日三服。

【麻黄附子汤与麻黄附子甘草汤的配伍相同，但它们并不是一个方，因剂量不一样，方之主治就有变化。我们的补中汤与去桂加白术汤的配伍相同，厚朴三物汤与小承气汤的配伍相同，人参汤与理中汤的配伍相同，这几对方的药一样，但实际上方不一样。

麻黄附子汤与麻黄附子甘草汤有区别：麻黄用三两，不去节。换言之，麻黄附子汤发表的作用强于麻黄附子甘草汤，不仅是麻黄剂量增加的问题，还没去节，麻黄节中麻黄碱的含量多。为什么要增强发表作用？因为有水肿。所以，麻黄附子汤尤其适合用于治疗肾病，比如肾小球肾炎、肾病综合征。如果这个人还有热呢？用越婢加术附汤。越婢加术附汤治疗哪种肾病的效果比麻黄附子甘草汤好？IgA肾病。因为IgA是黏膜免疫的抗体，而黏膜免疫归在太阴。包着机体的外面是皮肤，里面是黏膜，黏膜归太阴管，不是太阴肺就是太阴脾。IgA肾病既然是肾病就从少阴治，既然是参与黏膜免疫就从太阴治，这个病需要脾肾并治。越婢加术附汤治脾有白术、生姜、大枣。为什么用生姜、大枣不用其他入脾胃的药？因为需要发表，生姜、大枣可以和营卫。

我们讲中西汇通，什么叫中西汇通？我们讲肾病可以用麻黄附子汤，如果不见效还有其他化裁办法，越婢加术附汤就是麻黄附子汤加白术、生姜、大枣、石膏。如果嗓子疼，可用黄芩从少阳治，还可加芍药，芍药能够显著增加黄芩的免疫抑制作用，此法来自黄芩汤。细辛也可与黄芩配伍使用，但是在肾脏病里不主张大剂量长期用，因为细辛对肾有些毒性。患者肾功能很不好的时候要慎用，但不是不可用，而是不要大剂量长期用，尽可能规避一下。

大家要把我们讲过的知识融会贯通。中医除了发表的方之外，有 3 个典型的免疫抑制的处方：麻黄附子甘草汤、麻黄细辛附子汤、黄芩汤。这类肾病从少阴治就在这两个方中调换，如果效果不好怎么办？少阴与太阴兼治，IgA 肾病就需要从少阴与太阴兼治。】

麻黄细辛附子汤证

重订 543 条：少阴病，始得之，反发热，脉沉者，麻黄细辛附子汤主之。（301）

【重订 106 条：发汗后，身疼痛，脉沉迟者，桂枝加芍药生姜各一两人参三两新加汤主之。一法以附子托邪，一法以人参托邪。以桂枝法，虚故也，助以人参；麻黄法，寒故也，助以附子。】

麻黄细辛附子汤

麻黄（去节，二两）　细辛（二两）　附子（炮，去皮，破八片，一枚）

上三味，以水一斗，先煮麻黄，减二升，去上沫，纳诸药，煮取三升，去滓，温服一升，日三服。

【细辛：解热镇痛，免疫抑制。】

【细辛的作用就是解热镇痛和免疫抑制，它是少阴病的解热剂。要发挥细辛的镇痛作用，可以用到 30g，先煎（沸水煎，先煎 30 分钟，水少了再加沸水），细辛醚有毒，煎时把锅盖打开，开窗户，把细辛醚挥发掉，以防中毒。但实际上，现在已经不需要用那么大剂量的细辛来发挥镇痛作用了，我临床很少开大剂量的细辛。细辛还含有微量马兜铃酸，用马兜铃酸镇痛，短期内看不到肾脏损害，需要长时间观察，我们做医生的不能马虎。

重订 106 条：发汗后，身疼痛，脉沉迟者，桂枝加芍药生姜各一两人参三两新加汤主之。虚人感冒伴脉沉的有两证，一个是麻黄附子甘草汤或麻黄细辛附子汤证，一个是桂枝加芍药生姜各一两人参三两新加汤证。一般而言，感冒后见脉沉大多是麻黄附子甘草汤或麻黄细辛附子汤证，个别是桂枝加芍药生姜各一两人参三两新加汤证。这里常见的解热镇痛药是桂枝和细辛，芍药能镇痛不能解热。风湿免疫科常用的一种外搽药膏，主要成分就是芍药苷。】

桂枝去芍药加麻黄细辛附子汤证

重订 544 条：师曰：寸口脉迟而涩，迟则为寒，涩为血不足；趺阳脉微而迟，微则为气，迟则为寒，寒气不足，则手足逆冷；手足逆冷，则荣卫不利；荣卫不利，则腹满肠鸣相逐；气转膀胱，荣卫俱劳；阳气不通即身冷，阴气不通即骨疼，阳前通则恶寒，阴前通则痹不仁，阴阳相得，其气乃行，大气一转，其气乃散。实则矢气，虚则遗尿，名曰气分。桂枝去芍药加麻辛附子汤主之。（金匮·水皮病篇）

【虚则遗溺，桂枝去芍药加麻黄细辛附子汤，因麻黄兴奋交感神经，可治遗尿。】

桂枝去芍药加麻黄细辛附子汤

桂枝（三两）　生姜（三两）　甘草（二两）　大枣（十二枚）　麻黄　细辛（各二两）　附子（炮，一枚）

上七味，以水七升，煮麻黄，去上沫，纳诸药，煮取二升，分温三服，当汗出，如虫行皮中即愈。

【桂枝去芍药加麻黄细辛附子汤是麻黄细辛附子汤合桂枝汤去芍药，这也是一个常用的方，可能大家不经常使用它。此方治什么呢？张仲景写文章就是这个套路，先写脉迟而涩，然后讲机制，讲为什么脉迟而涩，"迟则为寒，涩为血不足"，因为脉迟为寒，用麻黄、细辛、附子；因为脉涩为血不足，用桂枝汤。机制讲完了，然后讲道理，"寒气不足，则手足逆冷"，患者手脚冰凉；"手足逆冷，则荣卫不利；荣卫不利，则腹满肠鸣相逐"，除了手足逆冷还有内证——腹胀肠鸣，所以去了芍药。"气转膀胱，荣卫俱劳"，这又在讲道理。"阳气不通即身冷，阴气不通即骨疼",患者除了手脚冰凉,还有骨关节的疼痛。"阳前通则恶寒,阴前通则痹不仁",患者还有肢体的麻木。总的来讲,患者有手脚冰凉和骨关节疼痛、麻木,还伴有内证腹满肠鸣和遗尿,脉是迟涩脉。脉迟用麻、辛、附,脉涩用桂枝汤;手脚冰凉和骨疼用麻、辛、附,麻木用桂枝汤;腹满肠鸣用桂枝汤去芍药,遗尿用麻、辛、附。之所以能治遗尿,因为附子能升高醛固酮,增强肾脏对钠离子及水分的再吸收,这样尿液分泌就减少了;麻黄中的麻黄碱能增加膀胱括约肌的肌张力,提高膀胱的贮尿能力,晚上不再遗尿,白天憋醒再尿,所以能治遗尿。

可见,桂枝去芍药加麻黄细辛附子汤的证治:一个治尿道——遗尿、一个治肠道——腹满肠鸣、一个治疼痛、一个治麻木,再加手脚冰凉、脉迟而涩。这一条的条文脉证与病机一起写,所以显得很复杂。】

桂枝芍药知母汤证

重订 205 条:诸肢节疼痛,身体魁羸,脚肿如脱,头眩短气,温温欲吐,桂枝芍药知母汤主之。(金匮·中风历节病篇)

【多类风湿病后期,关节肿痛变形。

比较白虎加桂枝汤,知母:调节皮质激素水平,抗炎。】

桂枝芍药知母汤

桂枝(四两)   芍药(三两)   甘草(二两)   麻黄(二两)
生姜(五两)   白术(五两)   知母(四两)   防风(四两)   附子
(炮,二两)

上九味,以水七升,煮取二升,温服七合,日三服。

【桂枝芍药知母汤治的是类风湿性关节炎后期的关节肿痛变形。它与桂枝去芍加麻辛附子汤有什么区别呢?因为治腹胀肠鸣,所以桂枝去芍药加麻黄细辛附子汤不用芍药,而桂枝芍药知母汤有芍药。桂枝芍药知母汤与白虎加桂枝汤有什么异同?相同之处是都用桂枝、甘草与知母这个组合套路,其中桂枝可解热镇痛,甘草具有拟皮质激素样作用,知母可调节皮质激素分泌、能够抗炎。不同之处是分寒温两极,一个有寒加附子、一个有热加石膏;一个在少阴病篇,一个在阳明病篇。方中防风的作用是什么?防风能调节免疫,类风湿性关节炎是个自身免疫病。】

太少两感证——形、气、神

【气化：麻黄附子甘草汤，麻黄细辛附子汤。

形质：阳和汤。

神志：防己地黄汤。】

防己地黄汤证

重订 121 条：防己地黄汤：治病如狂状，妄行，独语不休，无寒热，其脉浮。（金匮·中风历节病篇）

【此属神志病，三方（炙甘草汤，桂枝去芍药汤，防己地黄汤）对应少阴心之形、气、神。】

防己地黄汤

防己（一分）　桂枝（三分）　防风（三分）　甘草（二分）

上四味，以酒一杯，渍一宿，绞取汁。生地黄二斤，咬咀，蒸之如斗米饭久有，以铜器盛其汁，更绞地黄汁和，分再服。

【防风作用：胃肠疏风，镇痛、镇静，玉真散用防风与此一理。】

【太少两感证有形、气、神 3 类，太少两感的气化病用麻黄附子甘草汤、麻黄细辛附子汤，治功能性疾病；形质病用方是阳和汤，治肿瘤、阴疽；神志病用方是防己地黄汤，治病如狂状妄行、独语不休、无寒热，其脉浮。

少阴心也有形、气、神 3 类：气化病是桂枝去芍药汤证，可发生心肌炎；形质病是炙甘草汤证，是心脏已损坏了的器质性疾病；还有少阴心神不宁的防己地黄汤证，这是神志病。防己地黄汤前面已讲过，这里不再重复。】

桂枝去芍药汤证

重订 112 条：太阳病，下之后，脉促胸满者，桂枝去芍药汤主之。（促，一作纵）（21）

【呼吸道病毒感染导致心肌炎，脉促，脉来数而时一止，属西医快速性心律失常。】

桂枝去芍药汤

桂枝（去皮，三两）　甘草（炙，二两）　生姜（切，三两）

大枣（擘，十二枚）

上四味，以水七升，煮取三升，去滓，温服一升。

本云：桂枝汤，今去芍药。将息如前法。

重订 113 条：若微恶寒者，桂枝去芍药加附子汤主之。（22）

【脉促有寒热两端，寒者，桂枝去芍药加附子汤证；热者，葛根黄芩黄连汤证。】

桂枝去芍药加附子汤

桂枝（去皮，三两）　甘草（炙，二两）　生姜（切，三两）大枣（擘，十二枚）　附子（炮，去皮，破八片，一枚）

上五味，以水七升，煮取三升，去滓，温服一升。

本云：桂枝汤，今去芍药加附子。将息如前法。

【桂枝去芍药汤也已在太阳病篇讲过，为什么又在这儿讲？因为内陷少阴。此方治什么？脉促胸满者，桂枝去芍药汤主之；如果患者还恶寒，加附子。

脉促有寒、热两端，当患者出现快速性心律失常，既可以见到热象，比如葛根芩连汤证，也可见到寒象，比如桂枝去芍药加附子汤证。快速性心律失常大部分都是热证，用葛根芩连汤。如果觉得效果不好，还可合三物黄芩汤，就是葛根芩连汤加生地和苦参。苦参治疗快速性心律失常有特殊疗效，但是不能久服。

偏寒的用桂枝去芍药，如果苔腻，加半夏，半夏能治疗苔腻的偏寒的快速性心律失常。如果伴苔腻又偏热，则用黄连温胆汤，也是用半夏配黄连，都能治疗快速性心律失常，还可以加苦参。如果是快慢综合征，用半夏麻黄丸，麻黄增强心率，半夏降低心率。】

葛根汤证

重订 116 条：太阳与阳明合病者，必自下利，葛根汤主之。（32）

重订 117 条：太阳与阳明合病，不下利，但呕者，葛根加半夏汤主之。（33）

【肠道病毒感染，初起当与葛根汤；误治传入少阴，引发病毒性心肌炎，转葛根黄芩黄连汤证。】

葛根加半夏汤

葛根（四两）　麻黄（去节，三两）　甘草（炙，二两）　芍药（二两）　桂枝（去皮，二两）　生姜（切，二两）　半夏（洗，半斤）　大枣（擘，十二枚）

上八味，以水一斗，先煮葛根、麻黄，减二升，去白沫，纳诸药，煮取三升，去滓，温服一升，覆取微似汗。

【我们讲葛根汤能够入少阴心，因为它能够针对太阳陷入少阴。中医有个病叫秋泻，到了秋天发生腹泻，多见于小儿，这是由于肠道病毒引起的，比如轮状病毒感染。肠道病毒感染容易引起病毒性心肌炎。葛根汤能治疗胃肠病毒的感染，治疗小儿秋泻，就是喻嘉言讲的逆流挽舟法。

什么叫太阳与阳明合病？我们用中西汇通来解释，患者患的是太阳病，是病毒感染，然后病毒感染出现了消化道症状。"太阳阳明合病，必自下利"，讲的是发生于消化道的病毒感染一定会腹泻，用葛根汤。这个病从太阳陷入少阴，就是继发病毒性心肌炎。葛根汤治疗肠道病毒感染比荆防败毒散的疗效好，用了葛根汤不容易发生病毒性心肌炎。喻嘉言喜欢用荆防败毒散，怕患者吃了麻黄会引起心慌，用不好会有副作用。其实不会的，为什么有些人用麻黄会导致心慌？因为没把太阳病篇读懂，不知道哪里该用，哪里不该用，误用麻黄才会引起心慌。】

葛根黄芩黄连汤证

重订 118 条：太阳病，桂枝证，医反下之，利遂不止，脉促者，表未解也。喘而汗出者，葛根黄芩黄连汤主之。（促，一作纵）（34）

【肠道病毒感染导致心肌炎。汗出，汗为心之液，心衰者喘。对比桂枝去芍药汤，二方皆促，所谓脉促，心律失常，而炙甘草汤云脉结代。】

葛根黄芩黄连汤

葛根（半斤）　甘草（炙，二两）　黄芩（三两）　黄连（三两）

上四味，以水八升，先煮葛根，减二升，纳诸药，煮取二升，去滓，分温再服。

【葛根黄芩黄连汤可以治疗心肌炎。】

炙甘草汤证

重订 119 条：伤寒，脉结代，心动悸，炙甘草汤主之。（177）

【慢性心脏疾病合并呼吸道感染，此有形质受损为痼疾，外感为新感。心动悸，动则心悸，或自觉心动而悸。】

炙甘草汤

甘草（炙，四两）　　生姜（切，三两）　　人参（二两）　　生地黄（一斤）　　桂枝（去皮，三两）　　阿胶（二两）　　麦门冬（去心，半升）　　麻仁（半升）　　大枣（擘，三十枚）

上九味，以清酒七升，水八升，先煮八味，取三升，去滓，纳阿胶，烊消尽，温服一升，日三服。一名复脉汤。

【炙甘草汤治的是慢性心脏疾病，是痼疾。什么叫新感？心脏病患者发生了感冒，就叫新感。本身有慢性心脏疾病的人发生感冒之后，还可用炙甘草汤。

炙甘草汤又叫复脉汤。之前讲解行尸病时（详见"伤寒杂谈"课程），只讲了缓慢性心律失常的窦性心动过缓、心脏停搏，没有讲房室传导阻滞。炙甘草汤治的是脉结代，是缓慢性心律失常，不仅心跳慢，而且有房室传导阻滞，容易导致心脏停搏，危者 11 天死。患者平常没有其他症状，但是突然发作后可以猝死。

行尸病脉患者不病，主要有两证：一是桂枝甘草汤证，一是炙甘草汤证。桂枝甘草汤治的是窦性心动过缓，炙甘草汤治的是严重的房室传导阻滞，都是心率慢，看着与正常人一样，但是突然急性发作时，严重的可以心脏停搏，甚至死亡。】

三、少阴在脏

少阴在脏分为少阴热化（心/肾）、少阴热化夹饮、少阴寒化（心/肾）、少阴寒化夹饮。

（一）少阴热化（心/肾）

黄连阿胶汤证

重订 545 条：少阴病，得之二三日以上，心中烦，不得卧，黄连阿胶汤主之。（303）

黄连阿胶汤

黄连（四两） 黄芩（二两） 芍药（二两） 鸡子黄（二枚）
阿胶（三两，一云三挺）

上五味，以水六升，先煮三物，取二升，去滓；纳阿胶烊尽，小
冷；纳鸡子黄，搅令相得。温服七合，日三服。

【大细胞性贫血：正色素性贫血，舌黏膜炎，神经兴奋性增加。】

【少阴在脏分为寒化和热化。"少阴病，得之二三日以上，心中烦，
不得卧，黄连阿胶汤主之。"中医讲的血肉有情之品就从黄连阿胶汤开
始了，方中用了驴皮（阿胶）和鸡子黄。黄连阿胶汤的第一个作用是
治失眠，鸡子黄能补充胆固醇以合成甾体激素，促进雌激素水平升高。
雌激素是个镇静剂，会让人变得更加镇静，所以女性显得更加温柔贤
淑，不那么烦躁。

第二个作用是治疗出血。黄连阿胶汤是中医治疗出血的一个很神奇
的方，根据部位化裁，各种热证的出血都能用。当然，热证出血才能用
此方，阳虚出血不能用。机制是心主血脉，黄连阿胶汤泻心，木生火，
用黄连清心火、黄芩清肝火。按照我们家的经验把鸡子黄换成生地黄，
用黄芩、黄连泻心，使血管的循环动力减弱，用芍药收敛血管，用阿胶
促进凝血，所以黄连阿胶汤是一个治疗出血的很好的方子。如果把黄连
换成附子，把芍药换成伏龙肝，那就是黄土汤，两方一寒一热，这就是
张仲景的套路。

黄连阿胶汤也治大细胞正色素性贫血，大细胞性贫血是由于叶酸、
维生素 B_{12} 缺乏导致舌炎、舌黏膜脱落，是个镜面舌，同时导致神经兴
奋性增加，容易失眠烦躁，不好睡觉，这是大细胞性贫血的一些特点。
如果在临床上见到一个黄连阿胶汤证但是舌苔厚腻，服用黄连阿胶汤的
效果往往不好，阿胶也不好消化。怎么办呢？换成猪苓汤，也能治疗失
眠，能治脉芤、舌苔厚腻的失眠。】

黄连粉证

重订 546 条：浸淫疮，黄连粉主之。（方未见）（金匮·疮痈肠痈
浸淫疮病篇）

【黄连：抗菌、抗炎、止血、镇静、降血糖。】

【少阴热化还有一个证，"浸淫疮，黄连粉主之"。黄连具有抗菌、抗炎、止血、镇静、降血糖的作用。"浸淫疮"就是生疮流水的，可以用黄连粉。黄连打粉不好做怎么办？可以把黄连素碾成粉。黄连有抗菌抗炎的作用，所以可以治疗浸淫疮。

与黄连相关的方剂，止血镇静用黄连阿胶汤，降血糖用干姜黄芩黄连汤，它有什么样的药效就有什么样的配伍，明白了作用机制，配伍是简单的。】

酸枣仁汤证
重订 549 条：虚劳虚烦不得眠，酸枣仁汤主之。（金匮·血痹虚劳病篇）

【少阴肾，用知母。心火不寐用黄连阿胶汤，肾火不寐用酸枣仁汤。】

酸枣仁汤
酸枣仁（二升）　甘草（一两）　知母（二两）　茯苓（二两）川芎（二两）　（深师有生姜二两）

上五味，以水八升，煮酸枣仁得六升，纳诸药煮取三升，分温三服。

【先煮酸枣仁。知母：调节皮质激素节律，解热，镇痛，镇静。】

【张仲景治疗失眠，不仅有手经还有足经，足经是足少阴肾，药用知母。黄连阿胶汤治心火旺的失眠，酸枣仁汤治肾火失眠，就是阴虚的失眠。知母是养阴的药，能降低夜间皮质激素水平，恢复皮质激素的昼夜节律。如果晚上皮质激素水平高，机体处于分解代谢，手足烦热不想睡，潮热、盗汗、消瘦，这是中医讲的阴虚，所以用知母配酸枣仁。酸枣仁是对症的药，治失眠的药。

知母配酸枣仁疗效还不够怎么办？阴虚加地黄，生地或熟地，搞不清就都用，就会显著增强酸枣仁汤的疗效。大家要记住：第一酸枣仁要先煎半小时；第二酸枣仁的剂量要大，用 3g、6g 常常无效，30g 是起步量，生用、炒用不重要；第三再配地黄，生地、熟地都可以用。

知母的作用是调节皮质激素昼夜节律，并具有解热、镇痛、镇静的作用。地黄治疗失眠的有效起步量是 30g，用 90g、150g 都没有问题。但是，地黄用多了不好消化还生湿，所以茯苓可以加到 30g、60g，以降低地黄生湿致肿的副作用。深师有生姜二两，原方没有，可以加上去。甘草有拟皮质激素样作用，容易引起兴奋，只是被知母拮抗了，所以甘草的剂量不能大。方中有茯苓，要让茯苓的有效成分溶出来，所以加了一点儿生甘草，剂量很小。看到它的剂量了吗？很少，你若是开 30g 甘草，有的人吃了不睡觉。大家要去琢磨，这个配伍有很多值得我们去研究的地方。

还有个药是川芎，川芎的特点是活血，能够打开血脑屏障，能够直达大脑。川芎是个引经药，配上酸枣仁能通过血脑屏障，能增强药物的疗效。川芎可到头部，治头疼。如果患者说"哎呀，我这个失眠不睡觉以后，头疼得不得了，可难受了"，那怎么办？应用川芎，用量为 30g，它镇痛就能镇静。

我想告诉大家的是：这些方一定要明白它配伍后面的机制，这样到了临床，才能调整处方。如果不明白处方的机制，经方的原方原量一个药都不敢动。很多人用酸枣仁汤治失眠没有效，为什么会没效？因为原方原量一个药不敢动。如果不明白它配伍的机制，即使动了也没效，因为不知道机制，不知道该怎么动啊。所以，要清楚每个方后面配伍的机制，这才是用药见效的根源。】

百合病

重订 550 条：论曰：百合病者，百脉一宗，悉致其病也。意欲食复不能食，常默然，欲卧不能卧，欲行不能行，饮食或有美时，或有不用闻食臭时，如寒无寒，如热无热，口苦，小便赤，诸药不能治，得药则剧吐利，如有神灵者，身形如和，其脉微数。每溺时头痛者，六十日乃愈；若溺时头不痛，淅然者，四十日愈；若溺快然，但头眩者，二十日愈。其证或未病而预见，或病四五日而出，或病二十日，或一月微见者，各随证治之。（金匮·百合狐惑阴阳毒病篇）

【这是百合病的脉证提纲，描述的是一个典型的抑郁症的症状。针对这些症状，我们怎么办？看下面这些条文。】

重订 551 条：百合病，不经吐、下、发汗，病形如初者，百合地黄

汤主之。（金匮·百合狐惑阴阳毒病篇）

【此方并治痛风，此证尿酸升高，尿酸者，自地道小便排出，然为先天之遗传物质核酸代谢废物也。】

百合地黄汤

百合（擘，七枚）　生地黄汁（一升）

上以水洗百合，渍一宿，当白沫出，去其水，更以泉水二升，煎取一升，去滓，纳地黄汁，煎取一升五合，分温再服。中病勿更服，大便当如漆。

【百合病的主方是百合地黄汤，方中用百合和生地，熬药之前先把百合水渍后的白泡沫去掉。用什么水熬呢？用泉水，要取地下的泉水熬药，水越深越好。

百合地黄汤又可治痛风，因为百合含秋水仙碱，痛风偏于阴虚的可以用百合地黄汤。百合地黄汤的特点是百合开天门，所以能够治疗先天性的疾病，比如痛风。痛风患者的核酸代谢异常，属于先天之精的问题。还要用地黄，那是开地户，治疗后天的问题。

百合地黄汤还能外洗，能促进皮肤的愈合。促进皮肤愈合的一个最简单的方法是用人参，它含人参皂苷。如果偏阴虚的可用百合地黄汤洗浴，单用百合洗也可。因为地黄染色，一般不爱用地黄洗。】

重订 552 条：百合病，发汗后者，百合知母汤主之。（金匮·百合狐惑阴阳毒病篇）

【汗伤阴，与知母。】

百合知母汤

百合（擘，七枚）　知母（切，三两）

上先以水洗百合，渍一宿，当白沫出，去其水，更以泉水二升，煎取一升，去滓；别以泉水二升煎知母，取一升，去滓；后合和煎，取一升五合，分温再服。

【此方其实是用知母镇静，百合加知母，这两药都能发挥镇静作用。】

重订 554 条：百合病，变发热者（一作发寒热），**百合滑石散主之**。（金匮·百合狐惑阴阳毒病篇）

百合滑石散

百合（炙，一两）　滑石（三两）

上为散，饮服方寸匕，日三服，当微利者，止服，热则除。

【因为有小便不利，用百合加滑石。百合滑石散是治什么病的方？它是温病的主方。温病热入营血，若要救急，最快最好的方不是清宫汤、清营汤。温病热入营分陷入心包，患者出现舌头萎缩，然后口唇干燥，之后烦躁、昏迷，哪个方见效最快？百合地黄汤，用大剂量的百合地黄汤加上淡竹叶、甘草和通草；如果舌诊觉得气分的热仍明显就加一点儿黄连；如果夹湿加滑石，因为温病除了温热病，还有的偏湿热。这是让患者苏醒最迅速的方，即便醒了之后你治不了，吃了药以后，有的患者也能够醒一段时间。它能够将患者催醒，这是见效最迅速的一个方，所以是治疗温病非常特殊的一个方。我们学《金匮要略》不知道它能治温病，其实可以治温病，可以治营血分的重病。】

重订555条：**百合病，吐之后者，百合鸡子汤主之。**（金匮·百合狐惑阴阳毒病篇）

百合鸡子汤

百合（擘，七枚）　鸡子黄（一枚）

上先以水洗百合，渍一宿，当白沫出，去其水，更以泉水二升，煎取一升，去滓，纳鸡子黄，搅匀，煎五合，温服。

【方中用鸡子黄来镇静。比如产后抑郁症，我们可加点鸡子黄，提高产妇的雌激素水平。因为产后雌激素水平快速跌落，容易诱发抑郁症。】

重订556条：**百合病，一月不解，变成渴者，百合洗方主之。**（金匮·百合狐惑阴阳毒病篇）

百合洗方

上以百合一升，以水一斗，渍之一宿，以洗身，洗已，食煮饼，勿以盐豉也。

【百合可以用来洗，洗了以后皮肤会更好。】

重订557条：**百合病，渴不瘥者，栝蒌牡蛎散主之。**（金匮·百合狐惑阴阳毒病篇）

栝蒌牡蛎散

栝蒌根　牡蛎（熬）（各等分）

上为细末，饮服方寸匕，日三服。

【百合、栝蒌根、牡蛎，此皆治渴法。】

【方用天花粉和牡蛎，这就是柴胡桂枝干姜汤的套路。柴胡桂枝干姜汤证容易出现情绪的症状，其实是合上了栝蒌牡蛎散。】

甘草小麦大枣汤证

重订 559 条：妇人脏躁，喜悲伤欲哭，像如神灵所作，数欠伸，甘麦大枣汤主之。（金匮·妇人杂病篇）

【悲伤欲哭，喜哈欠，精神不振，或善太息。甘草、小麦、大枣，皆养心。浮热汗出者，小麦可与浮小麦。甘草：兴奋性。】

甘草小麦大枣汤

甘草（三两）　小麦（一升）　大枣（十枚）

上三味，以水六升，煮取三升，温分三服。亦补脾气。

【亦补脾气，故可治脾气虚之证，可合小建中汤，无饴糖，小麦代之。】

【少阴热化的甘麦大枣汤，这其实是一个性平的方，不见得要有热，治的是抑郁症，用甘草的拟皮质激素样作用提高人的兴奋性。

方后注"亦补脾气"，这个方补心又补脾，所以可以合上小建中汤使用，合起来就不用饴糖了。用什么？小麦。没有小麦怎么办？因为浮热汗出，桂枝汤证时发热自汗出，可把小麦换成 60g 浮小麦。

这个病有几个特点：第一，哭，悲伤。第二，不吃东西，食欲不好。什么情况下不吃东西、食欲不好？除了妇人脏躁，还有失恋的时候。失恋的主要表现就是哭，饭也不吃，天天就在哭，这就是个甘草小麦大枣汤证。所以，大家若要失恋了，自己每天去熬了喝两壶，能够减轻失恋的心理压力。这个方能够缓解心理压力，不论男女都有效，临床上大家要拓展它的使用范围。】

当归贝母苦参丸证

重订 562 条：妊娠，小便难，饮食如故，当归贝母苦参丸主之。

（金匮·妇人妊娠病篇）

【苦参，治快速型心律失常及失眠，是少阴热化的专药。此方又是治尿路感染之淋证良方，并治阴疮带下。

重订 269 条：《千金》三物黄芩汤：治妇人在草蓐，自发露得风，四肢苦烦热。

重订 570 条：妊娠有水气，身重，小便不利，洒淅恶寒，起即头眩，葵子茯苓散主之。

三方合用，可治泌尿生殖器感染。】

当归贝母苦参丸

当归　贝母　苦参（各四两）

上三味，末之，炼蜜丸如小豆大，饮服三丸，加至十丸。（男子加滑石半两。）

【当归贝母苦参丸能够治什么？第一，治疗快速型心律失常及失眠。我们讲过苦参治疗快速型心律失常及失眠，是少阴热化的专药。第二，苦参还有一个特殊作用，能杀虫，可治疗尿路感染。它不仅治普通的尿路感染，还能够治疗尿路的特殊感染，比如花柳（寻花问柳所致）、淋病等，当归贝母苦参丸善于治这些病。如果当归贝母苦参丸的力量还不够，可以合上葵子茯苓散，"妊娠有水气，身重，小便不利，洒淅恶寒，起即头眩，葵子茯苓散主之"。

当归贝母苦参丸是治花柳的一个特殊处方，可以加土贝母、茯苓、葵子，男子加滑石。我们在"妇科六经辨证"课中，就讲过在中国古代烟花之地（妓院），常备葵花子，而且是生葵花子，能够利尿。很多医学知识在古代都是常识，但是由于时代变迁，现在大家都不知道了。】

苦参汤证

重订 563 条：蚀于下部则咽干，苦参汤洗之。（金匮·百合狐惑阴阳毒病篇）

【狐惑，蚀于下部阴器，属少阴，故咽干。】

苦参汤方

苦参一升

以水一斗，煎取七升，去滓。熏洗，日三服。

【这里说的是狐惑伴有溃疡,可以用苦参来洗。苦参为什么能治狐惑?苦参有几大功能:第一,苦参是个免疫抑制剂,所以能治疗狐惑等自身免疫病;第二,镇静,能够治疗失眠;第三,降低心率,能够治疗快速心律失常;第四,杀虫,能够治疗一些真菌、滴虫、蛲虫等寄生虫感染;第五,治疗泌尿生殖系统的感染,不仅是花柳,其他的感染也可以用,只是对花柳的特异性强一些。苦参的弊端是太苦,败胃,吃了苦参后可能导致胃口不好。

"狐惑,蚀于下部",下部就是肛门、生殖器,这些部位发生了溃疡。狐惑不只是白塞氏病,也可能是被"狐狸精"迷惑后生殖器发生疱疹、下疳疱疹。被烟花之地的"狐狸精"迷惑之后,有可能生殖器得下疳疱疹、尖锐湿疣。不仅男士能患,女士也有可能患。当患这些病的时候,不仅可以吃药,还可以外洗。】

重订 566 条:病者脉数,无热,微烦,默默但欲卧,汗出。初得之三四日,目赤如鸠眼,七八日,目四眦(一本此有黄字)黑。若能食者,脓已成也,赤豆当归散主之。(金匮·百合狐惑阴阳毒病篇)

赤豆当归散

赤小豆(三升,浸令芽出,曝干) 当归(三两)

上二味,杵为散,浆水服方寸匕,日三服。

【赤豆当归散是一个抗脓的方,能够抗炎,治疗化脓性感染。这种化脓性感染可能是无菌性的,也可能是有菌性的。白塞氏病是无菌性的,可以引起无菌性的化脓。赤豆当归散中的赤小豆要发芽,取其生生之气,类似后世大豆卷的用法,只不过一个是赤小豆、一个是大豆。后世温病的用药就从这里脱化而来,其实《金匮要略》已经开始用豆子发芽了。】

(二) 少阴热化夹饮

猪苓汤证

重订 567 条:少阴病,下利六七日,咳而呕渴,心烦不得眠者,猪苓汤主之。(319)

【此少阴热化夹饮证,方中阿胶养少阴心之阴血,猪苓、茯苓、泽泻三泻去水饮,更加滑石利尿。与五苓散一阳虚饮停,一阴虚饮停,一用桂枝配白术,一用阿胶配滑石。此方治少阴热化夹饮之心烦、失眠。其要在黄连阿胶汤证少苔,猪苓汤证厚苔也。

重订65条:呕吐而病在膈上,后思水者,解,急与之;思水者,猪苓散主之。用猪苓、茯苓、白术。】

猪苓汤

猪苓(去皮) 茯苓 阿胶 泽泻 滑石(各一两)

上五味,以水四升,先煮四物,取二升,去滓,纳阿胶烊尽。温服七合,日三服。

【猪苓:肿瘤专药(尿路出血)。阿胶:促红细胞生成素降低。滑石:治疗尿路感染。】

【猪苓汤证和黄连阿胶汤证的区别是什么?猪苓汤证夹湿,黄连阿胶汤证不夹湿。猪苓汤证和五苓散证的区别是什么?猪苓汤用滑石、阿胶,五苓散用桂枝、白术,这两个证一个温、一个寒。

猪苓汤的一个特点是治疗慢性淋病而不是急性淋病,急性淋病可用当归贝母苦参丸等处方。我们这里讲的淋病范围较大,并不完全局限于西医讲的淋病,也包括尿路感染、泌尿生殖道的感染。

猪苓汤还可以治失眠,黄连阿胶汤证伴失眠苔厚腻的,就可用猪苓汤来治疗。猪苓汤还能治补中益气汤治不了的发烧,"小有劳,身即热",这种慢性尿路感染的人,一疲劳尿路感染就活跃,有的人伴有尿路症状,有的不伴明显的尿路症状,但是都发生过急性尿路感染。我治过一个患者,舌红但有一层腻苔,下午发烧,一累了就发烧。既然下午发烧,一累就发烧,那么不就可以用补中益气汤吗?但他不是补中益气汤证,因为脉细数,很久以前发生过尿路感染,还是"特殊"尿路感染,我给他开的就是猪苓汤。

猪苓能够治疗泌尿道的肿瘤及尿道的出血,所以猪苓汤以猪苓为首药,而不是以茯苓为主药。猪苓针对尿路有特异性,否则苓桂术甘汤怎么不选猪苓呢?猪苓汤为什么不叫茯苓汤呢?

茯苓、泽泻、猪苓这3个药各有特色:茯苓有健脾作用,特别适合配甘草;泽泻能泻相火;猪苓能够治疗尿路出血及尿路肿瘤。

慢性尿路感染,促红素生成降低,方中的阿胶能够促进红细胞的生成。滑石才是直接针对感染,直接缓解症状的,所以尿急、尿频、尿痛

等尿路刺激征用滑石。】

重订 568 条：若脉浮发热，渴欲饮水，小便不利者，猪苓汤主之。（阳明病篇·223）（金匮·消渴小便不利淋病篇同，无"若"）

【脉浮必热，渴欲饮水，小便不利，此夹饮，寒化者五苓散，热化者猪苓汤。

重订 55 条：脉浮、小便不利、微热、消渴者，五苓散主之（即猪苓散）。此证并见咳、呕，与五苓散相仿。】

【这一条文与"脉浮、小便不利、微热、消渴，五苓散主之"相同。大家可以看到，这两条完全无法区别，都表现为脉浮发热，渴欲饮水，小便不利，一个用五苓散、一个用猪苓汤。

猪苓汤证为什么脉浮呢？有热该脉数啊，为什么脉浮呢？我们讲麻黄汤禁忌证的时候讲过，这是个太阳类证，是慢性尿路感染的急性发作，可以表现为浮脉，千万不要当太阳病治疗。麻黄汤禁忌证前 3 条，讲了急性尿路感染、慢性尿路感染和尿路结石。正因为尿路感染的急性发作可以表现为脉浮、恶寒、发热等症状，所以常常把它当作太阳病。实际上，这是慢性尿路感染的急性发作，不能用麻黄汤、条文讲猪苓汤主之。所以，临床遇见脉浮发热、渴欲饮水且小便不利的患者，寒证可用五苓散，热证可用猪苓汤。

猪苓汤证脉浮，但是猪苓汤中有解表的药吗？没有，浮脉是个太阳类证，太阳类证出现的浮脉不需要解表。陷胸汤证脉浮不浮？浮。小陷胸汤方中有解表的药吗？没有。大家要把这个问题想清楚，读《伤寒论》的时候要研究条文，不研究就越读越糊涂，把自己读出毛病来了。】

重订 569 条：阳明病，汗出多而渴者，不可与猪苓汤。以汗多胃中燥，猪苓汤复利其小便故也。（阳明病篇·224）

【猪苓汤与阳明病怎么会有关系呢？猪苓汤治发热、渴欲饮水、小便不利，而阳明病的临床表现是大热、大渴、大汗、脉洪大、小便短少，阳明病发烧又口渴，还小便短少，尿少尿烫（火辣辣的）、尿色黄，不要把它当作猪苓汤证。那是个急性炎症反应综合征，不是尿路感染，不能够再用猪苓汤利小便，否则就转为承气汤证了。】

重订 570 条：妊娠有水气，身重，小便不利，洒淅恶寒，起即头

眩，葵子茯苓散主之。（金匮·妇人妊娠病篇）

【可与猪苓汤合用，又治花柳淋病。葵者，水也，天一生水，花柳日久，伤及先天，不得生育也。】

葵子茯苓散

葵子（一斤）　茯苓（三两）

上二味，杵为散，饮服方寸匕，日三服，小便利则愈。

【热化夹饮的葵子茯苓散证是生殖系统的感染，日久会影响生育。生殖系统的感染日久会导致生殖系统的畸形、狭窄，比如女性输卵管不通和男性输精管道的粘连、狭窄，卵子、精子排不出来就不能生育，所以不孕不育是有因果的。如果生殖系统感染在妊娠期急性发作，还是很难治的，因为怀有小孩啊。"洒淅恶寒"是泌尿道感染出现的太阳类证，不能当太阳病去治。】

蒲灰散证

重订 571 条：小便不利，蒲灰散主之，滑石白鱼散、茯苓戎盐汤并主之。（金匮·消渴小便不利淋病篇）

蒲灰散

蒲灰（七分）　滑石（三分）

上二味，杵为散，饮服方寸匕，日三服。

滑石白鱼散

滑石（二分）　乱发（二分，烧）　白鱼（二分）

上三味，杵为散，饮服半钱匕，日三服。

茯苓戎盐汤

茯苓（半斤）　白术（二两）　戎盐（弹丸大，一枚）

上三味，先将茯苓、白术煎成，入戎盐，再煎，分温三服。

【戎盐又名青盐，《本草纲目》云功同食盐，可用食盐取代。咸入肾，此小便不利伴低钠者佳，如肝腹水因腹压升高而进食困难，乃至低钠患者。至于肾虚小便频多者亦可，然水肿、小便不利而无低钠者慎之，以盐多加重水肿故也。】

【蒲灰散治什么？蒲黄能够活血利尿，泌尿生殖系统感染伴有瘀血的，我们用蒲灰散。猪苓汤治慢性尿路感染要加蒲黄，为什么？慢性感染导致尿路畸形、狭窄、瘢痕，要活血。慢性炎症的主要结局之一就是局部形成瘢痕，所以在猪苓汤的基础上通常都要加蒲黄。

为什么性生活太"乱"易导致不孕不育？因为慢性泌尿生殖系统感染会导致输精管道的畸形、狭窄，精子出不来，甚至会导致死精、精子畸形，精子排出减少，所以不育。因此处方可以加蒲黄，当然，不一定非要加蒲黄，只是告诉大家一个思路，加其他的药也可以。

滑石白鱼散，比如肾病综合征经常伴有低蛋白血症，方中的乱发、白鱼可以升高蛋白，还可以加白术。

茯苓戎盐汤说的是肾病综合征导致稀释性的低钠血症，如果水肿伴有低钠血症的人，处方中可以加青盐。大家知道盐吃多了会水肿，但是有些水肿患者可以伴有稀释性低钠血症，比如肝腹水的患者，吃不下东西，导致钠摄入减少，加上又肿，患者的低钠血症就更明显。而这种稀释性低钠血症可以导致昏迷、死亡。对此中医也有办法，可用茯苓戎盐汤。大家看张仲景考虑得多细啊，他想得真是比较周全。】

（三）少阴寒化（心/肾）

【心阳虚】

栝蒌薤白白酒汤证

重订 573 条： 胸痹之病，喘息咳唾，胸背痛，短气，寸口脉沉而迟，关上小紧数，栝蒌薤白白酒汤主之。（金匮·胸痹心痛短气病篇）

【迟与数，若论脉搏次数，则矛盾，不可能迟数同见。若论脉来势态，即有无缓和之态，则可迟数同见于不同脉位。酒提。】

栝蒌薤白白酒汤

栝蒌实（捣，一枚）　　薤白（半升）　　白酒（七升）

上三味，同煮取二升，分温再服。

【第一，条文中脉的迟与数并见，西医认为这是矛盾的，脉跳得快就快，跳得慢就慢，不能够同时出现，如果说脉又迟又数，那么它究竟跳多少次呢？但是如果以脉势来论，以有无缓和之态来看，迟数可以见于不同的脉位，因为仲景讲的"迟数"除了指脉搏跳的次数，还指脉的出入疾迟："呼吸者，脉之头也。初持脉，来疾去迟，此出疾入迟，名曰内虚外实也。初持脉，来迟去疾，此出迟入疾，名曰内实外虚也。"这里的疾（数）与迟是指脉搏冲击手指跳起来、掉下去的快与慢，这在三部是可以有区别的，相关内容大家可以去看我们讲的平脉法。如果讲脉搏次数，迟与数就不能同时出现，不能说寸脉每分钟跳 90 次，而关脉每分钟跳 60 次，那太离谱了。桡动脉的搏动取决于心脏的搏动，怎么可能有两个心脏？但是脉搏在寸关尺不同部位冲击手时，来去的力度、速度是有区别的。

第二，我们活血化瘀时，比如治疗跌打损伤、冠心病等疾病，好多药物的成分水溶性低而醇溶性高，所以要用酒提。尤其是含黄酮、挥发油的药物，酒提的疗效要高一些，提取出来的活血化瘀的成分要多一些，所以处方煎煮时要加杯酒。

第三，心脏疾病的基本病理是阳微阴弦，阳微是本，阴弦是标，阳微引起阴弦，阴弦更加导致阳微。什么叫作阳微？心阳虚叫阳微，薤白、桂枝就治阳微。什么叫阴弦？有痰有瘀，栝蒌就治阴弦。冠心病患者心阳都不足，高血压也可以引起心肌的缺血。《金匮要略》讲的胸痹以冠心病为主，有胸痹的人心阳都不够，治疗上都要给他"点火"。阳微才能够阴弦，阳不微则阴不弦，心中有鬼鬼上身啊，所以王阳明说"此心光明，夫复何求"，《黄帝内经》讲"神光圆满"，神光圆满、神守其位的人，他就不会被邪鬼所干，既不会暴毙也不会得肿瘤这些病。为什么神失其位？因为神光不满。为什么神光不满？因为内心龌龊，所以我们要养人生浩然之气。】

栝蒌薤白半夏汤证
重订 574 条：胸痹不得卧，心痛彻背者，栝蒌薤白半夏汤主之。
（金匮·胸痹心痛短气病篇）

栝蒌薤白半夏汤
栝蒌实（捣，一枚） 薤白（三两） 半夏（半斤） 白酒（一斗）
上四味，同煮取四升，温服一升，日三服。
【这个方是小陷胸汤中黄连换薤白，治的是寒证。寒证可以用酒做药引，热证可以用山泉水或者深井水熬药。古人讲究这些，现代人都不讲究了，都是用自来水。"胸痹不得卧，心痛彻背"，症状比较严重了，阳微则

阴弦，阴弦则阳微，方中用薤白配白酒温阳点火，用栝蒌配半夏去阴。】

枳实薤白桂枝汤证

重订 575 条：胸痹，心中痞，留气结在胸，胸满，胁下逆抢心，枳实薤白桂枝汤主之，人参汤亦主之。（金匮·胸痹心痛短气病篇）

枳实薤白桂枝汤

枳实（四枚）　　厚朴（四两）　　薤白（半斤）　　桂枝（一两）栝蒌实（捣，一枚）

上五味，以水五升，先煮枳实、厚朴，取二升，去滓，纳诸药，煮数沸，分温三服。

【胸痹伴有"心中痞……胁下逆抢心"，就是伴有腹胀的症状。针对这类患者要在处方里加枳实和厚朴，因为冠心病患者消化不良容易诱发冠心病的急性发作。有些冠心病患者吃完饭就发作心绞痛，因为吃饭以后血液大量流到了胃肠，心肌就缺血，所以肚子一胀心绞痛就发作。怎么治啊？一定要治胃肠，可加枳实、厚朴。

这种患者，如果平时心绞痛缓解了怎么办？人参汤亦主之。平时心绞痛缓解了，就要健脾。"心下坚，大如盘，边如旋盘，枳术汤主之"，枳术汤能治心下坚的饱胀，其实枳实薤白桂枝汤也能够消痞，不只是治疗胸痹。慢性胃炎出现上腹胀满，阳微阴弦，一样可以用枳实薤白桂枝汤。有的家族传承专门治消化道，就拿这个方治胃炎。还有我们的验方三泰散，大家去看看是不是含有枳实薤白桂枝汤？胸痹与胃痞的机制不同，只要抓住阳微阴弦，只要是有这个证就可以去考虑用这个方。当然这种痞证，还有其他因素。】

桂枝生姜枳实汤证

重订 576 条：心中痞，诸逆，心悬痛，桂枝生姜枳实汤主之。（金匮·胸痹心痛短气病篇）

桂枝生姜枳实汤

桂枝　生姜（各三两）　　枳实（五枚）

上三味，以水六升，煮取三升，分温三服。

【大家见没见过心悬痛？患者说："我的心没有着落，感觉像悬在

发丝上。"这就是一个典型的桂枝生姜枳实汤证。】

桂枝甘草汤证

重订 133 条：发汗过多，其人叉手自冒心，心下悸，欲得按者，桂枝甘草汤主之。（64）

桂枝甘草汤

桂枝（去皮，四两）　　甘草（炙，二两）

上二味，以水三升，煮取一升，去滓，顿服。

【桂枝∶甘草＝2∶1。】

【桂枝甘草汤证见于寸口脉微而动，微则为悸，动则为惊，也可见于受到惊吓的人。桂枝甘草汤证的人平时就表现为微脉。

当一个人被吓着的时候，摸他的左寸脉，寸脉独滑，就是个动脉，这表示在他的脉上又出现了一个脉，身上有两个脉。一个人身上只能有一个脉，不应该两个脉，他是被吓到了，表现为桂枝甘草汤证，表现为叉手自冒心。桂枝汤证的人容易受惊吓，不要去别人家里红白喜事、烧纸钱的那些地方，也不要半夜看恐怖电影，否则就是自己找罪受。】

桂枝甘草龙骨牡蛎汤证

重订 134 条：火逆下之，因烧针烦躁者，桂枝甘草龙骨牡蛎汤主之。（118）

桂枝甘草龙骨牡蛎汤

桂枝（去皮，一两）　　甘草（炙，二两）　　牡蛎（熬，二两）
龙骨（二两）

【如果心悸兼有烦躁，在桂枝甘草汤中加龙骨、牡蛎，名为桂枝甘草龙骨牡蛎汤。如果惊狂卧起不安，都不能躺床了，再加蜀漆、生姜和大枣，则是桂枝去芍药加蜀漆牡蛎龙骨救逆汤。】

【肾阳虚】

四逆汤证

重订 577 条：少阴病，脉沉者，急温之，宜四逆汤。（323）【急温之。】

　　重订 578 条：脉浮而迟，表热里寒，下利清谷者，四逆汤主之。（阳明病篇·225）【大汗亡阳，急温之。】

　　重订 581 条：吐利汗出，发热恶寒，四肢拘急，手足厥冷者，四逆汤主之。（厥阴病篇·354）【表里同病。】

　　重订 582 条：既吐且利，小便复利而大汗出，下利清谷，内寒外热，脉微欲绝者，四逆汤主之。（霍乱病篇·389）【内寒外热。】

　　重订 583 条：呕而脉弱，小便复利，身有微热，见厥者，难治，四逆汤主之。（霍乱病篇·377）（金匮·呕吐哕下利病篇同）【内寒外热。】

　　四逆汤

　　甘草（炙，二两）　　干姜（一两半）　　附子（生用，去皮，破八片，一枚）

　　上三味，以水三升，煮取一升二合，去滓，分温再服。强人可大附子一枚，干姜三两。

　　【一定要读懂这句话："急温之"。急温之是告诉我们四逆汤不要长期吃下去。扶阳有什么弊端？刚开始吃扶阳的药，见效很好，然后吃了 3 年药还在吃。附子一吃三五年还在吃，有没有问题？《伤寒论》这里讲了急温之，不是让你吃三五年的四逆汤啊。

　　"大汗，若大下利而厥冷者，四逆汤主之"，这是大汗亡阳，可急温之。"吐利汗出，发热恶寒，四肢拘急，手足厥冷者，四逆汤主之"，这是表里同病。后面还有内寒外热等条文我们都不逐一讲解了，这些条文主要告诉大家少阴寒化不夹饮的一个代表方是四逆汤。

　　四逆汤的主药是附子，能够促进内在皮质激素的分泌，干姜对附子有协同作用，甘草补充外在的皮质激素。皮质激素的分泌是脉冲式的释放，这里为什么一定要促进皮质激素的快速释放？因为急则温之，比如患者休克了，此时就需要用四逆汤急温之。如果要提高皮质激素的调定点，则要选肾气丸，用附子去配地黄。

　　调定点指的是什么？调定点是天数，我们出生的时候 DNA 里就写了一层代码，这层代码包括体温 36.5℃、皮质激素白天分泌多少晚上分泌多少、女性月经 28 天来一次，等等。这些都是调定点，在我们出生之前就已经写在了 DNA 里，有的数据所有人都一样，有的数据个体有点差异。谁写的？天写的。叫什么？《黄帝内经》里叫天数。

调定点一旦确定以后，很难改变，比如通常人的体温是 36.5℃，很难改变。有的人调定点改变了，体温变成了 37.5℃，导致时发热自汗出，须先其时发汗，可与桂枝汤。还有的人调定点改变了，正常月经 28 天一次，她 48 天一次，月经就推迟了。如果要改变她的调定点，调经至少 3 个月经周期，月经都正常了才能停药。按照控制论的说法，月经周期要自动回到某一个点，所以叫调定点。如要建立新的调定点，就要给机体一个信号，以后月经就是 28 天，要连续 3 个月经周期都是 28 天，才可以考虑停药，这样可避免三五个月以后又变成了 48 天。

建立新的调定点需要的时间长，比如调经至少 3 个周期，所以叫作缓则补之。急则温之，缓则补之，用四逆汤散掉寒邪之后，随后就可以转方用肾气丸。很多扶阳的人不喜欢用附子加地黄，说附子加地黄以后效果不好，见效慢。之所以见效慢，因为它本身就不是急温之的配伍啊，要不怎么叫金匮肾气丸不叫金匮肾气汤呢？这就是告诉你要慢慢吃，缓则补之。大家一定要认识到这点区别。】

四逆加人参汤证

重订 589 条：恶寒，脉微（一作缓）而复利，利止，亡血也，四逆加人参汤主之。（霍乱病篇·385）

【此亡血，何以加人参？以下利，体液丢失，血容量不足，容易传入厥阴休克。急用人参，快速恢复血容量，不使传入厥阴故也，此即外感病，急温之治法，非真以人参补血也，有形之血不能速生，无形之气法当速固，益气以固津，不使脱也。】

四逆加人参汤

甘草（炙，二两）　附子（生，去皮，破八片，一枚）　干姜（一两半）　人参（一两）

上四味，以水三升，煮取一升二合，去滓，分温再服。

【这条讲的是霍乱病，上吐下泻，会出现芤脉。上吐下泻为什么会出现芤脉？水分丢失，血容量不够，这种芤脉的亡血，不是血细胞少了，而是血里面的水分少了。这种亡血不要去补血，补血是不见效的，要用四逆加人参汤，加人参益气固津。

有两种芤脉养血是不见效的，一种是低蛋白血症，它可以表现为芤脉，水都跑到组织中去了，身体肿得一塌糊涂，要用防己黄芪汤，方中的白术可升高白蛋白，白蛋白一升高，水就回血了，芤脉就缓解了。另一种是上吐下泻，也表现为芤脉，水都丢光了，养血仍然是不见效的。

《伤寒杂病论》还有一条"汗出恶寒，身热而渴，白虎加人参汤主之"。四逆加人参汤和白虎加人参汤的机制相似，分寒、热两端，一个是人参配附子，一个是石膏配附子。】

干姜附子汤证

重订590条：下之后，复发汗，昼日烦躁不得眠，夜而安静，不呕、不渴，无表证，脉沉微，身无大热者，干姜附子汤主之。（太阳病篇·61）

干姜附子汤

干姜（一两）　附子（生用，去皮，破八片，一枚）

上二味，以水三升，煮取一升，去滓，顿服。

【这个条文说的是干姜附子汤能够镇静，治的是昼日烦躁不得眠，夜而安静。白天烦躁，用干姜附子汤，方中哪个药有典型的镇静作用？干姜，所以不叫附子干姜汤而叫干姜附子汤。

"无表证"，如果有表证，此方是解不了的。"脉沉微"是说脉没有力气，是个少阴病。"身无大热者"，若出现热证不能用干姜附子汤。方中没有甘草，因为甘草有兴奋性作用。】

乌头桂枝汤证

重订597条：寒疝腹中痛，逆冷，手足不仁，若身疼痛，灸刺、诸药不能治，抵当乌头桂枝汤主之。（金匮·腹满寒疝宿食病篇）

乌头桂枝汤

乌头上一味，以蜜二斤，煎减半，去滓，以桂枝汤五合解之，得一升后，初服二合，不知，即服三合，又不知，复加之五合。其知者如醉状，得吐者为中病。

【乌头：麻醉性镇痛；桂枝：解热镇痛；芍药：镇痛；甘草：激素增效。】

【乌头桂枝汤中的桂枝有解热镇痛作用，芍药具有镇痛和镇静作用，乌头是一个麻醉性镇痛药，甘草有皮质激素样的作用，能增强疗效。有人问癌痛怎么办？癌痛没有特定的办法，有好多方法可以去考虑。第一，可用镇痛药。镇痛药可用麻醉性镇痛药，比如乌头含有的乌头碱，还可以用岩白菜，含有吗啡、阿托品类的成分。还有一些弱的镇痛的药，比如延胡索含有的延胡索素，防己含有的防己素也有镇痛作用。第二，可用解热镇痛药，最常用的是桂枝，芍药也是个镇痛药，具有镇痛的作用。第三，还可以用一些镇静安眠的药，可以加 60g 酸枣仁，让他睡觉啊。人睡着了就不知道痛了，不管是哪种痛，都可以用睡来缓解。镇痛的、镇静的、抗抑郁的药再加一点儿激素，具有糖皮质激素作用的甘草。大体用这些止疼的办法。】

薏苡附子散证

重订 600 条：胸痹，缓急者，薏苡附子散主之。（金匮·胸痹心痛短气病篇）

薏苡附子散

薏苡仁（十五两）　　大附子（炮，十枚）

上二味，杵为散，服方寸匕，日三服。

【此少阴肾阳不足治胸痹重症，不解者，心肌梗死也。】

【这条讲的胸痹为什么要缓急？这是严重的心绞痛，要用薏苡附子散。如果不缓会怎样？不缓就变成心肌梗死了。薏苡附子散里的薏苡仁能解肌，能够扩张平滑肌，增强血液供应；附子里的去甲乌药碱，能够增强心脏的血液供应，扩张冠状动脉。大家知道为什么吗？"寒性收引"啊，阳微则阴弦，阴弦则阳微。这条讲的是个重症，重症用桂枝解决不了问题，怎么办？去桂枝，上附子。因为心阳根源于肾阳。如果是一般的胸痹，用桂枝就可以了。】

薏苡附子败酱散证

重订 601 条：肠痈之为病，其身甲错，腹皮急，按之濡如肿状，腹无积聚，身无热，脉数，此为肠内有痈脓，薏苡附子败酱散主之。（金匮·疮痈肠痈浸淫疮病篇）

薏苡附子败酱散

薏苡仁（十分）　附子（二分）　败酱（五分）

上三味，杵为末，取方寸匕，以水二升，煎减半，顿服，小便当下。

【此慢性阑尾炎急性发作。

重订385条：肠痈者，少腹肿痞，按之即痛如淋，小便自调，时时发热，自汗出，复恶寒。其脉迟紧者，脓未成，可下之，当有血；脉洪数者，脓已成，不可下也。大黄牡丹皮汤主之。

此急性阑尾炎。

重订254条：《千金》苇茎汤：治咳有微热，烦满，胸中甲错，是为肺痈。

二方皆用薏苡仁消痈。一方用苇茎、瓜瓣，一方用败酱除痈热，热沸血瘀者用桃仁，寒热错杂用附子。其身（腹部）甲错，肠痈故也，胸中甲错，是为肺痈。身无热而脉数，寒热错杂之故，脉数为痈，无热为寒，微热烦满者，热故也。此属内痈寒证，然痈属寒证，发于体表，可与后世阳和汤，理本一贯。】

【这条讲的是慢性阑尾炎，用薏苡仁、附子、败酱草治疗。从这条会看到附子是调节炎症的，败酱草是个抗炎的药物，治疗化脓性炎症用败酱草，而肠痈是个化脓性炎症。

"其身甲错"说的是里面有痈肿，外面皮肤甲错。一个内痈、一个慢性的痈肿，如果是肠痈，在腹部可以看到肌肤甲错；如果是肺痈，在胸部可以看到肌肤甲错。急性的痈肿没有肌肤甲错，因为急性的是刚刚得病。

急性肠痈很容易被误诊为淋证，因为肠子后面是输尿管，急性肠痈会引起排尿不畅，出现类似尿路感染的症状。重订385条中"肠痈者，少腹肿痞，按之即痛如淋"，但是"小便自调"。"时时发热，自汗出，复恶寒"，这是什么？这是太阳类证。"按之即痛如淋，小便自调"，触诊按压的时候，会疼痛如淋证，因为它后面是输尿管。但是这不是淋证，而是急性阑尾炎。大黄牡丹皮汤治的是急性阑尾炎，附子苡仁败酱散治的是慢性阑尾炎。

慢性阑尾炎是肠痈，用的是附子苡仁败酱散，这是在体内；如果是在体表的痛证，用阳和汤。因为在体表，所以不用附子，用桂枝或者肉桂，用皮，用桂皮，再加麻黄发表。两方同样是用温法，只不过一个在体内用附子，一个在体表用桂枝。

大黄牡丹皮汤治疗急性肠痈时，可以合五味消毒饮，或者合青蒲饮（青木香、蒲公英）。此方治疗急性肠痈，一定要记住：第一，大便要通；第二，不拘时服；第三，剂量要大，五味消毒饮的每个药都要开五六十克，蒲公英可以开到两三百克。熬一锅汤药，只要肚子能吃下去，一会儿喝点儿，一会儿喝点儿，不停地吃，连续 3 天，炎症很快就消下去了。然后调整一下剂量，再吃上 1~2 周，这个病可以彻底治愈。】

（四）少阴寒化夹饮

茯苓四逆汤证

重订 602 条：发汗若下之，病仍不解，烦躁者，茯苓四逆汤主之。（太阳病篇·97）

茯苓四逆汤

茯苓（四两）　人参（一两）　附子（生用，去皮，破八片，一枚）　甘草（炙，二两）　干姜（一两半）

上五味，以水五升，煮取三升，去滓，温服七合，日二服。

【麻黄附子甘草汤证，反与麻黄汤发汗不解，烦躁者，与茯苓四逆汤。此方于四逆汤加人参，即合参附汤强心、扩血管，更加茯苓利尿，心衰之良方也。】

【茯苓四逆汤是在四逆汤的基础上加人参和茯苓。"发汗若下之，病仍不解，烦躁者，茯苓四逆汤主之"，这说明茯苓能镇静，茯苓的镇静作用和它的剂量有关系。大家看到茯苓用多少了吗？四两。我们临床体会，要发挥茯苓的镇静作用，剂量要用到 30~60g。这个剂量是相对安全的，因为茯苓本身就可以当食品。有的人喜欢用茯神，或者用朱茯神。】

附子汤证

重订 603 条：少阴病，得之一二日，口中和，其背恶寒者，当灸

之，附子汤主之。(304)

重订604条：少阴病，身体痛，手足寒，骨节痛，脉沉者，附子汤主之。(305)

附子汤

附子（炮，去皮，破八片，二枚）　茯苓（三两）　人参（二两）白术（四两）　芍药（三两）

上五味，以水五升，煮取三升，去滓，温服一升，日三服。

【真武汤、附子汤、栝蒌瞿麦丸，皆苓术法；苓桂术甘汤、五苓散，此苓桂法。苓桂术甘汤入汤，用甘草（甘草酸）助茯苓的有效成分溶出，五苓散为散，不用甘草。真武汤、附子汤入汤，用芍药（芍药苷）助茯苓的有效成分溶出，肾气丸、栝蒌瞿麦丸为丸，不用芍药。】

【附子汤和桂枝加芍药生姜一两人参三两新加汤有什么区别？桂枝加芍药生姜一两人参三两新加汤治的是肌肉疼，附子汤治的是骨节疼，因为肾主骨。】

重订605条：妇人怀娠六七月，脉弦发热，其胎愈胀，腹痛恶寒者，少腹如扇。所以然者，子脏开故也，当以附子汤温其脏。（方未见）（金匮·妇人妊娠病篇）

【此条疑为治羊水过多。多数患者羊水增加缓慢，无明显症状，为慢性羊水过多。若羊水量在数天内迅速增加，出现严重腹胀，为急性羊水过多。此阳虚夹饮，以附子汤温其脏。】

【这条讲的是附子汤能够治羊水增多，女性怀孕以后阳虚导致的羊水过多，就是中医讲的胎胀。】

真武汤证

重订606条：少阴病，二三日不已，至四五日，腹痛、小便不利，四肢沉重疼痛，自下利者，此为有水气。其人或咳，或小便利，或下利，或呕者，真武汤主之。(316)

真武汤

茯苓（三两）　芍药（三两）　白术（二两）　生姜（切，三

两） 附子（炮，去皮，破八片，一枚）

若咳者，加五味子半升，细辛一两，干姜一两；若小便利者，去茯苓；若下利者，去芍药加干姜二两；若呕者，去附子，加生姜，足前为半斤。

【真武汤，温阳利水，可治西医所谓之心衰。然心衰有收缩期心衰与舒张期心衰，少阴之脉微细，若心衰症见脉弦无力者，多西医所谓心室肥厚、瓣膜狭窄、心室舒张功能降低，此属厥阴，不可与少阴真武汤。若严重瓣膜狭窄者，真武汤强心，增强心肌收缩，反而加重病情，西医所谓强心贰不能用也，宜后世《朱氏集验方》鸡鸣散：吴茱萸、生姜、槟榔、陈皮、木瓜、桔梗、紫苏茎叶，陈皮、木瓜重用。此厥阴吴茱萸法，夜间入睡难以服药，当鸡鸣晨起之时，少阳、厥阴当令，空腹服之尤佳。】

【这里需要注意真武汤的加减法，"若咳者，加五味子半升，细辛一两，干姜一两"，这个加减法适用于哪种情况呢？用小青龙汤发了汗以后，患者汗多的，就不能再用小青龙汤了，应该用真武汤加干姜、细辛、五味子。用了小青龙汤容易出现坏病，出现逆证："身𥆧动，振振欲擗地"，出现哮喘持续状态，可以用真武汤加姜辛味来救逆。因为小青龙汤有个副作用，它容易拔肾根。如果吃了小青龙汤以后，出现哮喘持续状态，可以用真武汤，真武汤有个固定的加减法是加姜辛味。

真武汤的作用：一是可以治疗小青龙汤的逆证，救逆，就是治疗哮喘持续状态；二是可以治疗慢性支气管炎、肺气肿，咳吐清稀泡沫痰，但是又汗多，不适合用小青龙汤的；还可以治疗心衰，真武汤是治疗心衰非常经典的一个方。但是一定要注意，真武汤治的是收缩期心衰，不要用于舒张期心衰。附子含有的生物碱，具有强心贰的作用，能够增强心肌的收缩，但是对舒张期心衰，或者有流出道梗阻的心衰，比如瓣膜有狭窄、血打不出去的，再增加心肌的收缩，患者会很难受，这种情况不适合用真武汤。西医讲这种情况不适合用强心贰，不适合用洋地黄（地高辛）。当心脏强力收缩血液出不去的时候，会出现逆证，所以这是真武汤的禁忌证，尤其是伴流出道梗阻的舒张期心衰，不用真武汤。这种舒张期心衰，心脏不能够充分地舒张，导致血液不能很好地回心，也就不能很好地打出去。

那么，肌细胞的舒张谁来管？少阳厥阴，可用鸡鸣散，用厥阴病的办法治疗这种心衰效果比较明显。收缩期心衰和舒张期心衰，单纯用中医鉴别挺难，可以利用西医的诊断来鉴别，这样就知道该怎么开药了。】

重订 607 条：太阳病发汗，汗出不解，其人仍发热，心下悸、头眩、身𥆧动，振振欲擗（一作僻）**地者，真武汤主之。**（太阳病篇·82）

【强心：附子，内源性肾上腺素分泌；利尿：茯苓；扩血管：芍药；心肌收缩：白术；胃肠瘀血：生姜】

【这一条的描述多见于用了小青龙汤之后出现的逆证，包括哮喘的持续状态，可以用真武汤来救逆。这种情况很少见，我行医这么多年就见过两例。从西医的角度讲真武汤的作用比较好解释，强心用附子，附子含有的生物碱能够刺激肾上腺素分泌。肾上腺素是个强心药，我们抢救心衰、休克患者的时候最后要用肾上腺素，也就是心三联、呼三联。真武汤用附子强心，然后用芍药扩血管，用茯苓利尿，用白术增强心肌的收缩力，用生姜改善胃肠道的功能。因为心衰的时候胃肠瘀血，患者消化吸收不好，食欲不佳。西医治疗收缩期心衰大体上就是三招——强心、利尿、扩血管，中医治疗则用真武汤的附子、茯苓和芍药，再加白术健脾，增强心肌的收缩力，再加生姜改善胃肠道的症状。】

栝蒌瞿麦丸证

重订 609 条：小便不利者，有水气，其人苦渴，栝蒌瞿麦丸主之。（金匮·消渴小便不利淋病篇）

栝蒌瞿麦丸

栝蒌根（二两）　茯苓　薯蓣（各三两）　附子（炮，一枚）瞿麦（一两）

上五味，末之，炼蜜丸梧子大，饮服三丸，日三服。不知，增至七八丸。以小便利，腹中温为知。

【栝蒌瞿麦丸服药之后小便利，腹中温为知。栝蒌瞿麦丸与真武汤从症状上是无法区别的，因为真武汤证也有小便不利，也渴。为什么真

武汤证会渴？少阴病就可以渴啊。它们唯一能区别的就是栝蒌瞿麦丸是治形质病的。】

栝蒌瞿麦丸的使用范围很广，阳虚型的泌尿生殖系统肿瘤、泌尿生殖系统的感染，都可以使用它。干燥综合征是个免疫病，也有用栝蒌瞿麦丸的时候。这个方化裁还能够引产，这与传统的妇科有关系。天花粉（栝蒌根）和瞿麦既抗子宫内膜增生，又抗肿瘤。薯蓣和附子温阳补肾，天花粉和瞿麦治标，薯蓣和附子治本。】

（五）少阴寒化外治法

蛇床子散证

重订 619 条：妇人阴寒，温阴中坐药，蛇床子散主之。（金匮·妇人杂病篇）

【此妇人少阴阴寒阴痒、阴疮、带下外治法。】

重订 563 条：蚀于下部则咽干，苦参汤洗之。（金匮·百合狐惑阴阳毒病篇）

【此少阴热化阴痒、阴疮、带下法。】·

蛇床子散

蛇床子仁

上一味，末之，以白粉少许，和令相得，如枣大，绵裹纳之，自然温。

【少阴寒化有外治法，蛇床子散。蛇床子散治疗少阴阳虚的阴痒、阴疮、带下。蛇床子仁还有一个作用能益阳，能杀虫。如果是少阴有热呢？用苦参。】

狼牙汤证

重订 620 条：少阴脉滑而数者，阴中即生疮，阴中蚀疮烂者，狼牙汤洗之。（金匮·妇人杂病篇）

狼牙汤

狼牙（三两）

上一味，以水四升，煮取半升，以绵缠筋如茧，浸汤沥阴中，日四遍。

【尺脉滑数，阴生疮，多见泌尿生殖系统感染、肿瘤等症，此外治法。】

【狼牙汤治"少阴脉滑而数者，阴中即生疮，阴中蚀疮烂者"。如何摸少阴脉？少阴脉是在脚踝下的动脉，脚不方便摸，可以摸尺脉，也一样。患者若尺脉弦长滑数，说明有泌尿生殖系统疾病，多见于泌尿生殖系统的感染和肿瘤，可以用狼牙煮水洗，浸阴中。野狼牙一般被认为是仙鹤草，仙鹤草又叫狼牙草，具有杀虫的作用，能够治疗泌尿生殖系统的感染，尤其是女性的泌尿生殖系统感染。

阴中生疮多见于女性生殖系统肿瘤、宫颈癌、菜花样溃烂、宫颈糜烂（多为 HPV 感染）、尖锐湿疣等。尖锐湿疣是性病，从《金匮要略》的记载来看，性病在中国古代就是很常见的一个疾病。】

矾石丸证

重订 621 条：妇人经水闭不利，脏坚癖不止，中有干血，下白物，矾石丸主之。（金匮·妇人杂病篇）

【妇人外治法。脏坚癖不止，中有干血，下白物，此西医所谓宫颈癌。非辨证法。】

矾石丸

矾石（烧，三分）　　杏仁（一分）

上二味，末之，炼蜜和丸枣核大，纳脏中，剧者再纳之。

【杏仁含有杏仁苷，杏仁内服抗肿瘤的效果不好，局部外用抗肿瘤的效果好，可治疗宫颈癌。"下白物"是指矾石散外用以后，甚至可以下死烂的组织。其实，宫颈癌的局部治疗有很多方法，后世局部用莪术，效果也很好，还可以局部使用天南星。药性比较强的是三品一条枪，这是一种丹药，是腐蚀性药物。以上都是局部外用法。

矾石丸是针对哪一个证型的宫颈癌？我们讲治疗需要脉证并治，而这一条并没有指出矾石丸针对什么脉、什么证，说明只要是宫颈癌，就可以局部外用矾石散。这是辨病，说明中医很多时候是不辨证的，用矾石丸根本不需要辨证。

张仲景一般对病、证、症的讲法是讲病、讲脉、讲证，有的还讲病机，而在这条没有这么讲，只是讲一个病"妇人经水闭不利，脏坚癖不止，中有干血，下白物，矾石丸主之"，这就是我们现在讲的宫颈癌，只要是宫颈癌就可以直接外用矾石散。张仲景并没有讲需要辨证患者是否气虚、阳虚、阴虚，说明并不是所有时候都需要辨证。】

重订第 622 条：矾石汤证：治脚气冲心。（金匮·中风历节病篇）

【矾石收敛，外用治脚气，非辨证方，中医未必辨证。】

矾石汤

矾石（二两）

上一味，以浆水一斗五升，煎三五沸，浸脚良。

【再举个例子，"矾石汤证：治脚气冲心"。矾石能够抑制腺体的分泌，所以可以治脚气和狐臭，遇到出汗多时，包括下半身出汗多都可以用矾石。矾石就是一个局部收敛止汗的药物，不需要辨证，哪一证都可以用。中医很多时候是不辨证论治的。当然，辨证论治是中医的精髓，我们并不是要否认它，而是讲不能够学得太死板，不要把它绝对化。

这两个都不是少阴病，我们放在这里讲，就是让大家去了解中医的一些思想。】

（六）少阴虚劳

八味肾气丸证

重订 610 条：虚劳腰痛，少腹拘急，小便不利者，八味肾气丸主之。（金匮·血痹虚劳病篇）

八味肾气丸

干地黄（八两）山茱萸 薯蓣（各四两）泽泻 茯苓 牡丹皮（各三两）桂枝 附子（炮，各一两）

上八味，末之，蜂蜜和丸梧子大，酒下十五天，日再服。

【八味肾气丸又名金匮肾气丸，治疗少阴的虚劳病。大家要注意地黄和附子的剂量，地黄八两，附子一两，可见在补肾的时候，要考虑地黄与附子的剂量关系。我们在用附子补肾的时候，剂量都小于 9g，经常只用 3~6g，而不是像治疗风湿那样用 90g、100g 的附子。我们在补肾的时候不会开 100g 附子，四逆汤这一类的方子才会用大剂量的附子。】

重订 611 条：问曰：妇人病饮食如故，烦热不得卧，而反倚息者，何也？此名转胞，不得溺也，以胞系了戾，故致此病，但利小便则愈，宜肾气丸主之。（金匮·妇人杂病篇）

【转胞，不得溺，实妊娠羊水过多，巨大的子宫向后压迫双侧输尿管，同时大量液体聚集于羊膜腔，孕妇少尿、不能平卧。

重订 605 条：妇人怀娠六七月，脉弦发热，其胎愈胀，腹痛恶寒者，少腹如扇，所以然者，子脏开故也，当以附子汤温其脏。

重订 613 条：寸口脉浮而迟，浮即为虚，迟即为劳，虚则卫气不足，劳则荣气竭。趺阳脉浮而数，浮即为气，数即消谷而大坚（一作紧），气盛则溲数，溲数即坚，坚数相搏，即为消渴。

寸口脉浮而迟，浮即为虚，《金匮·血痹虚劳病篇》云：劳之为病，其脉浮大，迟即为劳，此属少阴。

男子消渴，小便反多，以饮一斗，小便一斗，肾气丸主之。】

【重订 611 条讲的还是羊水过多，压迫输尿管，导致少尿，不能平卧，可以用肾气丸。治疗羊水过多，先用附子汤，再用肾气丸。

肾气丸不仅治羊水过多，还治消渴。"寸口脉浮而迟，浮即为虚，迟即为劳，虚则卫气不足，劳则荣气竭。趺阳脉浮而数，浮即为气，数即消谷而大坚，气盛则溲数，溲数即坚，坚数相搏，即为消渴"，这是肾气丸的另一个适应证：能治疗消渴，治疗糖尿病。糖尿病到最后的结局都是阳虚。糖尿病首先是胃热——白虎汤证，这是最经典的，现在很难见到这么经典的转归了；然后是胃热阴虚——白虎加人参汤证；然后是气阴两虚——生脉散或者是玉女煎证；然后是阴阳两虚——肾气丸证。这是糖尿病的基本转归，当然中间还有夹饮、夹少阳等兼夹证，可以分别去处理。】

炙甘草汤证

重订 617 条：《千金翼》炙甘草汤（一云复脉汤）虚劳不足，汗出而闷，脉结悸，行动如常，不出百日，危急者十一日死。（金匮·血痹虚劳病篇）

【此方治少阴心之形质病，并治虚劳、肺痿，此方炙甘草、大枣重用，生地黄尤需独重，酒助药力，方见专功。行尸脉结代。】

重订618条：《外台》炙甘草汤：治肺痿涎唾多，心中温温液液者。（金匮·肺痿肺痈咳嗽上气病篇）

【肺病及心，西医所谓肺心病，肺病日久虚损，可与炙甘草汤。】

重订119条：伤寒，脉结代，心动悸，炙甘草汤主之。（177）

炙甘草汤

甘草（炙，四两）　生姜（切，三两）　人参（二两）　生地黄（一斤）　桂枝（去皮，三两）　阿胶（二两）　麦门冬（去心，半升）　麻仁（半升）　大枣（擘，三十枚）

上九味，以清酒七升，水八升，先煮八味，取三升，去滓，纳胶烊消尽，温服一升，一日三服。一名复脉汤。

【按柯韵伯谓，旧传麻仁者误，当系枣仁，或加柏子仁。】

【少阴虚劳有个病是炙甘草汤证。炙甘草汤治"虚劳不足，汗出而闷，脉悸结（结悸），行动如常，不出百日，危急者十一日死"，这是治少阴的形质病，也可以治疗虚劳、肺痿。

少阴的虚劳要注意有一点，炙甘草汤也叫作复脉汤，它的脉结代，"行动如常"，就像好人一样。"不出百日，危者十一日死"，它是个行尸。究竟什么时候死?《黄帝内经》有算法，大家可去仔细研究，有好几种算法，都可以算死期。比如用三虚的算法，既有本来的体质的改变，又有五运六气，正好碰在一起，再加上一些突发的事件，伤了心，突然扑通倒地，死了。《黄帝内经》记载了如何判断患者的生死，三虚的算法是把人的体质和五运六气结合起来，比如正好到了那个时候，天数不及，本身体质又心虚，心本身就受损，然后突然之间，与恋人分手了，伤了心，咣当倒地就死了，这是《黄帝内经》的三虚的算法。

最后一条就是他的运。什么叫作"不出百日，危者十一日死"？什么样的人"不出百日"？什么样的人"十一日死"？大家去读《黄帝内经》，学完《伤寒杂病论》，还要去读《黄帝内经》。

炙甘草汤还能治肺痿，我们讲过肺痿是肺心病，或者是肺纤维化、间质性肺炎，就是肺病日久虚损，可以用炙甘草汤来改善症状。柯琴说炙甘草汤里的麻仁是枣仁，还有人说是柏子仁，还有说麻仁可以不用，大家自己去体会。】

薯蓣丸证

重订第 698 条：虚劳诸不足，风气百疾，薯蓣丸主之。（金匮·血痹虚劳病篇）

薯蓣丸

薯蓣（三十分）　当归　桂枝　曲　干地黄　豆黄卷（各十分）甘草（二十八分）　人参（七分）　川芎　芍药　白术　麦门冬杏仁（各六分）　柴胡　桔梗　茯苓（各五分）　阿胶（七分）　干姜（三分）　白蔹（二分）　防风（六分）　大枣（为膏，百枚）

上二十一味，末之，炼蜜和丸，如弹子大，空腹酒服一丸，一百丸为剂。

【麻黄附子甘草汤与麻黄细辛附子汤皆属气化，薯蓣丸复形质，阳虚之人，外感愈后，以此收工，乃不反复发作。】

【麻黄细辛附子汤和麻黄附子甘草汤治疗太少两感证，感冒痊愈以后，需要坚持服用薯蓣丸。

我们来讲薯蓣丸的配伍特点，人参、白术、茯苓、甘草、川芎、芍药、当归、地黄，这是八珍汤；加麦门冬、阿胶、薯蓣、干姜、桂枝、豆卷、杏仁、柴胡、桔梗、防风、白薇，以除热；再加了一点儿曲、大枣，以和胃。处方选的药很有意思，防风具有免疫调节的作用；柴胡、白薇都有解热的作用，一个退实热，一个退虚热。

这张处方中最不好理解的就是为什么要用麦门冬、阿胶，还用干姜、人参？气血阴阳兼治，人参补气、干姜温阳、麦门冬养阴、阿胶养血。由此，大家可看到张仲景对慢性疾病、形质性疾病的配伍规律。这种配伍规律也可见于炙甘草汤，方中有人参、阿胶、麦门冬、桂枝，也是兼治气血阴阳。再看麻黄升麻汤，方中有当归、玉竹等药，也是兼治气血阴阳。再看温经汤，也是有人参、生姜、阿胶、桂枝等药，依然是气血阴阳兼治。这是张仲景复形质的处方的特点，再看我们的验方十味建中汤，也是一脉相承的。

所以，作为一名大夫要学到张仲景的精髓，先要学会治急性病，治疗感冒、腹泻等急性病是一个套路；还要学会他治疗重大疑难疾病的另外一个套路，不只是四逆汤的单刀直入。今后大家治疗重大疑难疾病时，思路要变一下。

以前我在微信学习群里发过我们治疗肿瘤的医案，这个患者好了，那个患者肿瘤小了。后来有一群人批评我，说那都是"狗拿死耗子"碰巧了，用的什么处方啊？气血阴阳都没有辨，就是在乱开处方。那么，张仲景的处方也是乱开的吗？真正的高手达到一定程度的时候，对气血阴阳的思考与一般人的思考不一样，要么把它思考得很复杂，要么把它思考得很简单。怎么简单？"阴阳者，血气之男女"，这句话很多人都读不懂，你可以往复杂的地方想，也可以往简单的地方思考。这里就是提醒大家，中医有其复杂的一面，也有其大道至简、单刀直入的一面。比如急温之宜四逆汤，就是大道至简、单刀直入。】

少阴病小结

【少阴病的特点：①神经-内分泌-免疫功能紊乱。②水液代谢异常。③心脏功能异常。】

【我们来总结一下少阴病。讲了这么多，大家会发现少阴病有几个重要的特点。

第一，神经-内分泌-免疫功能紊乱。

少阴病的核心是内分泌，而内分泌的核心是下丘脑-垂体-靶腺轴。下丘脑-垂体-靶腺轴包括肾上腺、性腺和甲状腺。少阴病患者因为甲状腺分泌水平降低，产热低，所以怕冷，手脚冰凉，需要用干姜；患者的肾上腺分泌水平降低，治疗用附子；性腺分泌水平降低，可见阳痿，可以用淫羊藿等补肾填精的药。

神经-内分泌-免疫功能紊乱的核心是内分泌紊乱，那上游的神经系统功能有没有紊乱？有，"少阴之为病，脉微细，但欲寐"。我们举个例子，"阴阳者，血气之男女也"，麻黄附子甘草汤能够治疗男性同性恋者，治的是男性同性恋中喜欢当女人的一方。有的人虽然是男儿身，偏偏有一颗姑娘心，可用麻黄附子甘草汤。很多的同性恋是由后天因素引起的，他们逐渐觉得做男人不如做女人好，对这样的人就可以用麻黄附子甘草汤。但是，如果他的染色体异常，是先天导致的就比较麻烦，老天就给了他一颗女儿心，天数里就写着身男心女，这个不好治。"阴阳者，血气之男女也"，这句话我可以讲2小时，讲生活中的大家想不到的各种疾病。

"少阴之为病，脉微细，但欲寐也"，麻黄附子甘草汤还能够治疗抑郁症；"与天地精神相往来"，还可以治疗自闭症。麻黄附子甘草汤还能治疗很多种疾病，越往深讲它能够治疗的病就越奇特，我们不往深讲，大家慢慢去思考。当大家成了名医以后，治的病越治越怪。为什么越治越怪呢？因为找你看的都是莫名其妙的病，寻常病不来找你啊。前阵子看了一个人，他觉得自己的阴茎缩短了，这怎么治啊？这是缩阴证，有办法治的，用乌头汤。有些病大家可能没治过，老师也没教过，但是大家有头脑啊，有理论啊！你要去想《黄帝内经》怎么讲，要去思考！不能说这个病没治过，就让患者回家。

少阴病的核心是神经-内分泌-免疫系统，神经系统涉及抑郁症等疾病；内分泌系统涉及 3 个腺体；免疫系统涉及免疫漂移，少阴病患者会出现细胞免疫功能不足，体液免疫亢进，发生多种自身免疫病、过敏性疾病等。这是少阴病的一个核心：神经-内分泌-免疫轴的功能紊乱，也是少阴病的最核心的表现。

第二，少阴病的另一个重要特点是肾脏和水液代谢的异常，这方面更多地倾向于西医讲的肾。大家不要认为中医讲的肾与西医讲的肾完全没有关系，如果中医讲的肾与西医讲的肾完全没关系，那么人体就得有两套五脏。中医讲的心、肾和西医讲的心、肾有关系，但是不等同。因为中医是五大系统，西医是八大系统。西医八大系统的一些功能分配到中医的五脏上去，中医五大系统的功能范围更加大了而已，两者不是完全的不等同。

第三，是心脏功能异常。心脏功能异常就是我们反复讲的胸痹、心悸等。

这就是中医讲的少阴病，我们用这 3 条就可以概括几乎所有的少阴病的症状，抓住它就抓住了少阴病的核心。心和肾是有形的东西，心、肾的异常属于中医的脏腑学说。少阴病核心的神经-内分泌-免疫功能是把西医八大系统之外的其他的功能，分配到中医的五脏上去了。】

第九章　厥阴汇通

厥阴病按厥阴概论、厥阴在经、厥阴在脏、厥热胜复的顺序来讲。

一、厥阴概论

重订623条：厥阴之为病，消渴，气上撞心，心中疼热，饥而不欲食，食则吐蛔，下之利不止。（326）

【消渴：夜渴。

气上撞心：多在后半夜发生心绞痛，即西医的不稳定型心绞痛。

心中疼热：如胃灼热，如左金丸用黄连、吴茱萸；若温病晚期心中疼热，欲食冷食，预后不佳；老年人胸中灼热，饥而不欲食，喜食冷饮。

吐蛔：蛔虫钻胆。

下利：吴茱萸、乌梅。】

【厥阴病的症状。第一是消渴。这种消渴表现为晚上咳嗽、口干、后半夜饮水，又没有糖尿病。后半夜起来喝水的人，基本上都是厥阴病，多发于中年以上，在"六七、六八"之后，这是衰老提前的表现。

第二是气上撞心。这是非常严重的睡眠期间后半夜发作的心绞痛，即西医讲的不稳定型心绞痛。这种不稳定型心绞痛，容易发生猝死。前些年我就有不稳定型心绞痛，服药后这几年就不犯了。不稳定型心绞痛，在后半夜睡着觉都会发作，因为当心脏的负荷增加时，需要更多的血，但是由于冠状动脉痉挛或者堵塞，血供是减少的，所以会发生心绞痛。检查心绞痛有一个平板运动负荷试验，就是观察在增加心脏负荷的情况下，受试者会不会发生心绞痛，会不会发生ST段的改变，会不会发生心肌缺血。如果在睡眠状态下都发生心绞痛，那么这个人随时可能会心肌梗死，这就是行尸。这类患者最容易发生什么情况？最容易在睡眠中死亡。人死如灯灭，正常人一天的作息好像白天活过来、晚上死过去。如果睡死了，就不再活过来了，那就真死了。这类患者夜间最容易猝死，有的人就是这么睡过去的。

第三是心中疼热。乌梅丸可以治胃灼热，但是用乌梅丸治疗胃灼热太复杂了，药味太多，会让别人觉得不是经方派，那么可以用戊己丸。戊己丸用芍药等于用乌梅，用黄连等于用黄连、黄柏，用吴茱萸等于用川椒。戊己丸就是一个小乌梅丸，可以治胃灼热，而其处方更加简单。实际上吴茱萸和川椒在《千金方》里经常互换使用，都是治疗厥阴寒化的药。当然也不能说这两个处方可以百分之百地替换，因为乌梅丸的配伍比较复杂，配伍越复杂越有利于缓解长期的疾病，配伍越简单越有利于快速缓解病变的症状。还有一种情况，如果温病晚期心中痛热，心里如火烧灼，欲食冷食，预后不佳。还有一种是老年人胸中灼热，饥而不食，喜食冷，也影响寿命。这都是厥阴病的一些特殊表现。】

第四是吐蛔，就是蛔虫钻胆。厥阴病容易出现蛔虫钻胆，现在蛔虫钻胆很少见，一般农村才有，它也是典型的厥阴病。

第五是下利。乌梅丸能治下利，戊己丸也能治下利。但是乌梅丸的配伍比较复杂，方大而全，可以长期服用一段时间，更有助于改善患者的体质。戊己丸和乌梅丸就相当于四逆汤和肾气丸之间的关系，还是有区别的。】

重订 625 条：厥阴病欲解时，从丑至卯上。（328）

【后半夜之病，消渴、瘙痒、失眠、腰痛诸证，不一而足，皆多属厥阴。】

【乌梅丸证或者说厥阴病的特点是：第一，发生于后半夜；第二，发生于老年人；第三，发生于疾病晚期。这是厥阴病多发的 3 种情况。一天的后半夜就是这个圈快画完了，疾病的晚期也是这个圈快画完了，老年人也是一生快结束了，都容易出现乌梅丸证。

举个例子，老年人后半夜的口渴，老年性瘙痒，就多为乌梅丸证。老年人睡不着觉，人的一生刚开始时，睡到上午 8 点、10 点都醒不了，后来我们都知道早上 6 点钟起床上班，再后来凌晨 3 点就起来活动，最后干脆睡不着直接就死了。这种失眠与年龄相关，随着年龄的增加，睡眠时间越来越短，最后阴阳离绝，直至死亡。这种老年人的失眠，后半夜不睡觉还伴有腰疼，这些都与厥阴病有关系，要从厥阴病去思考。

我们讲六经化生，就讲了这个后半生的问题。人在"六七、六八"

之后进入了三阴,在"七七、八八"以后靠厥阴维持生命(见彩图 7)。所以,从"六七、六八"以后都是三阴病,"七七、八八"以后基本都是厥阴病为主。如果厥阴都维持不了,人就要死亡了。所以,"七七、八八"之后再修行,那都是没有意义的,地道已坏、天癸已绝,这样的肉身在修行人的眼中就是一个行尸。所以如果要修行一定要在"七七、八八"之前,其实到了"六七、六八"之后就已经很困难了,已经进入三阴了。女性从"五七"、男性从"五八"开始衰老,女性"五七"面始焦,也就是女子 35~42 岁、男子 40~48 岁之间,就必须得修行,要不然就是"竹篮打水一场空"。这就是厥阴病的一个特征。】

二、厥阴在经

重订 627 条:手足厥寒,脉细欲绝者,当归四逆汤主之。(351)
当归四逆汤

当归(三两) 桂枝(去皮,三两) 芍药(三两) 细辛(三两) 甘草(炙,二两) 通草(二两) 大枣(擘,二十五枚。一法,十二枚)

上七味,以水八升,煮取三升,去滓,温服一升,日三服。

【治疗冻疮、雷诺氏病,肝寒-平滑肌系统痉挛。当归、大枣养血,大枣重用,免疫调节;桂枝、细辛散寒通络;芍药、甘草缓急,扩张血管,免疫调节。

四妙勇安汤:金银花、玄参、当归、甘草。

当归、甘草,此当归四逆汤法,以金银花、玄参易桂枝、细辛。

当归四逆汤治寒入营血之脉管收缩,如西医所谓雷诺氏综合征等;四妙勇安汤治热入营血,如西医所谓血栓性脉管炎、冠状动脉硬化性心脏病属热化者。】

【当归四逆汤治疗手脚冰凉,比如冻疮、雷诺氏综合征等。尤其要记住两点:第一,方中的细辛用三两,大约是 10g,需要煎服,不能够吞服,吞服细辛不过钱,吞服 10g 细辛会中毒;第二,大枣用 25 枚。大家看张仲景的处方特点,此方治疗寒凝导致的血管收缩脉细欲绝,而且血虚才容易被寒凝,寒凝血脉用细辛等辛温药;寒凝的基础是邪之所凑,其气必虚,方中又重用大枣养血。张仲景的思路是在治实,还是在治虚呢？大家要认真思考。

当归四逆汤可治疗平滑肌系统的痉挛。针对哪个平滑肌的痉挛？血管的平滑肌。血管平滑肌受寒发生痉挛，就出现脉细欲绝，多见于雷诺氏病，可用当归四逆汤治疗。

当归四逆汤治的是体表的症状，所以是厥阴在经。我们讲体表的症状是在经，胸腹腔体腔里面的症状是在脏或者在腑，三阳在腑，三阴在脏。

当归四逆汤证是偏寒的，偏热的用四妙勇安汤，用当归、甘草、金银花、玄参，也能扩张血管。】

重订 628 条：若其人内有久寒者，宜当归四逆加吴茱萸生姜汤。（352）

当归四逆加吴茱萸生姜汤

当归（三两）　芍药（三两）　甘草（炙，二两）　通草（二两）　桂枝（去皮，三两）　细辛（三两）　生姜（切，半斤）　吴茱萸（二升）　大枣（擘，二十五枚）

上九味，以水六升，清酒六升和，煮取五升，去滓，温分五服。（一方，酒水各四升）

【较之当归四逆汤，加酒煎，重用生姜。

吴茱萸、生姜，相须为用，方如当归四逆加吴茱萸生姜汤、温经汤、吴茱萸汤。】

【当归四逆加吴茱萸生姜汤治厥阴病既在经又在脏，不仅有在经的症状——手脚冰凉、脉细欲绝，还有在脏的症状——内有久寒。此方需加酒煎。】

重订 629 条：病者手足厥冷，言我不结胸，小腹满，按之痛者，此冷结在膀胱关元也。（340）

【此即内有久寒，小腹满，按之痛。

重订 164 条：太阳病，重发汗而复下之，不大便五六日，舌上燥而渴，日晡所小有潮热（一云日晡所发，心胸大烦），从心下至少腹鞕满而痛不可近者，大陷胸汤主之。此大结胸证，西医可见之腹膜炎。】

【什么叫作内有久寒？"病者手足厥冷，言我不结胸，小腹满，按之痛者，此冷结在膀胱关元也。""小腹满，按之痛者，此冷结在膀胱关元也。"指的是什么？指的是按压患者的关元穴，会出现疼痛。外证表现为手脚冰凉，内有沉寒指的是按压关元穴患者会出现疼痛。为什么会疼痛？条文讲了"冷结在膀胱关元也"，冷结在关元穴，就是关元穴关着一些阴冷的东西，有一些阴邪、寒邪，最多见的症状是流产。】

三、厥阴在脏

（一）寒热错杂

乌梅丸证

重订 630 条：**伤寒脉微而厥，至七八日肤冷，其人躁，无暂安时者，此为脏厥，非蛔厥也。蛔厥者，其人当吐蛔。今病者静，而复时烦者，此为脏寒。蛔上入其膈，故烦，须臾复止；得食而呕，又烦者，蛔闻食臭出，其人常自吐蛔。蛔厥者，乌梅丸主之。又主久利。**（338）（金匮·趺蹶手指臂肿转筋阴狐疝蛔虫病篇同）

乌梅丸

乌梅（三百枚）　细辛（六两）　干姜（十两）　黄连（十六两）　当归（四两）　附子（炮，去皮，六两）　蜀椒（出汗，四两）　桂枝（去皮，六两）　人参（六两）　黄柏（六两）

上十味，异捣筛，合治之。以苦酒渍乌梅一宿，去核，蒸之五斗米下，饭熟捣成泥，和药令相得。纳臼中，与蜜杵二千下，丸如梧桐子大。先食饮服十丸，日三服，稍加至二十丸。禁生冷、滑物、臭食等。

【乌梅丸/新方乌梅丸：乌梅/醋；黄连、黄柏/黄连素；蜀椒、细辛、干姜、桂枝/蜀椒；人参、当归、附子。】

重订 631 条：**问曰：病腹痛有虫，其脉何以别之？师曰：腹中痛，其脉当沉，若弦反洪大，故有蛔虫。**（金匮·趺蹶手指臂肿转筋阴狐疝蛔虫病篇）

【蛔虫腹痛，脉弦反洪大。】

【厥阴在脏的第一证是厥阴错杂。重订 630 条讲乌梅丸第一治蛔厥，这个病目前很少见了；第二治久利，下利很常见。

怎么知道这个人有没有蛔虫呢？重订 631 条讲："问曰：病腹痛有虫，其脉何以别之？师曰：腹中痛，其脉当沉，若弦反洪大，故有蛔虫。"这条讲有蛔虫的人脉弦而大。如果一个人肚子痛，怎么知道是蛔虫导致的肚子痛呢？腹中痛病在下焦，所以其脉当是沉脉，或者是一个沉弦的脉，疼痛会导致脉弦。但是，脉反洪大，这就说明有虫。这条是告诉大家如何摸小儿蛔虫证的脉。小儿若有蛔虫，当蛔虫活动的时候会引起腹痛，摸着是个洪大的脉，脉弦是因为疼痛所致，可用乌梅丸治疗。

我们家治疗小儿蛔虫证不用乌梅丸，因为腹痛病急，一时难以制作乌梅丸。我们家治小儿蛔虫证是让患者用两勺醋、一碗水，放几个花椒，送服黄连素。如果时间来得及，可以先拿生姜片在水里头冲几次，冲完之后把生姜扔掉，这是取生姜汁，然后再放醋和几个花椒，送服黄连素片，这不就是乌梅丸法吗。新方乌梅丸就用来治小儿蛔虫证，我家的前辈爱用这个方。因为来个小儿蛔虫证患者，没时间再去做乌梅丸，而新方乌梅丸立刻就可以用，用一碗凉开水，加些花椒，放些醋，送服黄连素就行了，这样简单直接啊。】

厥阴发热
【太阴发热：甘草、黄芪，黄芪建中汤法。重订487条：虚劳里急，悸，衄，腹中痛，梦失精，四肢酸疼，手足烦热，咽干口燥，小建中汤主之。

少阴发热：细辛。重订543条：少阴病，始得之，反发热，脉沉者，麻黄细辛附子汤主之。重订545条：少阴病，得之二三日，麻黄附子甘草汤微发汗，以二三日无证，故微发汗也。大黄附子汤发热用细辛，附子泻心汤无热无细辛。

厥阴发热：乌梅，无论温病陷入厥阴，或厥阴内伤发热，一味乌梅可退热。】

【治疗厥阴发热用乌梅，一味乌梅就可以退热；乌梅加黄糖，可以治疗内伤发热；如果是外感的发热，可以用《温病条辨》里的连梅汤、椒梅汤。这些方中最关键的药是乌梅，如果是厥阴发热，用乌梅可以退热。】

重订632条：蛔虫之为病，令人吐涎，心痛，发作有时，毒药不止，甘草粉蜜汤主之。（金匮·趺蹶手指臂肿转筋阴狐疝蛔虫病篇）

甘草粉蜜汤

甘草（二两）　　粉（一两）　　蜜（四两）

上三味，以水三升，先煮甘草，取二升，去滓，纳粉、蜜，搅令和，煎如薄粥，温服一升，瘥即止。

【甘草粉蜜汤用甘草、粉、蜜，这个方现在很少用了，用不着了。】

温经汤证

重订 634 条：问曰：妇人年五十所，病下利数十日不止，暮即发热，手掌烦热，唇口干燥，少腹里急，腹满，何也？师曰：此病属带下。何以故？曾经半产，瘀血在少腹不去。何以知之？其证唇口干燥，故知之。当以温经汤主之。（金匮·妇人杂病篇）

【手掌烦热，此桂枝证。暮即发热，此瘀血发热。何以知之？其证唇口干燥，此温经汤独证。

少腹里急，腹满，重订 629 条：病者手足厥冷，言我不结胸，小腹满，按之痛者，此冷结在膀胱关元也。此即内有久寒，吴茱萸证。余见一卵巢癌，少腹里急、腹满，此肿瘤故，每下利（大便溏而不爽），月余肿瘤复发，此肿瘤在盆腔，刺激肠道，影响大便。】

温经汤

吴茱萸（三两）　　当归　川芎　芍药（各二两）　　人参　桂枝阿胶　牡丹皮（去心）　生姜　甘草（各二两）　　半夏（半升）　　麦门冬（一升，去心）

上十二味，以水一斗，煮取三升，分温三服。

亦主妇人少腹寒，久不受胎；兼取崩中去血，或月水来过多，及至期不来。

【温经汤治不孕、月水过多，及至期不来。

阴阳合化：阳——桂枝、甘草、吴茱萸、生姜；血——当归、川芎、芍药、阿胶；气——人参；阴——麦门冬；加牡丹皮、半夏。】

【"妇人年五十所"，五十所是五十岁左右，归在厥阴当令。这条描述了一个卵巢癌的典型表现。第一，卵巢癌肿瘤长大了刺激直肠，导致患者总是解大便，一个卵巢癌患者一旦觉得每天大便的次数多，肿瘤就复发了。第二，暮即发热。什么叫暮即发热呢？到了黄昏，太阳落山了，就开始发烧、手掌烦热、唇口干燥。第三，患者还有少腹里急、腹满，此即重订629条讲的"言我不结胸，小腹满，按之痛者，此冷结在膀胱关元也"，少腹里急、腹满是因为冷结在膀胱关元。"何以故？"为什么会冷结在膀胱关元呢？"曾经半产，瘀血在少腹不去"，患者曾经流了产，有一部分人最后会得卵巢癌。为什么把这个病给大家点出来了呢？劝大家尽量少流产，怀上就要，不要就不要怀。

温经汤的独证是唇口干燥，还有一个独证是关元穴压疼，按压关元穴会疼痛。还有其他的反应，脉象上也有反应，我们教大家一些常见的辨别方法。温经汤治"妇人少腹寒，久不受胎"，治不能怀孕；"兼取崩中去血，或月水来过多"，治疗月经过多；"及至期不来"，又治月水不来。温经汤既治月经过多，又治月经后期、闭经，还治不孕。为什么会久不受孕呢？瘀血在少腹不去。为什么瘀血在少腹不去呢？曾经半产。

学生问：为什么有的人没有流产也不孕？答：不孕有原发性不孕和继发性不孕，两者的病因不同，有的人没怀过孕、没有流过产，这种是原发性不孕，具体的原因有很多。我们这里讲的是继发性的不孕，是流产之后的不孕。有的学生学出了问题，我们讲温经汤能够治疗不孕，所有的不孕他都用温经汤，有的人连子宫卵巢都切了，他还用温经汤让人家怀孕，这太荒唐了。我们讲的是这一种情况，不是说任何情况的不孕都可以用温经汤，不能够把治疗范围扩展了。我们"妇科六经辨证"有一堂课，专门讲各种情况的不孕不育，讲了两小时，不是仅凭一个温经汤就能治疗各种不孕不育的。

我们大体讲一下阴阳合化的问题，阴阳的关系比较复杂，要成为一个人需要阴阳合化，人的生理功能也是阴阳合化。比如，月经是雌激素水平上升、孕激素水平也上升，雌激素水平与阴有关系，孕激素水平与阳有关系，这是第一。第二，女性月经周期体温上升之前，体温先要下降（彩图16）。女性在排卵日体温要下降，先降后升，上升的过程受雌激素和孕激素共同影响，共同作用于子宫，最后形成月经。这个过程就涉及中医讲的阴阳合化。大家明白了阴阳合化，就会知道为什么肾气丸是六味地黄丸加桂枝、附子（此言方剂的配伍机制，并非讲方剂产生的时间先后），也就明白了温经汤的配伍。温经汤中的麦门冬不能温经，既然要温经，为什么会用麦门冬呢？大家要去研究张仲景的配伍机理。关于阴阳合化的问题，若展开就要讲《阴阳应象大论》，需要两个多小时，受讲课时间限制，这里只是提一下，大家可去思考。】

瘀血诸证

重订 635 条：病人胸满，唇痿舌青，口燥，但欲漱水不欲咽，无寒热，脉微大来迟，腹不满，其人言我满，为有瘀血。（金匮·惊悸吐衄下血胸满瘀血病篇）

重订 636 条：病者如热状，烦满，口干燥而渴，其脉反无热，此为阴伏，是瘀血也，当下之。（金匮·惊悸吐衄下血胸满瘀血病篇）

【病者如热状，烦满，此即后世《医林改错》所谓灯笼热，虽自觉发热而体温不升。因其体温正常，其脉反无热。瘀血发热，有体温升高者，有自觉发热而体温不升者。

瘀血常见诸证：①唇痿舌青；②口燥，但欲漱水不欲咽；③腹不满（腹诊），其人言我满；④病者如热状，烦满，口干燥而渴，脉反无热。

瘀血的本质：

（1）血流动力学、血液流变学与微循环异常：浓（红细胞压积↑）；黏（全血/血浆黏度↑）；凝（凝血、抗凝与纤溶异常）；聚（红细胞聚集性↑，血小板聚集性↑）。

（2）血管异常：曲张、痉挛、栓塞、增生（新生）。】

【瘀血证经常会出现一些怪病，我们在活血化瘀课中做过详细讲解。比如，“病人胸满，唇痿舌青”，唇痿舌青是指唇舌青紫，有瘀斑瘀点；“口燥，但欲漱水不欲咽”，患者口干又不喝水，漱水不欲咽；“腹不满，其人言我满”，患者自诉肚子胀，腹诊肚子却是软的，说明此人是瘀血在少腹不去，原因是曾经半产漏下，当用温经汤或者下瘀血汤治疗。

瘀血发热有两种情况：第一种是体温升高，太阳一下山就发热，也就是在天黑时开始发热；第二种是“病者如热状，烦满，口干燥而渴，其脉反无热”，患者自觉发热脉反而不数。为什么脉不数？患者的体温不升高，自己觉得很热，但是体温正常，体温不升高脉搏就不数，这就是王清任讲的灯笼热。这种患者自己觉得发热、烦满、口干燥而渴，也可见于温经汤和下瘀血汤证。这还是由于瘀血，由于膀胱关元的东西引起的发热。

换言之，半产之后最常见的一个证型是温经汤证，另一个证型是下瘀血汤证。其中下瘀血汤证往后发展容易得卵巢癌、肝癌，肝藏魂，魂关不住了就往肝跑，继而发展为大黄䗪虫丸证；温经汤证也容易发展得癌症，最常见的是卵巢癌。流产以后容易出现这些病，我们简单讲到这里，详细讲解可去听我们的"妇科六经辨证法"。

总的讲，瘀血证多表现为：唇痿舌青；口燥，但欲漱水不欲咽；腹不满，其人言我满；病者如热状，烦满，口干燥而渴，脉反无热，这是灯笼热。如何诊断"腹不满，其人言我满"呢？大家读《伤寒杂病论》要结合临床，两个多月前，我查房时有个患者说："大夫，我肚子胀，胀得难受。"那就腹诊吧，一摸他的腹部是软的，这说明什么？有瘀血。这个情况，问诊是问不出来的，需要上手触诊。大家主要是理论与临床严重脱节，《伤寒杂病论》读了也没用。如果这个症状抓不出来，就会用半夏、厚朴、枳实治疗腹胀，其实没有用，这不是半夏、厚朴、枳实能解决的问题。

流产涉及有形和无形的问题，流产以后刚开始是无形的，以后会有形，有形以后就是癌症了，我们叫作无形化生有形，就是无形的东西待在体内，借你的身体长个有形的东西出来，那就是癌症。

瘀血的本质我们就不研究了，大家可以看上面的注解。彩图 17～彩图 19 都是瘀血舌，舌上有瘀斑、瘀点，其实就是血液的高凝状态。】

（二）厥阴寒化

吴茱萸汤证
重订 637 条：干呕，吐涎沫，头痛者，吴茱萸汤主之。（378）（金匮·呕吐哕下利病篇）

吴茱萸汤
吴茱萸（汤洗七遍，一升）　人参（三两）　大枣（擘，十二枚）
生姜（六两）

上四味，以水七升，煮取二升，去滓，温服七合，日三服。

【边缘—平滑肌系统：痉挛。

吴茱萸：一是止干呕。二是抑制体液分泌，治吐涎沫。抑制体液分泌，如干姜治太阴自利或咳吐清稀痰涎，方如理中汤、小青龙汤。再如半夏，小柴胡汤渴者去半夏。三是治厥阴头痛。

抑制分泌如《丹溪心法》左金丸：黄连、吴茱萸六一相配，治肝火犯胃吐吞酸，再加芍药名戊己丸，治泻痢。

《内科摘要》四神丸：肉豆蔻（煨）、补骨脂（盐炒）、五味子（醋制）、吴茱萸（制）、大枣（去核），治五更泻。】

【吴茱萸汤治疗血管神经性头痛、边缘—平滑肌系统痉挛导致的干呕。这种干呕不是胃里面有东西，就是感觉恶心，治疗时要解痉，解除血管平滑肌的痉挛。大家知道了吴茱萸汤治疗肌肉痉挛，就明白了王孟英为什么用吴茱萸治疗霍乱转筋。大家学过王孟英的《霍乱论》吗？学过他的蚕矢汤、燃照汤吗？大家摇头就麻烦了，如果没有读过王孟英的书，就不好理解了。霍乱吐泻容易导致转筋，王孟英治疗转筋用吴茱萸、木瓜、蚕沙。大家知道了吴茱萸能够解除平滑肌、骨骼肌、心肌肌肉系统的痉挛，也就明白了《妇人大全良方》用吴茱萸配木瓜治疗女性老年腿抽筋，也明白了鸡鸣散治疗舒张期心衰用吴茱萸松弛心脏的肌肉，这些是同一个道理，都是套路。大家把这个套路学懂了之后，后世这些治不同疾病、不相关联的处方，到了你这里都是相关联的，都是源自吴茱萸汤。

吴茱萸主要有3个作用：第一止干呕，之所以能止干呕，因为吴茱萸可解痉；第二治厥阴头痛，之所以治厥阴头痛，还是因为吴茱萸可解痉；第三抑制腺体分泌，治疗吐涎沫。关于吴茱萸抑制腺体分泌的处方，比如吴茱萸汤治疗吐涎沫，戊己丸抑制胃酸分泌治疗反酸，四神丸治疗五更泻。】

大建中汤证

重订498条：心胸中大寒痛，呕不能饮食，腹中寒，上冲皮起，出见有头足，上下痛而不可触近，大建中汤主之。（金匮·腹满寒疝宿食病篇）

【大建中汤也是厥阴寒化方，用蜀椒解痉。前面已经讲过，这里不

再重复。】

通脉四逆汤证

重订641条：下利清谷，里寒外热，汗出而厥者，通脉四逆汤主之。（370）（金匮·呕吐哕下利病篇同）

通脉四逆汤

甘草（炙，二两）　　附子（生，去皮，破八片，大者一枚）　　干姜（三两，强人可四两）

上三味，以水三升，煮取一升二合，去滓，分温再服，其脉即出者愈。

面色赤者，加葱九茎；腹中痛者，去葱，加芍药二两；呕者，加生姜二两；咽痛者，去芍药加桔梗一两；利止脉不出者，去桔梗，加人参二两。病皆与方相应者，乃服之。

【重订491条：霍乱，寒多不用水者，理中丸主之。此属太阴，干姜温之。

重订579条：大汗，若大下利而厥冷者，四逆汤主之。此属少阴，附子、干姜急温之。

姜、附重剂，乃通脉四逆汤，脉微欲绝，此属厥阴。四逆汤用附子一枚（强人可大附子一枚），此用附子大者一枚；四逆汤用干姜一两半（强人可干姜三两），此用干姜三两（强人可四两）。】

【厥阴寒化还有几个方，我们讲得快一点儿，因为中医现在很少治疗急危重症了，临床用不着。"下利清谷，里寒外热，汗出而厥者，通脉四逆汤主之。"为什么叫作通脉四逆汤呢？煎服法后面讲"其脉即出者愈"，说明患者休克了，通脉四逆汤治的是休克。厥阴病的一个常见临床表现是休克。】

重订642条：少阴病，下利清谷，里寒外热，手足厥逆，脉微欲绝，身反不恶寒，其人面色赤，或腹痛，或干呕，或咽痛，或利止脉不出者，通脉四逆汤主之。（317）

【通脉四逆汤，主证有三：下利清谷、汗出而厥、脉微欲绝。下利清谷、厥、脉微欲绝，此皆阳虚，汗出格阳。

或然证有五：面色赤，或腹痛，或干呕，或咽痛，或利止脉不出，

此皆入加减法。】

重订643条：下利，脉沉而迟，其人面少赤，身有微热，下利清谷者，必郁冒汗出而解，病人必微厥。所以然者，其面戴阳，下虚故也。（366）

重订644条：吐已下断，汗出而厥，四肢拘急不解，脉微欲绝者，通脉四逆加猪胆汁汤主之。（390）

【四肢拘急者，为转出少阳，加猪胆汁；脉暴出者死，脉暴出者暴热来出而复去，加猪胆汁清少阳，以厥阴转出少阳，防其暴热来出而复去。】

通脉四逆加猪胆汁汤

甘草（炙，二两）　干姜（三两，强人可四两）　附子（生，去皮，破八片，大者一枚）　猪胆汁（半合）

上四味，以水三升，煮取一升二合，去滓，纳猪胆汁，分温再服，其脉即来。无猪胆，以羊胆代之。

【通脉四逆加猪胆汁汤是在通脉四逆汤的基础上加猪胆汁或童便。为什么加这两个药？防止脉暴出者死。什么叫脉暴出者死？脉暴出者，脉暴热来出而复去也。这条讲的是如果患者有戴阳的情况，用通脉四逆汤时要加猪胆汁、童便，以防止阳气出来后脱阳死亡。什么叫阳气出来后脱阳死亡呢？人在临死前，会发生一次肾上腺皮质和交感神经的动员，如果这次动员之后活过来了，休克的血压就恢复了；如果活不过来，这一次动员就会耗竭肾上腺皮质，患者很快就死亡了，中医叫回光返照。回光返照表现为脉暴出者死，脉为什么暴出？就是因为肾上腺素和肾上腺皮质激素的大量分泌，脉突然出来了，血压起来了，随后血压一降、心脏一停，人就死亡了。这是死证的一个应急表现，后文还讲了死证的其他表现。】

蜘蛛散证

重订651条：阴狐疝气者，偏有小大，时时上下，蜘蛛散主之。（金匮·趺蹶手指臂肿转筋阴狐疝蛔虫病篇）

【此厥阴方，厥阴络阴器，寒中厥阴，发为疝气。】

蜘蛛散

蜘蛛（十四枚，熬焦）　桂枝（半两）

上二味，为散，取八分一匕，饮和服，日再服，蜜丸亦可。

【这条讲疝气，疝气发于阴部，发于腹股沟，可用蜘蛛散治疗。蜘蛛散用蜘蛛配桂枝，蜘蛛不好找，后世用小茴香、乌药等药配桂枝暖肝通络，比如三层茴香散等处方。如果蜘蛛散不用蜘蛛就不是厥阴经的方，可用小茴香等药物替代。

蜘蛛的种类有很多种，有些蜘蛛有毒，蜘蛛散不能用毒蜘蛛，用的是普通的蜘蛛，就是在房瓦上结网的普通蜘蛛。后世就用乌药、小茴香等药配上桂枝，这就是暖肝通络的办法。】

王不留行散证

重订 652 条：病金疮，王不留行散主之。（金匮·疮痈肠痈浸淫病篇）

王不留行散

王不留行（十分，八月八日采）　蒴藋细叶（十分，七月七日采）桑东南根白皮（十分，三月三日采）　甘草（十八分）　川椒（三分，除目及闭口，去汗）　黄芩（二分）干姜（二分）　芍药（二分）厚朴（二分）

上九味，桑根皮以上三味，烧灰存性，勿令灰过，各别杵筛，合治之为散，服方寸匕。小疮即粉之，大疮但服之，产后亦可服。如风寒，桑东根勿取之，前三物皆阴干百日。

【此金疮久不愈方，外伤、手术、剖宫产皆可，产后亦可服，又治妇人盆腔炎症。】

【王不留行散治疗金疮，产后亦可服，方中的王不留行八月八日采，蒴藋细叶七月七日采，桑东南根白皮三月三日采。王不留行散治刀伤，刀伤包含手术、剖宫产以及盆腔炎。这是张仲景的法术方，方中含有道教的时间、空间，比如桑东南根白皮还得拿罗盘去采。此方是道教的方，里面含有法术，我们不详细讲解。】

（三）厥阴热化

白头翁汤证

重订 653 条：热利下重者，白头翁汤主之。（371）（金匮·呕吐哕

下利病篇同）

白头翁汤

白头翁（二两）　黄柏（三两）　黄连（三两）　秦皮（三两）

上四味，以水七升，煮取二升，去滓，温服一升；不愈，更服一升。

【厥阴热化第一个是白头翁汤证。白头翁汤用白头翁配黄连、黄柏、秦皮。】

白头翁加甘草阿胶汤证

重订 655 条：产后下利虚极，白头翁加甘草阿胶汤主之。（金匮·妇人产后病篇）

白头翁加甘草阿胶汤

白头翁　甘草　阿胶（各二两）　秦皮　黄连　柏皮（各三两）

上六味，以水七升，煮取二升半，纳胶，令消尽，分温三服。

【阿胶：黏膜修复，同黄连阿胶汤。美容同。】

【"产后下利虚极，白头翁加甘草阿胶汤主之。"这条讲下利伴有血虚的人，用白头翁加甘草阿胶汤。为什么加阿胶呢？阿胶以皮治皮能够修复黏膜，因此能够治疗大细胞性贫血导致的舌上黏膜脱落；能够治疗口疮；还能够治疗下利，下利是肠道的黏膜坏了；另外，阿胶能够促进黏膜上皮的代谢，促进皮肤的代谢，女人可用来美容，所谓的面若桃花，就是面部的皮肤代谢增快，老的皮肤角化上皮脱落得快。这就是阿胶的作用，它以皮治皮，修复黏膜，改善皮肤代谢。】

鸡屎白散证

重订 664 条：转筋之为病，其人臂脚直，脉上下行，微弦，转筋入腹者，鸡屎白散主之。（金匮·趺蹶手指臂肿转筋阴狐疝蛔虫病篇）

鸡屎白散

鸡屎白

上一味，为散，取方寸匕，以水六合，和，温服。

【可以蚕沙代替。边缘-平滑肌/骨骼肌系统】

【鸡屎白散用鸡屎白，鸡屎若不好找，可用蚕沙代替。前面刚讲了

《霍乱论》用蚕沙治疗转筋，转筋其实就是边缘—骨骼肌系统的痉挛，这就是厥阴病的特点。】

（四）厥阴瘀血

大黄䗪虫丸证

重订665条：五劳虚极，赢瘦，腹满不能饮食，食伤、忧伤、饮伤、房室伤、饥伤、劳伤，经络荣卫气伤，内有干血，肌肤甲错，两目黯黑。缓中补虚，大黄䗪虫丸主之。（金匮·血痹虚劳病篇）

大黄䗪虫丸

大黄（十分，蒸）　黄芩（二两）　甘草（三两）　桃仁（一升）　杏仁（一升）　芍药（四两）　干地黄（十两）　干漆（一两）　虻虫（一升）　水蛭（百枚）　蛴螬（一升）　䗪虫（半升）

上十二味，末之，炼蜜和丸小豆大，酒饮服五丸，日三服。

【黄芩、芍药、甘草、干地黄：免疫应答；大黄、桃仁、䗪虫、干漆、虻虫、蛴螬、水蛭：抗凝、抗血小板、抗纤维化。

慢性炎症-凝血-纤维化。】

【大黄䗪虫丸是下瘀血汤合黄芩汤，治疗房室伤。什么叫作房室伤？"时着男子，非止女身"，比如流产以后是下瘀血汤证，日久可演化为大黄䗪虫丸证，此时是个癌症，长出了有形之物。

大黄䗪虫丸为什么用黄芩汤呢？因为要杀疾病的生生之气，所以在下瘀血汤的基础上加了黄芩汤。大黄䗪虫丸证的特点：一是两目黯黑，眼周围跟熊猫眼似的；二是忧伤，大黄䗪虫丸证的患者情绪都不好。

大黄䗪虫丸用黄芩、芍药、甘草、地黄调节免疫应答，前面的黄芩汤已讲过；大黄、桃仁、䗪虫、干漆、虻虫、蛴螬、水蛭是下瘀血汤法，可以活血化瘀，抗凝、抗血小板（水蛭）、抗纤维化。我告诉大家，最简单的理解就是黄芩汤合下瘀血汤。从大黄䗪虫丸，我们可以看到疾病的发展变化：由慢性炎症到凝血改变到纤维化。方中的黄芩、芍药、甘草、地黄能够拮抗慢性炎症，大黄、虻虫等药物能够改善凝血，桃仁、土鳖虫具有抗纤维化的作用。所以，只要是慢性炎症活化凝血系统，导致高凝状态，最后形成局部的纤维化，就可以使用大黄䗪虫丸，不一定非得是癌症。

当慢性炎症发生纤维化的时候，大黄䗪虫丸是一个典型的治法。有很多慢性炎症都会发生纤维化，比如慢性盆腔炎，既要抗炎，又要抗纤维化，可以用大黄䗪虫丸合升麻鳖甲汤治疗。大黄䗪虫丸有个弊端：慢性炎症是个伏邪，单纯用黄芩汤抗炎，用䗪虫、桃仁抗纤维化，不好断根，所以还要合上升麻鳖甲汤之类的处方。如果炎症不能彻底治愈，结局就是纤维化、形成瘢痕。大黄䗪虫丸是一个治疗慢性炎症非常好的代表处方，比如可治疗慢性肝炎、肝硬化等疾病，方中的黄芩、芍药、甘草、地黄都可抗炎，其他药可抗凝血、抗纤维化，基本的治疗思路就是这些。】

鳖甲煎丸证

重订666条：病疟，以月一日发，当以十五日愈；设不瘥，当月尽解；如其不瘥，当云何？师曰：此结为癥瘕，名曰疟母，急治之，宜鳖甲煎丸。（金匮·疟病篇）

鳖甲煎丸

鳖甲（十二分，炙）　乌扇（三分，烧））　黄芩（三分）　柴胡（六分）　鼠妇（三分，熬）　干姜（三分）　大黄（三分）　芍药（五分）　桂枝（三分）　葶苈（一分，熬）　石韦（三分，去毛）　厚朴（三分）牡丹（五分，去心）　瞿麦（二分）　紫葳（三分）　半夏（一分）　人参（一分）䗪虫（五分，熬）　阿胶（三分，炙）　蜂窠（四分，炙）　赤硝（十二分）　蜣螂（六分，熬）　桃仁（二分）

上二十三味为末，取锻灶下灰一斗，清酒一斛五斗，浸灰，候酒尽一半，着鳖甲于中，煮令泛烂如胶漆，绞取汁，纳诸药，煎为丸，如梧子大，空心服七丸，日三服。

【柴胡、黄芩、乌扇、桂枝、干姜、半夏、赤硝、厚朴：保肝、健脾、和胃减腹压。

鳖甲、大黄、桃仁、紫葳、䗪虫、蜣螂、鼠妇：抗纤维化，改善凝血。

芍药、牡丹：凉血，针对伏邪。

石韦、人参、阿胶：改善三系降低。

蜂窠、瞿麦：改善雌激素灭活障碍。

葶苈子：关闭水通道蛋白。】

【鳖甲煎丸有多少味药，23味，这方挺大的。鳖甲煎丸是不是张仲景的方？是的，这个处方开得很好。方中的第一组药是柴胡、黄芩、射干、桂枝、干姜、半夏、赤硝、厚朴，其中柴胡、黄芩保肝，桂枝、干姜健脾，半夏、赤硝、厚朴和胃减轻腹压。见肝之病，知肝传脾，慢性肝病、肝硬化的特点是肝功能异常导致食欲不振、腹胀，所以鳖甲煎丸用柴胡、黄芩、射干保肝，用桂枝、干姜健脾，又用半夏、厚朴、赤硝减轻腹压。大家知道射干治疗嗓子病，其实射干有保肝的作用，所以甘露消毒丹也用它。甘露消毒丹用射干，来自于《金匮要略》的鳖甲煎丸。

第二组药是鳖甲、大黄、桃仁、凌霄花、土鳖虫、蜣螂、鼠妇，这组药抗纤维化、改善凝血，可抗肝硬化。

第三组药是芍药、丹皮凉血，治疗伏邪，治疗血分的热。

第四组药是石韦、人参、阿胶，能够改善血常规三系降低，治疗红细胞、白细胞、血小板的降低。为什么三系降低？脾功能亢进，肝硬化的一个常见表现就是脾功能亢。

第五组药是蜂房、瞿麦，拮抗雌激素灭活障碍。雌激素在肝脏灭活，肝硬化患者存在雌激素灭活障碍，会导致内膜的增生，所以用瞿麦、蜂巢，其中蜂巢主要含有雄激素，能够拮抗雌激素。大家会发现男性肝硬化患者的生殖器萎缩、乳腺发育，前面讲的缩阴是个精神病，肝硬化患者才是真正的缩阴。

第六组药是葶苈子，能够关闭水通道蛋白，可治疗腹水。

大家看看鳖甲煎丸的配伍有没有意思？为什么要用芍药、丹皮凉血？如果患者的抗原抗体复合物随着血管跑到其他地方，还可以出现其他疾病，发生多种免疫病，甚至可以出现肾病，比如乙肝相关性肾病，所以用芍药、丹皮凉血。可见，鳖甲煎丸的配伍是比较恰当的。大家为什么不用鳖甲煎丸呢？因为看不懂，不知道它为什么这么配伍。如果知道了鳖甲煎丸的配伍机制，再遇到肝硬化患者的时候，就明白如何治疗了。

还有人用鳖甲煎丸无法加减，为什么无法加减呢？因为不知道每个药是干什么的，所以无法加减。有人说经方必须用原方原量不能加减，为什么这么说？因为你不懂，一加减就加减坏了，其实如果懂了配伍机制，爱咋加减就咋加减。

中医处方的配伍是有机理的，大家关键要搞清楚这个处方为什么用这些药。比如，鳖甲煎丸的桃仁、土鳖虫、鳖甲都有明显的抗纤维化作用，所以不要把鳖甲、桃仁、土鳖虫换成红花、川芎。因为此方治疗的是肝炎导致的肝纤维化、肝硬化，红花、川芎治不了肝纤维化、肝硬化，所以一加减疗效就不好。有人告诉大家经方怎么能加减呢？其实不是，若明白了处方配伍的机制，是可以加减的。】

（五）阴阳毒

重订 667 条：阳毒之为病，面赤斑斑如锦纹，咽喉痛，唾脓血，五日可治，七日不可治，升麻鳖甲汤主之。（金匮·百合狐惑阴阳毒病篇）

【眼睛内眦，内眦泛红，为升麻鳖甲汤独证。内眦在少阳，厥阴转出少阳，内眦红，又多咽喉痛。面赤斑斑如锦纹，多见于红斑狼疮。此方治急性白血病甚效，多合并感染，如化脓性扁桃体炎，故咽喉痛、唾脓血。阳毒加雄黄，每天 0.3~1g，蜀椒 3g，防其头痛。可入大黄通便。雄黄易蓄积中毒。】

升麻鳖甲汤

升麻（二两）　当归（一两）　蜀椒（炒去汗，一两）　甘草（二两）　鳖甲（手指大一片，炙）　雄黄（半两，研）

上六味，以水四升，煮取一升，顿服之，老小再服。取汗。

（《肘后》《千金方》阳毒用升麻汤，无鳖甲有桂；阴毒用甘草汤，无雄黄。）

【蜀椒：拟肾上腺素，本质同麻黄升麻汤。】

【阳毒面赤斑斑如锦纹，多见于以下几种疾病。我们不讲鼠疫等传染病，这些病大家临床见不着，我们讲见得着的疾病。第一，红斑狼疮。红斑狼疮患者就是面赤斑斑如锦纹，而且红斑狼疮有个特点是光敏，不能晒太阳。红斑狼疮一活跃，患者的嗓子就疼，今天刚嗓子疼，明天狼疮就活跃，皮疹就出来了。治疗红斑狼疮常常用升麻鳖甲汤化

裁。第二，M3 型白血病，就是急性早幼粒白血病，这个病来势凶险，是非常凶险的一个病，也可以用升麻鳖甲汤。】

重订 668 条：阴毒之为病，面目青，身痛如被杖，咽喉痛，五日可治，七日不可治，升麻鳖甲汤去雄黄蜀椒主之。（金匮·百合狐惑阴阳毒病篇）

【面目青，身痛如被杖，多见之于多发性骨髓瘤，转出少阳则咽喉痛。此方用升麻配鳖甲，鳖甲软坚养阴，除伏邪之根，升麻托邪外出，此治厥阴伏邪之法，转出者，随证加减。后世青蒿鳖甲汤，治伏邪转出少阳。】

【升麻鳖甲汤去雄黄、蜀椒最常用来治疗多发性骨髓瘤，此病的患者就表现为面目青、身痛如被杖。为什么身痛如被杖？因为患者的很多个骨头被肿瘤侵蚀了，侵蚀的部位就特别疼，有一部分人发生多部位的肿瘤一身都疼痛。多发性骨髓瘤起源于前 B 细胞，肿瘤一活跃嗓子就痛、就不舒服。

升麻鳖甲汤用升麻、当归、蜀椒、甘草、鳖甲、雄黄，用升麻配鳖甲。麻黄升麻汤证有表证，治的是兼厥阴的表证，而升麻鳖甲汤的独证是眼睛内眦红。什么叫内眦红？内眦就是两眼睛的内眼角，靠近鼻梁的位置，这个地方经常发红，这是升麻鳖甲汤的独证，也是厥阴病的一个表现。升麻鳖甲汤可治疗 M3 型急性白血病，患者血液中的幼稚粒细胞偏高，免疫功能低下，经常合并化脓性扁桃体炎，所以会吐脓血。

此方治疗阳毒用雄黄，雄黄的剂量每天 0.3～1g。方中用了 3g 蜀椒，蜀椒有以下几个作用。第一，能够拮抗雄黄导致头痛的副作用，有的人服用雄黄会头疼，用了蜀椒之后头不疼。第二，治疗 M3 型白血病，雄黄的主要有效成分是硫化砷，蜀椒的主要成分是花椒宁碱，雄黄可以诱导白血病细胞凋亡，蜀椒可以诱导白血病细胞分化，两者协同作用。第三，蜀椒具有拟肾上腺素的作用，所以蜀椒具有类似麻黄的功效，蜀椒配升麻具有类似麻黄升麻汤的功效。川菜和湘菜的区别就是放不放花椒，川菜之所以放花椒，是因为四川潮湿，需要发表。

如果治疗阴毒，升麻鳖甲汤去雄黄、蜀椒，只用升麻、当归、甘草、鳖甲。因为蜀椒能够抑制雄黄的副作用，防止出现头痛，所以不用雄黄也就不再用蜀椒。

后世对升麻鳖甲汤有很多的发展。不管是阳毒还是阴毒都有毒，无论升麻鳖甲汤还是升麻鳖甲汤去雄黄、蜀椒，都能解毒。那么，究竟是哪些药在解毒？我们去掉雄黄、蜀椒就只有4个药——升麻、当归、甘草、鳖甲，其中鳖甲软坚散结，当归活血，那么解毒的药就是升麻、甘草。升麻和甘草就是方药中老前辈的升麻甘草汤，《阎氏小儿方》用升麻葛根汤治麻疹，治的是病毒感染导致的疹毒，方中也用了升麻、甘草。简言之，升麻鳖甲汤去掉对症的药，就留两个药叫升麻甘草汤，这是近代中医前辈方药中先生的方，用升麻配甘草来托毒，它的根源来自于《金匮要略》，可见中医是有继承的。

我们那么多的解毒验方，在一定程度上是学习了方药中先生的方。我们家传验方中就有解毒的方，后来我学习了方药中先生，再根据自己的临床经验，把我们自己的方做了修改。方药中先生学的是《阎氏小儿方》的升麻葛根汤，升麻葛根汤又是从哪儿来的？从《金匮要略》，可见中医还是在不断地传承。】

四、厥热胜复

（一）病机治法

重订669条：凡厥者，阴阳气不相顺接，便为厥。厥者，手足逆冷者是也。（337）

重订670条：诸四逆厥者，不可下之，虚家亦然。（330）

【虚家厥者，不可下之，然阳明腑实而厥者可下。】

重订671条：伤寒，一二日至四五日，厥者，必发热。前热者后必厥。厥深者热亦深，厥微者热亦微。厥应下之，而反发汗者，必口伤烂赤。（335）

【厥应下之，阳明腑实而厥者，此热深厥亦深。】

【厥热胜复指的是休克，这是厥阴病的一个典型症状。对于休克患者，一定要注意："伤寒，一二日至四五日，厥者，必发热。前热者后必厥。厥深者热亦深，厥微者热亦微。厥应下之，而反发汗者，必口伤烂赤。"这是在讲伤寒可以导致冷休克，患者四肢冰凉，不能把它当成太阳表证,这本质上是个阳明病,是严重的炎症反应导致的休克,应该用承气汤下之,不能用麻黄汤发表,不要见到手脚冰凉,就以为是畏寒,就去发表。

炎症感染导致的休克,可以表现为冷休克和暖休克,重订671条讲的是冷休克,应该下之。有的患者表现为暖休克,一身汗出、胸口发热,那是白虎汤证。暖休克患者的手脚凉,但是身上很热、汗出湿润,"伤寒,厥而脉滑者,白虎汤主之",这种休克还是里面有热,是感染导致的休克,不能用温的办法。】

(二) 厥阴除中

重订675条:**伤寒,始发热六日,厥反九日而利。凡厥利者,当不能食,今反能食者,恐为除中(一云消中)。食以索饼,不发热者,知胃气尚在,必愈。恐暴热来出而复去也。后日脉之,其热续在者,期之旦日夜半愈。所以然者,本发热六日,厥反九日,复发热三日,并前六日,亦为九日,与厥相应,故期之旦日夜半愈。后三日脉之而脉数,其热不罢者,此为热气有余,必发痈脓也。**(332)

【除中,暴热来出而复去,此回光返照,死不治:交感-肾上腺髓质系统应激。】

【厥热胜复讲了一个比较特殊的情况是除中,除中是在疾病晚期、人临死之前,交感-肾上腺髓质系统和肾上腺皮质系统的应激,最后一次动员。

重订675条讲如果疾病到了晚期,休克或昏迷的患者不能食,突然间清醒了想吃东西了,需要辨别是疾病缓解,还是除中。如果是疾病缓解,患者的各项生命指标都会好转,会看到他的各项生理指标一天一天地好转,然后患者清醒了,能吃东西了。如果一个危重疾病患者休克昏迷没有意识了,突然之间清醒想吃东西了,这是除中,这是要死人的。】

重订676条:**伤寒脉迟六七日,而反与黄芩汤彻其热。脉迟为寒,今与黄芩汤复除其热,腹中应冷,当不能食,今反能食,此名除中,必死。**(333)

【阳虚,与黄芩汤杀少阳相火,转厥阴死证。】

【这条讲本是阳虚之人，反而用黄芩汤杀他的少阳相火，会转为厥阴死证，转为厥阴死证之后应当不能食，但是患者突然想吃东西了，这就是除中，必死。大家知道除中在民间叫什么吗？叫"吃上路饭"，临死先吃一顿，死刑犯都要吃上路饭的，吃完好上路，催工不催食啊，黑白无常来了，也让人家吃上路饭，宁可饱死不当饿鬼。

这一条就讲黄芩汤杀相火，有学生问产前为什么要用黄芩汤？（详见课后答疑篇）如果胎儿的相火很旺，他容易躁动，阳躁阴静，躁动就容易出血、容易早产，所以反佐一点儿黄芩。但是，也不能够用得太寒凉，因为太寒凉会导致胎儿生长发育缓慢。】

重订 679 条：伤寒发热四日，厥反三日，复热四日，厥少热多者，其病当愈。四日至七日，热不除者，必便脓血。（341）

【厥热动血，例如肝硬化、肝癌、肝衰竭，感染加重，致休克而厥，或此证因腹水，血容量不足，未休克也厥，若感染不愈，热不退，每多消化道出血。】

【这条讲的是厥阴动血证，常见于肝硬化、肝癌、肝衰竭患者感染以后导致的休克。比如，患者有肝硬化、肝癌或者消化道肿瘤，感染以后可能发生休克；或者患者有腹水，血容量不足，虽然没有休克也是手脚冰凉。为什么有腹水的时候血容量不足啊？严重的低蛋白血症使血管中的水流到腹腔，患者腹腔水肿，可以导致手脚凉。

如果患者感染不愈、热不退，会导致消化道出血，导致便血或者吐血，这是比较典型的严重消化道疾病感染之后诱发了消化道出血，这在临床上能见到。】

（三）厥阴死证

重订 680 条：伤寒六七日，脉微，手足厥冷，烦躁，灸厥阴，厥不还者，死。（343）

重订 681 条：伤寒发热，下利至甚，厥不止者，死。（345）

【厥者，多见于素体阳虚之人，此属痼疾。所谓阳虚者，西医认为基础代谢低下，末梢循环不良，此类患者外感发热后体温上升，当厥缓解，热退仍厥。至于外感发热，而厥不止者，不论其发热前是否阳虚，

此多感染性休克，危象也。至于阳虚发热，此属内伤，又与此条不同。至于外感后腹泻，发热休克者，多类此条。】

【这几条说来说去都在说：休克如果好不了，慢慢地心就不跳了，呼吸就没有了，患者就变冷、变硬，就死亡了。大家要注意死人没有体温之后是僵硬的，演员演的死人，死了好几天也不僵硬，那是活人演的，都不是死人的状态。】

重订 682 条：下利，手足厥冷，无脉者，灸之不温，若脉不还，反微喘者，死。少阴负趺阳者，为顺也。（362）（金匮·呕吐哕下利病篇同）

重订 683 条：下利后脉绝，手足厥冷，晬时脉还，手足温者生，脉不还者死。（368）（金匮·呕吐哕下利病篇）

【脉不还者休克亡阳。】

【什么叫脉不还者死？脉不还者是血压没有了，休克不能缓解，摸不着脉，也就是说休克的人如果血压不恢复，是个死证。西医治疗休克用什么药啊？用多巴胺、间羟胺维持血压，如果天天输多巴胺、间羟胺，越输量越多，血压还是很低，这人活不了。随着休克患者的血压降低，大家会发现他的血量也随之往下降。】

重订 685 条：伤寒六七日，不利，便发热而利，其人汗出不止者，死。有阴无阳故也。（346）

【大汗亡阳休克，此为暖休克。】

【这条讲的是暖休克。我们讲休克包括冷休克、热休克，其中热休克是典型的白虎汤证导致的休克。】

重订 686 条：伤寒五六日，不结胸，腹濡，脉虚复厥者，不可下，此亡血，下之死。（347）

【亡阴者死。】

重订 687 条：发热而厥，七日下利者，为难治。（348）

【菌群紊乱。】

【为什么发热而厥之呢？发烧 7 天以后下利是合并了肠道菌群紊乱，多见于严重的感染。严重感染合并肠道菌群紊乱，也难治。】

厥阴病小结

【厥阴相关疾病：衰老相关，肝脏疾病，休克，疾病晚期。】

【厥阴病总结起来包含了以下几种类型。

第一，衰老相关疾病。我们讲了"七七、八八"之后厥阴当令，与衰老相关的疾病常常是厥阴病。温经汤条文的第一句话叫"妇人五十所"，"所"是左右的意思，不能以为五十是个定数，可能四十八也可能五十二。如果一个女性50岁左右还有月经，来找你调经，大家首先要想到温经汤。其他与衰老相关的疾病，比如老年性瘙痒、老年性阴道炎，大家首先要想到乌梅丸。这些病与年龄相关，这个年龄的病到厥阴了。

第二，肝脏疾病。我们讲的肝脏疾病包括肝胆胰疾病，属于厥阴病。

第三，最典型的是休克和疾病晚期。其实休克也属于疾病晚期的范畴，我们把休克专门列了出来。疾病晚期的范围更广，还包括慢性疾病导致的纤维化、瘢痕，可用大黄䗪虫丸、升麻鳖甲汤等处方治疗。急性感染——慢性感染——凝血活化——纤维化——瘢痕、组织硬化，这是疾病发展演变的过程。比如慢性盆腔炎最后会形成冻状骨盆，病灶处都是纤维组织，需要从厥阴去治。为什么从厥阴治疗？瘢痕组织是僵硬的、不能收缩的。

第四，边缘—平滑肌系统疾病。年轻人生长的时候会影响边缘—平滑肌系统，比如生长疼、抽筋；老年人也会疼、也会抽筋，这两个是不一样的，一个是生、一个是死，一个是长、一个是老。厥阴病也常见组织器官的痉挛，需要解痉。厥阴病主要与这4类疾病有关系。

大家看我们是不是能用六经基本概括所有脏器的疾病呢？是的。除了六经，找不出七条经、八条经，不外乎还有奇经八脉，而奇经八脉通于六经的余气。在六经辨证的基础上若要拓展，可以往奇经八脉上拓展，奇经八脉通的是六经的余气。比如，少阴的余气汇聚到任、督二脉，若用少阴经的办法疗效不好，可以考虑任、督二脉。太阴经的余气汇聚到带脉，太阳的余气汇聚到阳维。我们在《吴述伤寒杂病论研究》讲过奇经八脉，卫气出于瞳孔周行全身，包绕着身体1 cm左右的地方，这就是阳维。阳维在维持我们的阳气，人走路的时候身上一团热气跟着走，那个是阳维。如果太阳有寒的人，他的阳维不足，卫气发出来的光不一样，颜色发灰、发青、发黑，容易感受外邪，容易有表证。而且这种人的玄府有问题，不容易与天地精神相往来，容易出现异常的病症，有时得吃麻黄汤，就是《金匮要略》讲的还魂汤。

总而言之，六经的余气注于奇经八脉，在此基础上可把六经辨证的内容稍作拓展，但是奇经八脉离不了六经。六经辨证所构建的疾病模型，能够让大家治疗各个科的疾病。】

附录一 课后答疑

一、第一类问题

（1）**学员问**：患者晚上交感神经兴奋用知柏地黄汤，但是白天又副交感神经兴奋，白天特别没精神，那么这个人是阴虚，还是阳虚？

吴师答：多半是阳虚，为什么说多半是阳虚？晚上交感神经兴奋的知柏地黄汤证，白天不困顿。为什么用知柏地黄汤呢？因为患者交感神经兴奋会出现五心烦热、晚上出汗，而且人体的合成代谢在晚上，晚上交感神经兴奋造成合成代谢不足，这个人就消瘦。所以，消瘦、五心烦热、晚上出汗那就是知柏地黄汤证。

如果患者白天很困顿，晚上不睡觉，那是因为白天的交感神经兴奋不足，导致晚上交感神经不能够被抑制。这种人白天总是浑浑噩噩的，到晚上却又睡不着觉，我们对他的治疗是用神经系统的兴奋药，用麻黄附子甘草汤，让他白天兴奋。举个例子，有的人晚上睡不好觉，你告诉他一个办法，在地上翻 300 个筋斗，累得一塌糊涂，一会儿就睡着了，这就是属于白天兴奋性不够的人。这种睡不好觉的人，就让他去爬泰山，走路上山，然后找个饭店住下来，哎呀，这天累得躺床上就睡了，这就是增强白天交感神经系统的兴奋性。这种情况我们叫作阳虚失眠。阳虚也可以失眠啊，这与白天困顿不矛盾。你觉得矛盾嘛？

学员答：我觉得有点矛盾，我用了八味回阳饮，也还是效果不好。

吴师问：你是怎么用的八味回阳饮？一天吃几次？

学员答：早晨和中午各吃一次，晚上就没吃。

吴师答：晚上为什么不用药啊？晚上要用镇静的药了。早上、中午吃八味回阳饮，到晚上吃有镇静作用的药。

学员问：晚上用知柏地黄丸吗？

吴师答：不是，他是阳虚，怎么能吃知柏地黄丸呢？晚上用防己地黄汤加桂枝甘草龙骨牡蛎汤，要抑制交感神经的兴奋性。早上、中午用八味回阳饮增强交感神经的兴奋性，晚上应该用防己地黄汤抑制神经系统的兴奋性。不能晚上不吃药的，晚上不吃药怎么睡觉啊？晚上的那一次药很重要，大家看黄连阿胶汤讲日三夜一，晚上睡前一定要吃一次药，那一次药直接发挥镇静作用。

学员问：白天、晚上都兴奋怎么办？

吴师答：白天、晚上都兴奋也有办法，这种是实性的亢进，可用大承气汤去下。有的人就是实性的亢进，大便不解，一天到晚都兴奋，精力过剩了。

（2）**学员问**：皮肤划痕试验阳性，划痕是白色，还是红色？

吴师答：皮肤划痕试验是测交感神经系统的兴奋性。传统讲的皮肤划痕试验阳性是指划皮肤以后，出现一道白色的痕线，很长时间不消退，这表示阳虚。

学员问：划了以后有的偏白色，有的偏红色，那红色代表什么？

吴师答：划痕白色的有寒，表示阳虚；划痕红色明显的，表示有热。阳虚的人划出来就是白色的划痕，过一会儿才转为红色。

（3）**学员问**：肝性脑病的患者也是白天睡，晚上不睡，按刚才讲的那样治疗有效吗？

吴师答：没有效。肝性脑病比较特殊，它是由一系列的毒性物质比如氨等中分子物质引起的肝昏迷，患者白天睡，晚上不睡，本质上是肝昏迷的一个表现，不是失眠的问题。一般学中医的人不太清楚，这人还能说话，怎么叫昏迷呢？因为这些人只学过中医，认为昏迷就是没有知觉，可是肝昏迷分了四期，谁说昏迷就是没知觉？这些人学过中医看着人还能活动，就觉得没有昏迷。传统中医是鉴别不了肝昏迷的，因为肝昏迷的早期看着和正常人一样，其实已经是肝昏迷了。

你说的这种患者白天睡觉，晚上不睡觉，就是肝昏迷的一个表现，现在叫肝性脑病。这是一些毒性物质引起的，治疗的关键是排除毒性物质。一是恢复肝功能；二是要大剂量地通腑，要把氨等中分子物质从肠道彻底地清除，要不停地通腑，或者酸性灌肠，以促进毒性物质的排出，要用下法把病根去除。

（4）**学员问**：黄连、黄芩等苦寒药能抗炎的机制是什么？

吴师答：苦寒药能抗炎，因为能够抑制炎性介质的释放。

（5）**学员问**：发热是人体对异物的一种反应，只把热清下去病怎么会好呢？

吴师答：发热是人体对疾病的一个正常反应，但是这个反应要有个度，持续地发热会导致代谢紊乱，甚至致人死亡。比如，白虎汤证大热、大渴、大汗、脉洪大，夸张地讲烧到了40℃，还不给退烧，那不就烧焦了吗？所以，需要控制炎症反应，小柴胡汤就用了调平法。过度地抑制炎症反应不利于机体对抗疾病，而持续的炎症反应会造成严重的脏器功能与代谢紊乱，最终导致死亡。因此抗炎是有讲究的，假如智齿冠周炎患者的脸都肿了，话都不能说了，你告诉他这是正常的，是人体对疾病的反应，人家说大夫我汤水不进啊，你还说正常的，这是人体对疾病的反应。这样下去，两周以后患者可能饿死了，这是不人道的。他都肿成那样了，我们要给他消炎啊！干吗非得等他死呢？我们医生就是要救他活啊！所以，人体对疾病的反应需要有个度。

如果患者是脾虚之人，机体对炎症发生反应，你用了30g黄连，患者可能阳气没有了。厥阴病有一条讲误治反与黄芩汤撤其热，转入厥阴死证，脾虚之人用30克黄连也是误治啊。不能说患者有炎症反应，每天吃100g黄连，一直吃到阳气都没有了，躺床为止，那也是不对的。所以，我们认为炎症反应不需要抗炎是不对的；人体还有一个正常的应答，过分抗炎也是不对的，过分强调任何一方都是不对的。

（6）**学员问**：气虚生大热的西医机制是什么？

吴师答：太阴病篇就讲了啊，从西医来看，这种热是体温调节中枢的紊乱，不是由于感染引起的。内伤发热都是体温调节中枢功能的紊乱，包括太阴病的发热、少阴病的发热、厥阴病的发热，这就与外感的发热不一样。

（7）**学员问**：太阳病的形、气、神怎么区分呢？

吴师答：太阳病要特殊一点儿，一般大家讲的太阳病是讲太阳的外感疾病，通常急性的太阳外感疾病是不需要区别形、气、神的。它就是感冒嘛，几天就好了。

但是太阳病有没有形、气、神的区别？也有。比如患者可能是有器质性疾病的太阳病，炙甘草汤证就是太阳病的一个形质病，本有少阴形质损伤又发生了感冒。再举个例子，葛根汤证可以表现为太阳病的气化病，还可以表现为太阳病的形质病。太阳病的什么形质病呢？患者可能有中医讲的肾虚，西医讲下丘脑－垂体－肾上腺轴和性腺功能的异常，出现颈椎有器质性的影响，我们用加味葛根汤治疗。加味葛根汤就是复形质的方，需要连服 3 个月。这些就是形质病，而太阳病（感冒）本身不涉及形、气、神。

大家知道葛根汤还可以治神志病吗？举个例子，我们治疗过一个抑郁症，第一诊开的就是葛根汤，二诊开的是少阴寒证类似麻附辛类的处方，三诊从少阴形质病治疗，治疗效果还是挺明显的。首诊风去了之后，就从少阴治疗。这个抑郁症的治疗为什么效果明显呢？第一诊，我们看到患者有风，情绪很低落，当然我们说的风与中医讲的风不完全一样，更多的是去看患者的情况怎么样，他可能有些其他的问题。处方在还魂汤的基础上考虑到有风，就开了葛根汤。麻黄汤又叫还魂汤，治他的魂魄不全。我们没有用麻黄汤的全方，考虑到有一些其他的因素，就开了葛根汤。从西医的角度看，其实就是用麻黄碱的兴奋性治抑郁症，治疗情绪低落。我们开了葛根汤，患者的抑郁症缓解了。缓解之后，我们二诊再一看，他的坎位有问题，坎位肾，坎位有问题说明肾有问题，我们就用了麻黄附子甘草汤去治他的坎位，然后抑郁症又进一步缓解了。三诊时我们一看，他的形质有问题，就开始复形质了，把外在的东西去了之后就开始复形质。实际上他外在的东西并没有完全去，可能还有点儿其他东西，但是总体上是缓解了。

精神疾病涉及一些其他非传统中医的内容，有一些神神鬼鬼的东西。我们就是用葛根汤治疗的这个抑郁症，如果大家不会开葛根汤，可以开麻黄汤，麻黄汤在《金匮要略》中叫还魂汤。如果一个小孩经过坟地害怕，回家吓坏了，赶快给他熬一剂麻黄汤，把"魂儿"找回来。

（8）**学员问**：《伤寒论》的剂量一两换算成现在多少克？

吴师答：这个问题问了很多遍了。第一，《伤寒论》的剂量越大效果越好，总体是这样子的。第二，配伍要遵照《伤寒论》的配伍规律。第三，我们一般是一两换算成 3g。第四，不是剂量越大、效果越好，你就越神。因为很多中药是没有经过毒理检测的，在古代你救活一个人你就牛，今天你治死一个人你有罪，伦理上也是有罪的。除非特殊情况，我们不主张用极大剂量治疗疾病。比如，柴胡的退热作用与剂量有明显的关系，我们用柴胡最多开到 30g，其实柴胡可以用到 100~200g，但是大家知不知道柴胡如果开到 100~200g 有肝损伤，甚至诱发急性肝衰竭，就算你治好了一万个感冒患者，第一万零一个人因为你开的大剂量的小柴胡汤导致他肝衰竭死了，你也是有罪的。为什么一个感冒要弄死人，就为了效如桴鼓？今天已经不再是过分追求效如桴鼓的年代了。

我们强调《伤寒论》的一两按 3g 换算，第一，这个剂量不见得是张仲景的原量，汉代的换算法与今天有很大的差别；第二，这个剂量经过反复的临床使用，至少是有效而安全的。我们反对治疗感冒发热开 100~200g 柴胡，这样的剂量退烧作用是很快，但是 99 个患者好了，第 100 个患者肝衰竭死了，不是说治 99 个人效如桴鼓你就很牛，感冒不治都会好，问题是第 100 个人被你治死了。所以，对于《伤寒论》的剂量，我们认为不要过分追求疗效，安全性也是需要考虑的。

《伤寒论》的好多药都有这个问题，比如细辛安全吗？安全，只要不吞服，只要煎煮得当，先煎把细辛醚挥发掉，可以用到 30~60g。可是大家要知道当细辛用到 30g 的时候，容易导致肾损伤，而且这个肾损伤短期看不到。西医好在哪里？西医用阿霉素 10 年以后发生心功能损伤，都知道，都会告诉你，而中医很多时候对患者造成的伤害，我们是不知道的。

所以，我们还是强调不要过分用大剂量，按照张仲景的剂量比例，有的剂量比传统的核算方式适当大一点儿也是安全有效的。我们强调一条，我们反对极特殊地使用某些药物。有些药物的剂量可以很大，比如地黄用 200~300g 都很安全，但是有些药物不见得如此。当然，我们治疗特殊疾病的时候，有时候也会用大剂量，比如甘草我可以用到 30~60g，那是在治疗肿瘤。如果长期使用 30~60g 甘草也有它的危害，会导致骨质疏松、水钠潴留等。虽然通过配伍可以纠正这些问题，但是我们不主张治感冒时把甘草开到几百克，那个没必要。

（9）**学员问**：炙甘草汤、防己地黄汤用酒煎的西医的机制是什么？

吴师答：很多治疗心血管等疾病的药物成分是萜类、黄酮类，这些化学成分在水中的溶解度低，很大一部分溶于醇，属于醇溶性的化学成分。中医传统的做法是水提，还有药酒，药酒是醇提，所以药酒的活血化瘀功能强。药酒毕竟使用不是很方便，还有个办法是醇水共煎，也是利用醇提取。所以，我们治疗心血管疾病的方经常要加酒，就是因为很多活血药的有效成分是醇溶性，如果不加酒，这些药在水中的溶解度低。比如黄酮的很多成分溶于醇，所以熬药时要加两杯酒，加酒就相当于用乙醇提取了。

（10）**学员问**：牛皮癣的临床平淡期如何从六经辨析？

吴师答：牛皮癣的病因比较复杂，牛皮癣受情绪的影响，也可能与免疫系统有关系，还与自主神经系统也有关系。我本人曾患有比较严重的牛皮癣，但是我把它治愈了。我得牛皮癣是在读大学的时候，得了大概有两三年，刚开始也没注意，也没治，它慢慢地蔓延，有时候好，有时候坏。到后来大概在我念研究生的时候，牛皮癣严重了，就去专心治它，我把它治愈了，现在就治好了。

我的体会，要想真正治好牛皮癣，需要中医的辨证，比如我是个阳虚的人，实际上我是阴阳两虚的人，我的牛皮癣是从阴阳并进的角度治疗的。我过去痰湿也重，就用了麻黄附子甘草汤加薏苡仁、地黄进行治疗，加地黄是为了补。除此之外，最主要的是用了蜂蜜，要用品质特别好的蜂蜜。

学员问：农村的蜂蜜行不行？

吴师答：可以，最好用新西兰的蜂蜜 20+ 或 25+，我们叫作优蜜，价格非常贵。把药煎好以后，在药温 40℃ 左右的时候，每一道药里放满满一大勺蜂蜜，均匀搅拌，一起喝下去。一定是煎好以后放蜂蜜啊，蜂蜜是不能熬的，煎好以后把药放温热，调进去满满一勺蜂蜜。

学员问：治疗了多长时间？

吴师答：1 个多月。

学员问：啊，1 个月就康复了？

吴师答：就是这样子了啊，不信你来看看啊，而且康复好多年了。

学员问：为什么要加蜂蜜啊？

吴师答：要润。

学员问：后期会不会因为吃什么饮食又会诱发？

吴师答：当然，因为牛皮癣就是反复发作的啊。但是我好了以后就再也没发作过了，我也不知道我不该吃啥。

学生问：薏苡仁和地黄的用量是多少？

吴师答：我用了生地黄 30g，薏苡仁刚开始用过 90g、150g，后来发现没啥效。虽然我平时湿气偏重，但是我发现处方里的薏苡仁用多用少都没啥效，我刚开始用这个方就是没有效。后来怎么有效的呢？把蜂蜜调进去，就有效了。蜂蜜的品质一定要好，要用极好的蜂蜜。优蜜我也嫌贵，大家都嫌贵，但是贵也得治病啊。

学员问：糖尿病患者喝蜂蜜有没有影响？

吴师答：有可能有啊，如果是牛皮癣合并糖尿病，我还不知道怎么治，这个问题把我难住了。以后请教皮肤科的高手问问怎么治，我还不太清楚。

（11）**学员问**：我有一个女患者，36 岁，西医的诊断是淋巴管肌瘤病，还有肺大泡，怕冷，活动后喘，她雌激素过高，免疫系统有问题，请问用中医应该怎么治疗？

吴师答：这病我没治过。活动后喘是因为肺大泡的原因吗？肺的原因吧？冷是什么原因呢？

学员答：冷可能是阳虚？她的雌激素水平过高。

吴师答：这样我们可不可以考虑给她做抗雌激素治疗？患者又怕冷，那么抗雌激素可不可以考虑用阳和法？她不是肺有问题吗，我们用阳和汤发表，方中的鹿角胶、地黄抗雌激素，或许有效。为什么叫或许有效呢？我没治过，这是给大家做理论上的分析。因为病因和雌激素有关系，又发生于肺，属于太少两感证，阳和汤能抗雌激素，能治太少两感证，疗效有待于事实检验。

（12）**学员问**：我想问一下学习《伤寒论》主要是要掌握病机，那么怎样能更快更好地掌握呢？

吴师答：如果听完"伤寒汇通"还不能掌握病机，这是有问题的。因为我们的"伤寒汇通"已经把六经的病机以及会出现哪些系统的疾病、会有什么表现、背后的病理生理机制，都与大家讲了。为什么大家听了之后觉得脉络有，但是还不是非常清晰？因为我在里面夹杂了一些传统中医的知识。如果大家把其中传统中医的内容都忘掉，再来看我们讲的"伤寒汇通"，会比现有的脉络清晰很多。大家感兴趣的东西，第一对神神鬼鬼有兴趣，第二对性病很感兴趣，而没有对六经模型的发病机制感兴趣，大家感兴趣的东西都不正常。

（13）**学员问**：第一个问题，《黄帝内经·生气通天论》有一句话"其生五，其气三"，请问"其气三"具体怎么解释？第二个问题，《黄帝内经·六节藏象》讲心为太阳，能否讲解一下？第三个问题，太阳中风"阳浮而阴弱"，既然阳为卫气，营为阴血，营血虚为什么会出现阴弱而汗自出呢？

吴师答：先回答第三个问题，为什么阴弱而汗自出？因为阳浮。阳在外阴之使也，阴在内阳之守也，正因为阴弱才会出现阳浮，所以导致发热汗出。

第二个问题，心为太阳，因为心阳出来周行全身就是我们的营卫，所以要看一个人的心好不好，有几个办法。第一，观他的卫气。这个卫气我们叫作察言观色，看这个人的气色，有气无色的人心脏都不好。说清楚没有？有气无色的人没有足够的血来营养，这是一个典型的阳浮阴弱的人，就是我们讲的小建中汤证。这是第一种情况，观卫气可以知道心的情况。第二，看他的心田，就是围绕着眼睛、眉毛到颧骨下这一块的位置。这一块位置能够看到心的很多问题，它给我们反映的信息比较多，大家去琢磨琢磨。

心为太阳，我觉得是很好理解的。"阳气者若天与日，失其所则折寿而不彰"，我们人身的卫阳也就是卫气，根源于心阳。决定人的生死最重要的是什么？最重要的不是肾而是心，心阳一没，心脏一停跳，人死如灯灭，人就没有了。但是维持生命最重要的是什么？生命最重要的是肾。因为肾是人的"底层代码"，"程序员"给你写在哪里？写在肾脏。肾阳出来，沿冲脉而上，到了心脏那才是心阳，所以你的体是在肾，用是在心。其实，很难说谁比谁重要，离了谁都是死。

但是，心和肾还不一样。我跟大家讲讲心和肾有什么不一样。我们说心啊，此心光明，夫复何求；肾就不一样，肾很不光明。弗洛伊德讲人的 3 个层次——自我、超我、本我，他把人的精神意识分了 3 个层次。心和肾之间的关系，我们可以看得到什么？肾追求的是欲望，我们讲的幽精啊，很多事都是肾来控制，所以不能够控制它的话，你真是无恶不作。这两个还是有些区别的。这就是为什么我们常常给患者起阳火，喜欢给患者起心阳，不太给患者起肾阳的原因。我们一般要到一定的年龄才给他起肾阳，什么时间？女子"五七到六七"，男子"五八到六八"，这个时候起肾阳，想长命要洗髓要易筋。女子"五七"、男子"五八"之后洗髓，我们的验方太乙洗髓膏才是起肾阳的法。在这之前我们一般不给患者起肾阳，若起完肾阳他一天换个女朋友，他累得慌。可见，心和肾之间是有区别的。

第一个问题是我们讲的五行立极以三代二，可以去听我们的"五行立极课"，在医学一统课程里面。

二、第二类问题

（1）**学员问**：我有一个问题，强直性脊柱炎与雄激素有一定的关系，我们在治疗的时候可不可以加一些抗雄激素的药物？而且西医也要禁用一些含雄激素的、刺激性的食物，因为吃了这些食物会引发疾病。但是这样有个问题，就是这个病治不了根。

吴师答：强直性脊柱炎中医大体上分两型，有一型是你讲的与雄激素有关系。关于这一型，可去读薛生白的《湿热论》，书中有个治疗湿热侵入经络脉隧中的方，那个方就治湿热型的强直性脊柱炎。这一型的患者是不能补充雄激素的。

还有一型是中医典型的阳虚型，肾阳虚影响督脉，可以在葛根汤的基础上加味。这一型的患者是可以使用雄激素的。

强直性脊柱炎湿热型的不能使用雄激素，有的人可能平时还没有注意。为什么呢？可能很少有人背过《湿热论》，大家背过吗？我背过，现在不大记得住全文了，因为年龄毕竟大了。这本书比较短，大家学中医是要背的，《温热论》《湿热论》《温病条辨》这三篇，一定要背的。

大家去看薛生白的书，那个方用一些什么药啊？

学员答：银花藤等藤类药，还有丝瓜络、豨莶草、伸筋草。

吴师答：没有丝瓜络、豨莶草、伸筋草，好多药是你自己加的。方中用了地龙、秦艽、丝瓜藤、海风藤、威灵仙、酒淬川黄连、苍耳子、滑石。其中有一个很重要的药是苍耳子，苍耳子能通督，我用的量不大，一般用9g苍耳子，有时用12g，量用得不是特别大。

（2）**学员问**：乳腺癌ER、HER、PR是阴性的，在西医来看不需要内分泌治疗，但是做了手术以后，如果发生了转移，我们中医怎么治疗？

吴师答：乳腺癌中医最擅长治疗的是 ER、PR 阳性的肿瘤。中医的内分泌治疗对乳腺癌 ER、PR 阳性的疗效比较好，我个人认为比西医的内分泌治疗效果还要好。对这种 ER、PR 阴性或者 ER、PR 阴性 HER-2 阳性的，我们自己做过统计，疗效不如 ER、PR 阳性的。是否中医的内分泌治疗就没有效果？实际上中药在做内分泌治疗的时候，同时影响雌激素受体和热休克蛋白 hsp90，后者是个分子伴侣，这是我的一个博士研究生做出的研究。乳腺癌 ER、PR 阴性的人，热休克蛋白 hsp90 也活化，这个分子伴侣参与了非雌激素的很多信号通路，而中药对它仍然有抑制作用，所以不能说中医对 ER、PR 阴性的患者治疗没效。其实，做内分泌治疗的中药，对 ER、PR 阴性的患者也有效果。

hsp90 不仅结合在 ER、PR 上，它还结合到其他的信号通路蛋白上，那些信号通路是促进乳腺癌生长的。对 ER、PR 阴性的人，中医的内分泌治疗虽然抑制 ER、PR 没有效果，但是可影响 hsp90，进而抑制乳腺癌，所以说还是有效的，只是有效率低于 ER、PR 阳性的患者。为增强疗效，中医会同时加一些非激素依赖性的治疗肿瘤的办法，比如加山慈姑。对伴尿酸高的患者，可用 30g 山慈姑，同时要检测患者的肝功能。对 ER、PR 阴性的乳腺癌不是没有办法，也有新的办法。

（3）**学员问**：通常治疗糖尿病患者的三消，还是有效的。糖尿病患者多渴，我在临床上遇到这样的患者，他却不渴，不管多热的天都不渴，这种情况是为什么？

吴师答：糖尿病患者的高血糖会导致口渴，这是糖尿病最经典的表现，中医叫上消，表现为白虎汤证或者白虎加人参汤证。但是现在典型的三消已经很少见了，现在很多糖尿病是没有症状的，因为高血糖可以耐受，长期血糖高的患者耐受了之后，他的症状就不典型。症状不典型是不是就没有办法辨治了呢？也不是，一样可以去治。

（4）**学员问**：《伤寒论》阳明病的外证是大热、大汗、大渴、脉洪大，但是《黄帝内经·阴阳应象大论》讲"阳盛则身热，腠理闭，喘粗为之俯仰，汗不出而热……"我们总是说"阴盛则寒，不会出汗"，但是《素问·阴阳应象大论》讲"阴盛则身寒，汗出身常清"，这怎么理解呢？

吴师答：你说阴盛则汗出，举个例子二加龙牡汤治什么啊？二加龙牡汤证发烧吗？发烧啊。二加龙牡汤证出汗吗？出汗啊。这是第一个问题。

第二个问题，我们曾经治过一例患者，他没有其他的症状，就是多汗。你知道我们最后用的是什么办法吗？用石膏加人参，然后再加了几个其他的药，效果也很好。为什么这么配伍？阳明在经大热、大渴、大汗、脉洪大，患者总是大汗出，食欲也很好（阳明热证不影响消化），这是阳明在经的症状；然后患者的脉搏没有力气，脉大但力气不够，所以加人参，那就是白虎加人参汤证。用此方治多汗症效果很好，不是一定要用桂枝汤。大家知道桂枝汤也治多汗症，但是我们从来没有说过一定用桂枝汤，也不是说一定要用白虎汤。

关于阴阳的问题，通常说的阴盛的表现、阳盛的表现，其实应该说阴盛以后更多的表现、阳盛以后更多的表现，因为两者都有极端的例子。我们说阳虚则寒，阳虚阴盛患者怕冷、不出汗，所以用麻黄附子甘草汤。但是，大家见没见过阳虚多汗的？也有的，二加龙牡汤证就是阳虚多汗啊。大家要知道阳虚怕冷不出汗，这是套路，90%的人都是这样。按这个套路，10个患者你就能治好八九个，但是还有一两个治不好，那就是极端的例子。为什么明明是阳虚却又会发热汗出呢？那是虚阳，我们又叫作阳浮，治疗阳浮的人要以阴敛阳。

（5）**学员问**：刚才您讲了六经与奇经八脉的对应关系，但是有3条少阳、厥阴、阳明没有讲，您能再给我们说一下吗？

吴师答：少阳和厥阴与什么有关系呢？与阴跷、阳跷有关系。跷脉管肌肉的伸缩，病则易抽筋。阳明经呢，冲脉隶于阳明。建议你去听我们"奇经八脉"的课，或者去听"妇科六经辨证"的课程，这两节课中讲得细，其中"妇科六经辨证"专门讲了一两个小时。奇经八脉和六经的关系，要讲清楚可能要2小时。大体上告诉你，阴维为病用桂枝甘草汤，阳维在体表用桂枝汤、麻黄附子甘草汤等处方，阳跷、阴跷分别对应少阳、厥阴，少阳可用芍药甘草汤、四逆散，厥阴可用吴茱萸汤等处方。

（6）**学员问**：可能是我学得不好，有个问题想不明白：就是我们吴门最大的一个特色是强调六经的模型，我临床就按照这个模式，先辨阴阳，再辨三阳三阴，然后按太阳、少阳、阳明、太阴、少阴、厥阴划分，但是您同时又提出直取其病，这样我对一些疾病就犯迷糊了，到底是按照六经，先分阴阳，再辨三阳三阴，还是直取其病呢？这两个思路上该用哪一个看病？

吴师答：先别阴阳，再辨三阳哪条经、三阴哪条经，然后再辨在经、在腑，这是给初学者的一个办法。当熟悉了之后，面对疾病时你一眼就能够知道是哪一经病、是哪一证，一眼就能够知道落在哪一点。这就相当于一个棋盘，棋盘上有 50 个棋子，刚开始下棋时告诉你第一步看前一排有几个棋子，第二步看后一排有几个棋子，第三步看第三排有几个棋子，等你很熟悉了，眼睛往棋盘上一看，就明白了棋局。又好像在剧场里找人，如果熟悉人和环境，一眼就能看到张三坐在那，李四坐在那，那个是王五，不需要按顺序找第一排是一年级，第二排是二年级，第三排是三年级，第一排的左边是男性、右边是女性，第一排左边的这部分是老年男性、这部分是青年男性，右边的这部分是老年女性、这部分是青年女性。你若按照这个路径去找，说明你不熟，等你熟了以后，不用层层区分老幼男女，往那一看他就在坐在那，那个人就是张三。再比如，你在人群中看到你的爱人，第一眼你就知道她是你爱人，不需要在人群中来回找，你还在人群中找，说明你俩夫妻关系不好，你们不够熟。

（7）**学员问：**为什么黄疸分阳明黄疸、太阴寒湿黄疸，而没有涉及厥阴肝的问题？从西医学的角度来讲，黄疸一出来就考虑到肝的问题，病位不是在肝吗？

吴师答：你肯定听课有点问题，有什么问题呢？我们有一张图（见少阳汇通篇对慢性肝病的讲解），图中哪条是厥阴经啊？病到了厥阴经，发生肝硬化等疾病的时候黄疸不是主要问题了，大黄䗪虫丸的黄芩、芍药抑制免疫应答，就能退黄，鳖甲煎丸里的柴胡、黄芩也能退黄。到了此时肝脏的形质已经受损了，黄疸已经是一个次要因素了，不是把黄退了病就能好的。

学员问：在茵陈五苓散和茵陈蒿汤这个阶段，茵陈也是入肝经的一个药吗？

吴师答：对啊，茵陈是入肝经的，茵陈、柴胡、黄芩都是入肝经的。麻黄连轺赤小豆汤、柴胡桂枝汤、茵陈蒿汤、茵陈五苓散，这些处方侧重于治疗急性病，还侧重于保肝退黄；从大柴胡汤、柴胡桂枝干姜汤就注重调节免疫了；到了大黄䗪虫丸、鳖甲煎丸就侧重于形质了，治疗的疾病已经是肝硬化、肝癌了，虽然方中也有保肝退黄的药物，但是药物的比例和组成关系已经不一样了，它们就在厥阴经啊。

厥阴的特点是什么？掌管收缩，我们讲跷脉通厥阴啊。肝硬化其实是肝脏的瘢痕，患者的肝脏都变样了。炎症的结局之一是形成瘢痕纤维化，而瘢痕纤维化组织归厥阴经管，所以我们讲大黄䗪虫丸化裁可以治疗很多种慢性炎症。

学员问：好像茵陈蒿汤这个阶段的药物力量比较弱啊，临床加一些清热解毒、活血通络的药，效果会不会更好一些？比如加蒲公英、泽兰、益母草等药。

吴师答：经方是给你一个基本的方剂骨架，如果你要利胆，我们讲了啊，可加30g赤芍；如果有病毒感染，加白花蛇舌草；如果要增强降酶的作用，可加蒲公英，蒲公英的降酶作用又强，又能清热；降酶还可加垂盆草。那种认为经方不能加减、茵陈蒿汤治疗肝炎一个药都不能加减的人，更多是作秀，让别人知道他的方开得很好，这与临床是极其不吻合的。一个急性肝炎来了，你怎么可能只开茵陈蒿汤——茵陈、大黄、栀子？你就完全不考虑患者的病毒感染？我觉得这是不科学的。临床上哪个肝病学家治疗急性肝炎就开茵陈、大黄、栀子这3味药呢？没有。我觉得加减很正常啊，是需要加减的，你的加减法也是对的。而且按照我们的路数，茵陈蒿汤证是个实证，我们还要加丹皮、赤芍凉血，再加蒲公英、白花蛇舌草；如果是茵陈五苓散证，我们有时候还加升麻、甘草、大青叶、叶下珠等药，去托邪解毒。我个人反对经方一个药都不能加减，我觉得这不科学。当然你为了显示你辨证准确，效如桴鼓你也可以不加减。

（8）**学员问**：我想问下纤维瘤的治疗方法有哪些？纤维瘤对健康有没有影响？

吴师答：纤维瘤是个良性疾病，纤维肉瘤是个恶性疾病，纤维肉瘤我们单纯用中药也治愈过。治疗纤维瘤和纤维肉瘤，一定要用抗纤维化的中药。这是个厥阴经的病，要去琢磨哪些中药具有抗纤维化的作用，从厥阴经去找，把鳖甲煎丸的思路好好地捋一捋。还有一些纤维化不仅是瘀血还兼有痰，比如山慈姑就抗纤维化，僵蚕也有作用。山慈姑有肝毒性，若要用山慈姑需要配伍，配五倍子是太乙紫金锭的架子。你要在这个基础上去化裁，其实见效最快的是外用，不是内服。

学员问：外用用什么方法？

吴师答：我都跟你讲了啊，好好把鳖甲煎丸捋一捋，外用就是拿药来敷啊。

学员问：还是用的这个方啊？

吴师答：对啊，外用的效果比内服要好。我们治过一个纤维肉瘤多发转移的小女孩，转移前做过手术，切了几次，后来转移得很多了，就不行了。外科说这个病治不了，然后就来我们这治疗。我们先给她吃药，吃药之后，我觉得还不是很满意，同时就外敷，转移得多我就多敷，哪里有就敷哪里。那个小孩来的时候大概三四岁，现在再过几年可能都要嫁人了。

（9）**学员问**：我经常会碰到一些乙肝大三阳、小三阳患者，如果是肝功能不好了，西医采取的办法是观察。但是学了六经辨证以后，我就想这种患者的伏邪在厥阴经，可不可以采取个方法把病邪从厥阴经引出来，引到少阳，促使正邪相争，类似西医产生免疫活化的东西？

吴师答：您听我们的伏邪课了吗？

学员问：我学过一些，还没怎么听懂。

吴师答：您的问题在我们伏邪的课中讲得很清晰了，您可以听完伏邪课，里面明确讲了哪个阶段怎么治，有的能治好，有的不能治好。为什么有的不能治好？有一部分人病毒的 DNA 整合到人的 DNA 上了，这部分人有的病毒能清除，但是整合的病毒清除不了，所以表面抗原可能不能转阴。此外，有一部分人的表面抗原能转阴，比例是多少？没有准确的统计，我以前专治肝病，表面抗原转阴率大概在 40%。我大概的印象是这样，有可能我把数据说高了，因为有的患者不找你了，有可能脱诊了。

学员问：按照六经传变，疾病最后传到厥阴经以后，病邪的变化是不是都要转出少阳？

吴师答：经常会转出少阳出现急性发作，也可以不转出少阳，最后肝硬化、肝昏迷、肝癌导致死亡。这说明您确实没有听伏邪的课，可以去听一听，里面讲得非常清楚。

学员问：我最后一个问题，伏邪是否就是按六经传变？

吴师答：不管新感还是伏邪都可以沿着六经传变啊，只不过伏邪是由三阴往三阳发，新感是由三阳往三阴传。温病讲的从卫分到气分到营分、血分，那是新感温病的传变。由营血分到气分到卫分，那是伏邪的传变。卫气营血都在我们的六经里面，它就是一个太阳、阳明、少阴和厥阴的问题。当然因为伏邪有邪气的潜伏，它不同于新感，所以还涉及少阳和太阴。伏邪的传变是完全涉及六经的，因为患者的体质有异常，伏邪由少阳转出。您所有的问题在我们伏邪课中都回答得非常清楚。

（10）**学员问**：老师您好，有个问题我特别迷惑：有些药抑制腺体分泌，有些药能刺激腺体分泌，这两种药同时用对身体起什么作用？

吴师答：我给您举个例子，小柴胡汤渴者去半夏加天花粉，可不可以渴者不去半夏加天花粉呢？

学员答：可以。

吴师答：那么效果好不好呢？效果不好。

学员问：您的意思是各走各的道，可以同时用？

吴师答：这个效果不好，您还没有听明白我的意思啊。如果小柴胡汤渴者不去半夏加天花粉，效果不如去半夏加天花粉。

哪种情况才需要在一起配合使用？大家知道吗，药性相反的药物配合使用的时候，都是取性和味的一端。换言之，只有取药物性和味的一端时，才把相反的药配伍使用。比如，一个人发生了急性炎症，但是他素体阳虚便溏，此时我们才用栀子配干姜。我们绝对不会为了给干姜配个相反的药，就用天花粉配干姜，这是故意的，这是刻意为了相反，这就是我们讲的作秀。我不知道有没有说清楚？柴胡桂枝干姜汤为什么用干姜配天花粉？因为见肝之病，知肝传脾，我们必须要用到桂枝、干姜，加入天花粉是因为患者是肝病兼有脾阳虚，同时伴有渴，所以加了天花粉。我们给大家讲一个柴胡桂枝干姜汤的配伍方法，如果患者大便干得很，天花粉用30g，干姜用3g；如果患者大便稀溏，干姜用9g，天花粉用15g。我不知道意思表达清楚没有，不知道我把您的问题回答出来了吗？

学员答：谢谢老师，我慢慢理解，好好想想。

吴师答：这个不需要理解了，大便稀或者干，这不就涉及腺体分泌了吗？柴胡桂枝干姜汤治疗的是见肝之病，知肝传脾的人，他既可以便秘，也可以大便溏，如果大便溏，重用干姜少用天花粉；如果便秘，重用天花粉少用干姜。为什么柴胡桂枝干姜汤一定要选天花粉呢？小柴胡汤渴者去半夏也是加天花粉，那是因为天花粉能保肝，是个保肝药，用30g天花粉，患者的转氨酶就会降下去。患者是肝病，天花粉能入肝经。这一点，大家可去读本草书。

（11）**学员问**：一个小女孩现在一岁零两个月，她出现了左乳房的发育，她现在还是吃母乳，没有吃奶粉，基本也没有辅食，西医的建议是观察。新闻报道有的小孩吃一些食品会导致乳房的发育，但是像这种吃母乳的小孩乳房就发育，是先天性的雌激素分泌高，还是有其他的原因？

吴师答：母亲如果吃多了含雌激素的东西，她的乳汁雌激素含量也高，也会影响到小孩啊。哪些食物含雌激素呢？第一，木瓜含植物雌激素，这是植物雌激素。第二，动物雌激素主要有雪蛤（林蛙），林蛙生殖系统分泌的雌激素与人类的雌激素高度同源。有钱的女人喜欢吃木瓜炖雪蛤，但是木瓜炖雪蛤吃多了也不行啊。第三，蜂蜜和蜂王浆也含有动物雌激素。第四，植物雌激素还有一个非常有争议的食物是大豆，非常有争议，各方面的结论不一致。第五，葛根、升麻、香附、补骨脂、女贞子都与雌激素有关，但是这些都是药物，饮食中一般用不着，我们主要讲食物。第六，一些奶制品可能有雌激素。第七，我们饲养的动物可能含有雌激素。因为饲养的动物要快速生长，鸡养一养就吃了，猪养一养就吃了，用雌激素的猪和鸡长得快。饲养动物若想高产，有人会用几个药物，一是雌激素，二是抗生素，三是镇静药，首先让动物多吃，吃了之后不能动要多睡，然后用抗生素防止生病，这是畜牧养殖业的"法宝"。这样喂养出的肉类，容易含有较多的雌激素。这个人心都坏了啊，要让动物以逆天的速度生长，从而获取更多利润。第八，还有保健品，很多保健品添加雌激素。因为添加了雌激素，女性吃了之后会觉得很舒服，她会说"哎呀，这个保健品真好。"很多保健品添加雌激素，比如有的螺旋藻。几年前我去云南出差，司机问我："你能帮我个忙吗？我的乳腺发育了，这个咋整啊？"我问他："你的乳腺发育有什么缘由吗？"他说："我最近在吃螺旋藻，吃了 1 个月之后，就明显觉得乳腺发育了，我一吃它就长。"这说明他吃的螺旋藻添加了雌激素，这还是螺旋藻吗？

为什么添加雌激素呢？雌激素具有镇静的作用，服用后睡眠好，也不容易烦躁，皮肤也好，所以添加雌激素。有的蜂蜜也过量添加雌激素，服用之后会觉得"这家的蜂蜜可真好，我吃了以后皮肤白里透红，睡觉也好"，其实它可能添加了雌激素。这些因素，我们都不好控制。母体如果摄入过多的雌激素，对哺乳期的小孩不好。您要问我，哪些东西不含雌激素呢？那肉就没法吃了，哪个人养猪、养鸡不加雌激素呢？不加雌激素，猪要养一年才能卖，那都要赔死了，现在养 3 个月就要杀了。这些东西我们没有办法控制。

（12）**学员问**：我学习咱们望诊课程的时候，觉得您还是没有足够深入地讲望诊，我们能不能再开一门课程，再深入地讲一下望诊？

吴师答：望诊的问题啊，大家知道历史上望诊水平最高的是谁吗？不是扁鹊，而是孙思邈。孙思邈的望诊是望三代，望上三代、下三代，他看你一眼，能够说出你爸爸、你爷爷、你儿子、你孙子的情况，包括你儿子几十年之后做宰相，他都能看出来。孙思邈是个道士，活了 140多岁，所以他的望诊里面有很多道家的相法。换言之，若要把望诊讲清楚，很多东西不能讲，不讲就浅，深讲却又不能讲，所以这个课不好把握尺度。因为影响疾病的因素有很多，通过望诊可以对他的人生进行复盘。什么叫对他的人生进行复盘？通过望诊可以看到他的过去和看到他的未来，可以看到他身边的人的情况，可以看到他的家人——他的父母、他的子女，甚至包括他家的基本户型，等等。这些东西都不能讲，这是封建迷信，我们学医第一是无神论，第二要坚持用马克思主义指导医学实践。我们望诊那门课不好把握尺度，没有办法把它讲到大家很满意又不突破底线的程度。望诊这门课是最难讲的，确实如您所说讲得浅了。

学员问：那我们去看哪些书呢？

吴师答：《中医诊断学》啊，或者你去把孙思邈的书从头到尾了解一下，所有有关他的文献你都找出来看一看，研究研究，他的望诊水平最高啊。你去看看孙思邈的一生非常传奇，可以写本武侠小说，他常年隐居在终南山，一般人都见不到他，没有缘分你找他治病也根本见不着。

三、第三类问题

（1）**学员问**：同样是平滑肌，肾结石、泌尿系结石应该属于少阴，是否可以从少阳论治？

吴师答：泌尿系结石，结石在腑是实证；肾结石，结石在脏是虚证，是少阴虚寒证。结石在肾脏，可以用真武汤，具有强烈的利尿作用，可以冲刷尿路，导致结石下行。但是真武汤有个缺陷，它扩张输尿管的作用不够强。如果要扩张输尿管，要在真武汤的基础上合五磨饮子，不一定用全方，可用沉香、槟榔、木香之类的药物。

在真武汤的基础上合五磨饮，就是合了少阳四逆散的用法。实际上，扩张平滑肌只要从少阳、厥阴治疗，不一定非要用五磨饮子、四逆散的原方，不一定非要用枳实，还可加槟榔，还可加木香，还可加沉香。因为病位靠下，病位在腹腔，所以更多的是用木香、沉香、槟榔等药。真武汤有芍药，芍药在方中主要发挥利尿的作用，也能扩张血管，使入球小动脉增加尿液分泌。但是，一味芍药扩张输尿管的作用不够，所以再加木香、槟榔、沉香等药物。其实，这也是四逆散的思想，不一定要用原方。

如果结石活跃损伤尿路引起了尿路感染，再加柴胡，那不就合上四逆散了吗？如果结石被纤维组织包裹怎么办？这就是下焦蓄血，先用桃仁、水蛭、皂角刺等药物化瘀血，否则，结石被纤维组织包裹固定，用了真武汤也不会动。大家想象一下，就像浪潮来的时候，把东西用钉子定住，再怎么冲刷，也动不了。所以，先要清理纤维组织的包裹，这个道理其实是很简单的。

肾结石更多是少阴病，但是要促进结石排出，要扩张它的输尿管，还要从少阴、少阳去治。少阴、少阳为枢机，具有重要作用。大方向可以确定，但是每个脏器都有各自的特点，如果病在腹腔，更多考虑用下焦的药，比如沉香、槟榔、木香、枳实等药物，便秘可加大黄。假使不考虑病在下焦，不用木香、槟榔、枳实，就用四逆散配真武汤，也是可以的，大方向是对的。但是，相对来说，这样的方案没有考虑深入，药物的精确性不够。

（2）**学员问**：请老师讲一讲葡萄膜炎的中医治疗？

吴师答：关于眼睛的治疗，建议学习陈达夫先生的《中医眼科六经法要》，这是陈达夫老先生家传的学问，非常有特色。很遗憾，有些内容书中没有传，那本书与实际看病不是一个路子。他们家的眼科六经辨证法是中医的一绝，到今天已经失传。但是，大家还是可以去研究《中医眼科六经法要》，会有很大的帮助，各种眼科疾病都可以从六经辨证去治。

（3）**学员问**：我接诊了一位葡萄膜炎的患者，患者在使用激素的时候，用了吴门验方双补丸，不再有脸上长疮等不良反应。但是，他形成了激素依赖。

吴师答：你是激素撤不下去吗？用了什么方帮助他撤激素？

学员答：我用了吴门验方双补丸，用了知母、生地等药。

吴师答：双补丸是可以帮助撤激素的，但是你知道只用双补丸有什么不足吗？只用双补丸，没有考虑到眼部疾病的特征。因为这个病是少阳、少阴同病，双补丸没有从少阳去治。你要考虑到用侯氏黑散合双补丸化裁，你把少阳忘记了。

为什么疗效不好？因为没有针对病位，所以效果会受影响。我们讲四逆散可以扩张边缘—平滑肌系统，但是病在下焦，是不是还用四逆散呢？不是不可以用，但是针对性不好。道理可以沿着这个思路去找，不一定一味药不动。你问的问题，可从侯氏黑散合双补丸去考虑。

（4）**学员问**：癫痫和平滑肌系统有关系吗？

吴师答：癫痫跟边缘—平滑肌系统不完全有关系。因为癫痫有原发性癫痫和继发性癫痫，它的治疗与我们的这个思路还是有区别的。癫痫从头部去治，就要考虑疾病专有的特性。我们讲的边缘—平滑肌系统，不仅包括平滑肌，还包括骨骼肌和心肌，都可以受边缘—平滑肌系统的控制。但是，如果我们说边缘—平滑肌—骨骼肌—心肌系统，名字太长了，大家听得很累，所以简称为边缘—平滑肌系统。为什么以平滑肌为代表？因为平滑肌最常见，影响平滑肌最明显，平滑肌会出现很多症状，所以叫边缘—平滑肌系统。

（5）**学员问**：老年性震颤属于边缘—平滑肌系统病变吗？

吴师答：不一样啊。老年性震颤有一部分是由颅内疾病引起的，比如帕金森与衰老有关系，按这个思路治疗效果就不好。如果疾病与衰老有关系，就不完全是少阳的问题，更多地要从督脉去治。我们讲疾病到了后期，会影响六经之外的奇经八脉。奇经八脉是六经的余气灌入奇经八脉。我们在妇科（详见一路健康 APP "妇科六经辨证法"）就讲了六经的余气灌入奇经八脉，更多地要从奇经八脉去治，要通补奇经。这就涉及形质的问题，见效慢。形质疾病以百日为期，3 个月为 1 个疗程，比较的是 3 个月前与 3 个月后的治疗效果。治疗急性病见效快，比如尿路结石，有的吃了 3 剂药结石就排出来了，治疗形质病 3 剂药是没反应的。

（6）**学员问**：肝硬化有同病异治，鳖甲煎丸和大黄䗪虫丸所治疗的肝硬化有什么区别？

吴师答：当然有区别了，两者病史上都不一样。大黄䗪虫丸证你敢用人参、干姜吗？大黄䗪虫丸证你是不敢用人参、干姜的，一用人参、干姜，他的肝炎就活动，人可能就活不了了。因为患者是实证的体质，脉有力。而鳖甲煎丸的特点是什么？用柴胡、黄芩配人参、干姜、桂枝、蜂房，配的都是温补的。所以，鳖甲煎丸治的是个虚证。看病首先要分虚、实两端，如果区别不了哪个是虚、哪个是实，哪个该用大黄䗪虫丸、哪个该用鳖甲煎丸？我说这就不好办了。起码会摸脉吧？去看一看脉力怎么样。如果连脉力也不能区别，那得从头学习中医了。我觉得这两个还是好区别的，一个是虚证、一个是实证。

（7）**学员问**：为什么用了麻黄、附子、细辛总是有效，但就是好不了呢？

吴师答：我们讲治病"急则温之，缓则补之"，扶阳为什么很难收功呢？因为一味地温。之所以用了麻黄、附子、细辛有效，但是好不了，因为你有个弊端是只读《伤寒论》，不读《金匮要略》。《伤寒论》告诉大家少阴病脉沉者，急温之，宜四逆汤，《金匮要略》讲虚劳病还有个肾气丸证。我们反反复复地讲，很多时候用麻黄细辛附子汤、麻黄附子甘草汤收不了功，很多病断不了根。《金匮要略》讲了两个断根的方法，肾气丸和薯蓣丸。比如一个肾小球肾炎（肾病综合征）患者，你用麻黄附子汤（麻黄附子甘草汤加大麻黄的剂量，不去节）去了水肿，这个病是不是就好了呢？没有。没好怎么办呢？再用金匮肾气丸啊。肾病综合征患者有水肿，用了1周的麻黄附子汤水肿消了，但是还有蛋白尿怎么办？用金匮肾气丸。那么，是不是用金匮肾气丸的原方呢？也不见得，我在金匮肾气丸的基础上加30g蝉蜕，蝉蜕抗过敏，能够抑制免疫应答，抑制抗原抗体复合物的形成，就能够使患者的尿蛋白减少，如果大家不敢大剂量使用，也可用9g、10g、15g、20g、25g；如果患者的尿素氮肌酐数值高，可加15g紫苏叶，紫苏叶能解毒，解偏胃肠的毒。如果毒的损伤的部位在胃肠用苏叶，大家知道尿素氮肌酐会引起恶心、不吃东西，症状表现在胃肠，所以加15g紫苏叶。这些内容我们反复讲过，大家一定要把它铭记在心，不能昨天讲了的今天忘，上午讲了的下午忘，这就太可怕了。

（8）**学员问**：黄芩汤杀少阳生生之气，为什么安胎用黄芩呢？

吴师答：厥阴病篇也有一条，反与黄芩汤彻其热，转入厥阴死证，可见黄芩汤杀少阳生生之气。为什么安胎还用黄芩呢？，因为产前忌温。阳躁而阴静，如果不用黄芩，小孩在子宫里待着烦，想出来，容易导致流产，所以需要煮一点儿黄芩。具体用多少呢？根据孕妇的体质，用3~9g。为什么要看孕妇的体质？因为黄芩用多了，胎儿生长发育缓慢，不能够完全去杀阳气。中医看病有个度的问题，有的人舌淡，你不能非得给她用15g黄芩啊，你可以用3g黄芩；有的人体质偏热，3g黄芩也不行，可能要用6g、9g黄芩。大家看待问题不能绝对，要取中庸之道。

附录二　补讲课程

一、柴胡桂枝汤的拓展应用

我给大家反复讲过,柴胡桂枝汤能够治疗慢性肝胆疾病患者的外感。慢性肝胆疾病的患者表现为小柴胡汤证,感冒以后表现为桂枝汤证,所以慢性肝胆疾病患者感冒后常常表现为柴胡桂枝汤证。这么一讲就很清楚了,一个肝炎或胆囊炎患者外感之后,大家想到的首选方剂应该是柴胡桂枝汤。为什么首选开柴胡桂枝汤?因为桂枝汤有芍药、甘草,有疏肝利胆的作用,再配上治疗痼疾的小柴胡汤,那就是柴胡桂枝汤。这些内容大家都能够理解,但是很多人的思维会固定在这里。那么,我给大家拓展一下柴胡桂枝汤的应用。

(一)条文证治的拓展

重订84条:伤寒六七日,发热微恶寒,支节烦痛,微呕,心下支结,外证未去者,柴胡桂枝汤主之。

第一,"外证未去"指有表证,"心下支结"指墨菲氏点的压痛、胁下的胀满、胆囊点的压痛,有表证兼有心下支结用柴胡桂枝汤。

第二,"支节烦痛",此方能够治疗肌肉的疼痛。肌肉疼痛是很多疾病的表现,比如风湿性疾病,包括坐骨神经痛等。有的患者肌肉疼痛,可以用柴胡桂枝汤治疗。

第三,《金匮要略》还有一条,讲柴胡桂枝汤治"心腹卒中痛者"。柴胡桂枝汤治疗腹痛,治的是木克土导致的腹痛。《伤寒论·太阴病篇》讲桂枝汤就可以治疗腹痛,如果木克土,兼有少阳证则用柴胡桂枝汤。讲得更直白一点儿,治疗十二指肠溃疡、十二指肠球部溃疡的腹痛,可以用桂枝汤、建中汤,如果患者同时表现为木来克土,有明显的脉弦、口苦等症状,可以用柴胡桂枝汤,它就可以治疗这种腹痛。此方还可以治疗大便不好解的腹痛,大便不好解指大便不通畅,可以是便秘，也可以是痢疾，可能排便量多，也可能排便量少，也可以用柴胡桂枝汤。因为桂枝汤里有桂枝、芍药，既能止痢，又能够治便秘。所以不论是痢疾还是便秘，大便不通畅伴有腹痛的患者，如果兼有少阳证，也可以用柴胡桂枝汤。

总而言之，"支节烦痛"是桂枝汤的外证，表现为肌肉神经的疼痛，风湿性疾病、坐骨神经痛等疾病，可以用柴胡桂枝汤。腹痛也可以用，这就是什么呢？柴胡桂枝汤。"心下支结"是胆囊的疼痛，也可以用柴胡桂枝汤。"心下支结，外证未去"，这是肝胆的疼痛合并了感染，合并了急性上呼吸道感染。相信大家一熟悉条文，这些内容都知道。

（二）治疗癫痫的汇通解读

日本人还用柴胡桂枝汤治疗癫痫，为什么柴胡桂枝汤可以治疗癫痫？大家如果熟悉《伤寒杂病论》就应该知道原因，如果不知道为什么能治癫痫，那说明不熟悉《伤寒杂病论》。我跟大家讲一下，"桂枝本为解肌"，记不记得《伤寒论》的这句话？癫痫发作时抽搐、四肢抽动，桂枝本为解肌能够缓解四肢抽动。柴胡治什么？心烦喜呕。小柴胡汤之所以能够除烦，因为柴胡有中枢的镇静作用，它是一个中枢的镇静剂。柴胡桂枝汤中柴胡发挥中枢镇静作用，桂枝缓解外周肌肉的痉挛，治疗癫痫发作时的抽搐，所以柴胡桂枝汤能够治疗癫痫。当然，讲得更多一点儿，桂枝本身就能够调节中枢神经系统，比如桂枝汤治疗的时发热、自汗出，就是中枢型的发热。简单地讲，桂枝能够解肌，缓解外周肌肉的痉挛，柴胡能够镇静，治疗心烦喜呕，所以柴胡配桂枝就能够治疗癫痫。

其实西医治疗癫痫的方法也是这些，也是使用中枢的镇静剂、缓解外周肌肉的痉挛等，方法都是很类似的。由此可以看到柴胡桂枝汤治疗的癫痫应该是原发性癫痫，如果是继发性癫痫局部有压迫、有占位，柴胡桂枝汤解决不了，不是说服用之后压迫、占位就没有了。大家明白了疾病的机制，治疗就很简单，看似风马牛不相及的病，大家搞清楚它的机制，就会明白："哦，原来它是这样子的。"

（三）太阴病的外证

重订 484 条：本太阳病，医反下之，因而腹满时痛者，属太阴也，桂枝加芍药汤主之，大实痛者，桂枝加大黄汤主之。

"腹满时痛"，腹满指肚子胀，用桂枝加芍药汤主之；"大实痛"，如果大便秘结，再加上大黄；如果兼有少阳证的口苦、脉弦，合上小柴胡汤，就是柴胡桂枝汤，这样大家就把这个条文和柴胡桂枝汤联系上了。

为什么我们说太阴病的外证是四肢痛烦？《伤寒论》原文讲"太阴中风，四肢痛烦，阳微阴涩而长者，为欲愈。"因为脾主肌肉，四肢痛烦是太阴的外证。从《伤寒论·太阴病篇》就可以知道它的外证是四肢痛烦。然后我们再回过头，去对比柴胡桂枝汤的条文。"伤寒六七日，发热微恶寒，支节烦疼，微呕，心下支结，外证未去者"，这两条其实说的是一个事情，都伴有太阴的外证。对比之后，这些条文之间的关系就能够理解得很清楚。

我们讲课的时候，为了让大家便于理解，讲的都是最简单、最具代表性的内容。大家听完课之后有可能反而不会用了，可能认为柴胡桂枝汤只能够治疗胆囊炎合并上呼吸道感染，其实不是的，如果搞清楚了道理，柴胡桂枝汤的适应证很多。

（四）治疗坐骨神经痛的汇通解读

坐骨神经痛有几个特点。第一，梨状肌炎。梨状肌发炎压迫坐骨神经，导致坐骨神经痛。我们讲了脾主肌肉，太阴病的外证就体现在肌肉的疼痛，比如"发汗后，身疼痛，脉沉迟者，桂枝加芍药生姜各一两人参三两新加汤主之"。针对肌肉的炎症，桂枝汤就有很好的疗效。"太阴中风，支节烦痛"指的就是肌肉的疼痛，桂枝汤治疗肌肉的炎症具有很好的疗效，能够治疗梨状肌炎，所以它能够缓解梨状肌对坐骨神经的压迫，进而缓解坐骨神经痛。这是柴胡桂枝汤能够治疗坐骨神经痛的第一个原因。

第二，坐骨神经的炎症。我们讲神经属于少阳、厥阴的范畴，比如癫痫、抽搐是神经的兴奋性增加，所以是少阳、厥阴的范畴。神经的炎症又导致它支配的肌肉萎缩，坐骨神经长期的炎症，导致它所影响的肌肉萎缩、功能障碍。脾主肌肉，肌肉的萎缩、功能的障碍属于太阴的范畴。所以，坐骨神经痛的神经炎症可以用小柴胡汤治疗，肌肉的萎缩可以用桂枝汤治疗，这就是柴胡桂枝汤。或者说，由梨状肌炎引起压迫，导致坐骨神经的炎症，产生了疼痛，其中梨状肌的炎症用桂枝汤治疗，梨状肌压迫引起的坐骨神经疼痛用小柴胡汤治疗，还是用柴胡桂枝汤。

总的来说，坐骨神经痛一种情况是梨状肌压迫引起的坐骨神经疼痛，可以用桂枝汤加小柴胡汤治疗；另一种情况是坐骨神经炎引起它所支配的腓肠肌的肌肉萎缩、功能障碍，我们用柴胡汤治疗坐骨神经炎，用桂枝汤治疗它所支配的腓肠肌，增强肌力，治疗肌肉的萎缩，还是用柴胡桂枝汤。

大家学习和临床，第一要把这些道理想明白，柴胡桂枝汤为什么能够治疗坐骨神经痛，要想清背后的道理。第二要有些中西汇通的思想，看病会很直白，辨证也可以更准确。比如患者坐骨神经疼，一侧神经疼，表现为弦脉，表现为支节痛烦，弦脉用小柴胡汤，支节痛烦用桂枝，那就是柴胡桂枝汤。但是你若想不明白，就要辨错，会诊成其他的方。大家学些中西汇通的思想，它是很简单的。

柴胡桂枝汤治疗坐骨神经痛，如果患者的炎症水肿，夹湿加薏苡仁；如果日久肌肉萎缩加白术。这些都是《伤寒杂病论》常用的方法，一旦想明白了，它就是那些东西，也可以辨证加减。其实大家一旦有了中西汇通的思想，搞清了疾病的机理，可以做到直取其病。我们反复强调的一句话就是："医无中西，存乎一心。"目前，我们的中国医学包括中国传统医学（中医）和中国现代医学，"医无中西，存乎一心"看病就简单直接。

二、干姜黄芩黄连人参汤治疗糖尿病

干姜黄芩黄连人参汤，这个方可以治糖尿病的危象——糖尿病酮症酸中毒。糖尿病不是危象的，也能用干姜黄芩黄连汤，其中黄连可以降血糖；患者脾虚加人参、干姜；很多糖尿病患者的并发症是合并胆囊炎、胆结石，加黄芩。黄连降血糖的作用与剂量正相关，但是随着黄连剂量的增加会刺激消化道，患者感到不舒服，此时可以加干姜、人参拮抗黄连；糖尿病的常见并发症是合并胆囊炎、胆结石，可以加黄芩，这就组成了干姜黄连黄芩人参汤。

干姜黄芩黄连人参汤可以治疗糖尿病，更主要的是此方可以把黄连的剂量加大。如果单纯加大黄连的剂量，用30g黄连会不想吃东西，而干姜黄芩黄连人参汤则可以把黄连的剂量加大。干姜黄芩黄连人参汤也是治疗太阴阳明同病，我们讲过黄芩汤、黄连汤都用人参、干姜。为什么干姜黄芩黄连人参汤不用半夏啊？严重呕吐的患者服药困难，我们的处方用药非常少。比如治疗化疗呕吐严重的患者用药少，而且用半夏也没有效果。所以，治疗化疗呕吐严重的患者，我们喜欢用干姜黄芩黄连人参汤。如果你觉得此方都大，患者服不下去。可以用苏叶黄连汤，处方更简单。

三、扶阳验方加味葛根汤

组成：葛根30g　麻黄9g　桂枝9g　芍药9g　生姜6g　大枣9g
炙甘草6g　附子6g　薏苡仁30g　熟地30g　狗脊9g。

主治：颈椎病。

现在讲我们的扶阳验方加味葛根汤。加味葛根汤是葛根汤的加味，其中葛根汤治疗项背强几几，治疗颈椎病。此方在葛根汤的基础上加了附子。项背强几几是督脉为病，督脉主诸阳，统领人身的阳气，督脉又通少阴，所以此方治的是少阴寒化证。项背强几几是体表的疾病，病在太阳，肾气亏虚在少阴，所以是个太少两感证。为什么说肾气亏虚？病在督脉，督脉通少阴余气，所以病在少阴加附子。

葛根汤加附子温肾，再用熟地补肾。这是个慢性病，急则温之用附子，缓则补之加熟地，这就是葛根汤合肾气丸法。然而葛根汤加肾气丸还不够，因为颈椎病是督脉的病，所以加了一个督脉的引经药——狗脊，把整个处方引入督脉。

项背强几几有肌肉的牵拉与紧张，所以加薏苡仁，用薏苡仁配附子缓急。《金匮要略》讲"胸痹缓急者，附子薏苡散主之"，薏苡附子散能够治疗胸痹、冠心病，其中薏苡仁能够扩张平滑肌，能够发挥缓急的作用。薏苡仁扩张平滑肌的作用，得到了近代研究的证实，常用来治疗肌肉的疾病，加味葛根汤就是用附子配薏苡仁缓急，缓解肌肉的牵拉。我们在葛根汤的基础上加了附子薏苡散，缓解肌肉的痉挛，再合上肾气丸温补少阴，治疗太少两感证，然后用狗脊把药引入督脉。

此方怎么化裁？第一，加补骨脂。针对颈椎、腰椎、胸椎增生等疾病，补骨脂能补骨，可治疗骨质疏松与增生，同时它能够补充雌激素，而雌激素能够促进骨骼的代谢、增强骨骼。葛根含有的葛根黄酮也含有雌激素，我们又用补骨脂增强葛根的作用。

为什么葛根汤是桂枝汤加葛根，而不是麻黄汤加葛根？因为葛根汤能够解肌，治疗项背强几几，"桂枝本为解肌，常须识此，勿令误也"，所以葛根汤是在桂枝汤的基础上加麻黄、葛根，而不是在麻黄汤的基础上加葛根。加味葛根汤用桂枝、芍药、生姜、大枣解肌缓急，其中芍药能够缓急，桂枝能够解肌，葛根可增强芍药的作用，薏苡仁也能够缓解平滑肌的痉挛。药力不够怎么办？加威灵仙，也能够缓解平滑肌的痉挛，还可加藤类药，比如忍冬藤、络石藤、鸡血藤等，其中最常用的是鸡血藤，这些药物都能够缓解肌肉的痉挛。

如果有骨刺怎么办？加皂角刺、土鳖虫治疗骨刺。如果局部摸到有结节，加天南星、白芥子化痰。还可以加续断、骨碎补、淫羊藿等增强骨骼代谢的药物。同时，还可以加鹿角霜等药物随证化裁。

这些药物都可以在加味葛根汤上加减和化裁，但是这些化裁是随证加减，治疗的是或然证，所以我们没有一一列举出来，没有都写进处方。我们示人以法，用葛根汤合用附子薏苡散，其中薏苡仁增强葛根解肌的作用；用麻黄、附子、甘草组成麻黄附子甘草汤治疗太少两感；用附子配熟地，取法于肾气丸；再用一个专药狗脊把诸药引入督脉。

大家可以从加味葛根汤，看到我们治疗颈椎病、腰椎病、腰椎增生、腰椎间盘突出等疾病的原则和思想。比如，颈椎病还可以因为两侧肌力不平衡，导致牵拉不够，而桂枝就有增加肌力的作用，也可再加白术。腰椎病也可以加白术，因为白术能够治疗骨溢，能够治疗骨刺。如果在方中加白术、茯苓、干姜，则是合了肾着汤。这些办法都可以去加减化裁。方中的桂枝汤本就是一个健脾的处方，能够增强肌肉的肌力，一个正常的肌力网牵张，可以缓解颈项僵硬不舒的状态。我们用中药治疗腰颈椎疾病的大体思路就是这样的。通常推拿外治很有效，其实内服药物也一样很有效。我自己就是寰枢关节不好，服用这个处方就非常有效，关键是要坚持服药，以百日为期，汤药比丸药的效果好。

四、中西汇通解读三黄汤治疗面神经麻痹

面神经麻痹属于中医讲的中风，是类中风的范畴。发生面神经麻痹的主要原因是受寒，尤其是夏天吹空调，寒凉刺激导致神经根的炎症。外因是受寒，内因常常是病毒感染，患者有疱疹病毒的感染。注意观察患者的耳部或者耳内，有时候可以看到疱疹。这是一个伏邪，因为疱疹病毒感染往往是从小就有了，病毒潜伏在神经根，然后在寒凉或吹风的情况下诱发，比如夏天吹空调就容易诱发疾病的急性发作。

那么常用什么方子治疗呢？后世的方主要是牵正散，而学习了太湖学院的伤寒，大家都知道用三黄汤。为什么三黄能够治疗面神经麻痹呢？有几个原因：

第一，麻黄是一个神经递质，拟肾上腺素交感神经递质。针灸也可以治疗面神经麻痹，中药用麻黄刺激神经，与用针刺刺激神经的机制是非常相似的。

第二，面神经麻痹是面神经的炎症，三黄汤里有 3 个抗炎的药物：黄芩、细辛、独活。大家学了我们的伤寒课，都很清楚黄芩和细辛分别是少阳、少阴的解热镇痛剂。独活具有解热镇痛镇静抗炎的作用，可用来治疗骨关节疼痛等风湿类的疾病。学了西医的药理学都知道解热镇痛镇静抗炎的作用很近似，往往一个药物同时具有这几个作用。所以三黄汤具有 3 个抗炎的药物——黄芩、细辛和独活。

大家还要注意有一条，处方之所以叫三黄汤，除了麻黄、黄芩还有个黄芪。为什么用黄芪？黄芪诱生干扰素，这个病有疱疹病毒的感染。既然有 5 个药，为什么偏偏叫三黄汤呢？麻黄是个神经递质，直接能够刺激神经；黄芩抗炎，针对神经根的炎症；黄芪诱生干扰素，直接抗病毒，所以叫三黄汤。此外还加了两个解热镇痛抗炎的药物——细辛和独活，这就是三黄汤。

我们从中西汇通的角度给大家讲了三黄汤，一个神经递质，三个抗炎的药，还有一个诱生干扰素抗病毒的药物。我们从传统中医的角度怎么看三黄汤呢？面神经麻痹既然是受寒凉刺激引起的，主要常见的是空

调病，所以用麻黄发表，发散外寒。然后用了一个对药——黄芩、细辛，我们讲《伤寒杂病论》反反复复地讲了黄芩和细辛，讲了伏邪少阳与少阴的关系。疾病转出少阳用黄芩，为什么说是转出少阳呢？因为疾病主要发生在耳根的部位，神经节在脸的侧部，这里有三叉神经，神经由此发出来控制颜面部，所以病位是在少阳的部位。

面神经麻痹是个伏邪，急性发作时我们叫作少阴转出少阳。为什么是伏邪呢？因为它是疱疹病毒的感染，疱疹病毒感染往往是人从小就发生了，在以后的一生之中，可以反复发作，所以是个伏邪。伏邪伏于哪里呢？伏于少阴。发于哪里呢？发于少阳。面神经麻痹在脸部耳根的部位，也表明发于少阳。伏邪伏于少阴发于少阳，所以用黄芩配细辛。伏邪怎么诱发的呢？吹了风或者受了凉，由外寒引发，所以三黄汤用麻黄发表。为什么外寒容易引发呢？因为卫气不固，所以用黄芪固表。这是用中医的角度来讲解。

三黄汤条文后面有句话，先有寒加附子，加了附子就含有麻黄细辛附子汤了。这种患者往往体质偏寒，"冬伤于寒，春必病温"，发生面神经麻痹的患者阳虚的人很多，所以《伤寒杂病论》讲"先有寒"。什么叫作先有寒呢？就是在发生面神经麻痹之前，患者就阳虚手脚冰凉，平时就是一个体质阳虚的人，我们叫作内寒。内外感召，有内寒的人被外寒所引发，所以外寒用麻黄，内寒用附子，引发了炎症用细辛，这就是麻黄细辛附子汤啊。三黄汤加附子就是麻黄细辛附子汤加黄芩、独活、黄芪。加黄芩大家好理解，为什么又偏偏加独活呢？因为独活治少阴伏风，外面空调吹的都是凉风，风一吹面部就麻痹了、偏瘫了，面部肌肉痉挛了，一侧肌肉没有力气，另一侧肌肉的牵张力增强，这是有风邪，属于类中风的范畴，所以用了独活。方中还用了黄芪，能够固表。

还有一个问题，牵正散治疗面神经麻痹好不好？牵正散也好啊，它主要针对神经局部的病因。那怎么办？合上去啊，可以三黄汤合上牵正散就可以了。治疗面神经麻痹时，麻黄的剂量可以大一点儿，可以用到患者微微汗出，也可以配合针刺治疗。

大家一旦明白了疾病的机制，治疗疾病就是简单的。大家要明白面神经麻痹的机制，患者从小就有疱疹病毒感染，这一生都可能发生疱疹病毒感染。疱疹病毒感染由两个因素诱发，第一个因素是寒冷刺激诱发面神经根的炎症；第二个因素是病毒感染在免疫功能低下的时候诱发。寒冷刺激诱发，我们用麻黄；免疫功能低下诱发，我们用黄芪；既然是有炎症，我们就用黄芩，合起来就是三黄汤。被寒冷刺激之后，我们为什么用麻黄不用其他发表的药物呢？因为麻黄有拟交感神经递质的作用。

五、中西汇通论治感染

我们太湖学院博士班开设了吴门验方这门课，吴门验方主要是我家传、师传的方，个别是我特殊的朋友赠送的家传验方和秘方，也有部分方是我的体会，另外还有一些是后世遗失的仲景方，我们给挖掘出来，组建了吴门验方这门课。在吴门验方课程学习班里，大家讨论到加味百合地黄汤，疑问加味百合地黄汤治营血分的病，怎么可以用石膏呢？由这个话题，我们给大家详细讲解感染的本质特征，中医如何认识和治疗感染。这是大家需要掌握的一个非常重要的内容，否则会犯下了很多的错误。

（一）加味百合地黄汤的组成

首先是加味百合地黄汤是怎么组成的？它是《金匮要略》的百合地黄汤，加上丹皮、竹叶、石膏。《伤寒杂病论》有个竹叶石膏汤，大家会发现，竹叶石膏汤有人参，加味百合地黄汤没有人参，为什么呢？因为温病入了营血，处于疾病的中后期，此时一般慎用人参。因为人参可以托邪外出，比如小柴胡汤用人参促进正邪相争。当正邪相争不够时，要加人参；相争太过时，用了人参之后炎症反应会更严重。所以，当疾病到营血分的时候，我们慎用人参。我们这里讲的疾病到了营血分是指热病入了营血，不是指寒湿入营。热病入了营血分我们慎用人参，加了丹皮凉血。

吴门验方针对营血分的疾病有一个对方：一个是治疗温病热入营血的加味百合地黄汤，一个是治疗寒湿入营的星附汤。星附汤是我们曾升平老师的方，我对这个方进行了整理和命名。曾老师平时看病很忙，很少有时间做整理，我根据他的用药习惯进行了整理，然后与曾老师有过一个讨论，最后发表了出来，这就是星附汤的产生过程。

（二）热入营血的表现及治疗

加味百合地黄汤的基本构成是《金匮要略》的百合地黄汤，合上竹叶石膏汤，加牡丹皮凉血。那么就有了第一个问题，温病热入营血有什么表现？神昏谵语，尿少，舌红少苔，脉细数。持续的炎症反应导致体液丢失，所以少尿。持续的炎症导致休克或者惊厥，出现神昏和谵语。热入了营分，舌红少苔或者舌绛少苔，其中少苔是由于持续的炎症导致津液丢失、水分减少，导致唾液分泌减少形成口渴，进而导致舌面上的角化上皮脱落，所以形成少苔；热入了营分血分，舌色红或绛，就是深红舌，也可以表现为暗红舌，红得发青。热入营血的脉细数，热入营血分之后脉搏变细，这也与持续炎症反应有关系，水分一丢失，脉搏就变细。这是中医讲的热入营血——神昏谵语，尿少，舌红少苔，脉细数，或见斑疹。

温病学派治疗热入营血的经典方，不是百合地黄汤，而是清宫汤、清营汤，有出血的用犀角地黄汤。但是大家可以看到，我们在治疗热入营血时，用的是《金匮要略》的百合地黄汤，这充分体现了我们寒温一统、内外一统的思想。百合地黄汤治疗热入营血导致的神昏谵语，催醒的效果非常好，远远强于清营汤、清宫汤。如果热病晚期的病人舌红少苔，神志不清楚、昏迷、谵语，用百合地黄汤有特殊疗效，这个疗效不是清宫汤、清营汤能够做到的。

在使用加味百合地黄汤的时候，如果气分的热不退，患者仍发高烧，重用石膏，石膏重用 30~100g 都没有关系。如果少尿，重用淡竹叶，不要用大剂量的利尿药，因为患者本身体液就丢失，少尿与体液丢失有关系，用淡竹叶只是引热下行，尤其适合在补液的基础上用淡竹叶，而不能用大剂量的利尿药。如果血分的热比较明显，加丹皮、芍药。如果动风，加牡蛎、龟板、鳖甲，那就是吴鞠通的三甲散。

我们用五行立极来讲百合地黄汤，百合入金，生地入水，丹皮入木，竹叶入火，石膏入土，清阳明的热。水不涵木用生地、丹皮，木旺生火用丹皮、竹叶，火热生土用竹叶、石膏，整个处方就是一个金生水、水生木、木生火、火生土的过程。这是我们用五行立极来讲它，在我们的吴门验方课程里已经讲得很清楚了，这里只是跟大家重复提醒一下，我们重点要讲的不是这一块内容。

（三）感染后机体的 9 个反应

首先，我们从中西汇通的角度来看待感染，感染以后人体会引起什么改变？

第一，产生局部的炎症反应，我们叫作红、肿、热、痛，治疗的代表药物是栀子，代表方是栀子豉汤、栀子生姜豉汤、栀子干姜汤、栀子甘草汤等处方。局部的炎症反应以红、肿、热、痛为代表，治疗药物以栀子为代表，一味栀子就有效，比如腰扭伤或者局部烫伤，用栀子都有效。

第二，当炎症比较严重的时候，会导致西医讲的全身炎症反应综合征，中医讲的大热、大渴、大汗、脉洪大，这是个白虎汤证。

第三，持续的炎症兴奋交感神经导致便秘，则是诸承气汤或者泻心汤证。这是炎症反应的几个基本改变，我们在《伤寒汇通》的阳明病篇已经给大家讲得很清楚了。

第四，炎症会导致毒血症，细菌的内毒素入血出现毒血症，需要清热解毒，代表方是黄连解毒汤、泻心汤。两方都有解毒的作用，黄芩、黄连、栀子发挥解毒作用，大黄可通腑。另外，《温病条辨》发展出了的玄参、大青叶，也具有解毒的作用。这是针对毒血症的处理办法。

第五，细菌入侵需要抗菌。抗菌治疗可以用白虎汤，白虎汤本身不具备明显的抗菌作用，它是用来治疗全身炎症反应综合征的，可以调整机体对感染的免疫应答。通过调整机体对感染的免疫应答，进而治愈感染，这是用人体自身的免疫功能清除细菌。当然，还有些药物可以直接杀灭细菌，比如泻心汤中的黄芩、黄连都有抗菌的作用。白虎汤的重点不是抗菌，而是治疗全身炎症反应综合征，泻心汤则具有抗菌的作用。除了黄芩、黄连，中医还有很多擅长抗菌的药，尤其是草药治疗感染有特殊疗效，比如蒲公英、野菊花、白花蛇舌草之类的药物，都能够发挥抗菌的作用。

第六，持续的炎症反应会导致凝血紊乱，出现高凝反应，形成绛紫舌。舌红得发紫、发暗，表示是高凝状态。我们在活血化瘀课程中讲过高凝状态的患者出现青紫舌，持续炎症导致的凝血紊乱有高动力循环，会在青紫舌的基础上又偏红。高凝状态还可以继发出血，从营分到血分。我们治疗凝血紊乱，用的是清营汤、清宫汤或者加味百合地黄汤，其中清营汤、清宫汤是《温病条辨》的方，加味百合地黄汤是吴门验方。如果已经有出血了，还可以用犀角地黄汤。

第七，感染以后交感神经持续兴奋，肾上腺素分泌增加。交感神经兴奋本身也抑制肠道蠕动，形成便秘，这是发生便秘的机制之一。炎症导致便秘的原因：一是感染以后交感神经兴奋；二是一些感染的细胞因子抑制肠道运动；三是感染以后全身炎症反应综合征导致水分丢失，水分在肠道被过度吸收，造成大便干结，出现阳明腑实证的痞满燥实坚。

交感神经持续兴奋是感染的一个特征，而交感神经兴奋之后患者容易出现心烦。小青龙汤证的患者一旦心烦，说明已经合并细菌感染，要加石膏，这都是张仲景的治疗套路。全身炎症反应综合征还没表现出来之前，患者首先表现为心烦，心跳节律增加，感到不舒服、烦躁，这是因为交感神经兴奋所致。持续的感染会导致交感神经持续兴奋，最后甚至会出现交感神经抑制，患者没有精神。这是因为交感神经持续兴奋以后，到了后期严重的患者可以出现交感神经的抑制，躺在那里动都不动、状态不好，这时病情已经很严重了。

第八，出现皮质激素的耗竭与节律紊乱。感染以后皮质激素大量分泌，抑制免疫应答，以使免疫应答不能够过强。机体针对病原微生物的免疫应答是好事，但是免疫应答过强会导致机体功能的严重紊乱。太强的免疫应答会导致人在感染的应答中死去，所以青壮年发生严重感染时容易死亡。因温病死亡的人，要么是小孩、老人等机体功能比较差的人，他们得了温病正邪相争不足，温病持续到最后患者就死亡了；要么是青壮年出现爆发性的炎症反应，非常严重的炎症反应大热、大渴、大汗、脉洪大，然后神昏、谵语、抽搐、死亡。所以，炎症反应不能太弱，也不能太强。

发生感染之后，机体要分泌大量的皮质激素抗炎，这会导致皮质激素的耗竭，可以导致阳虚，还可以导致皮质激素分泌的节律紊乱。为什么呢？因为皮质激素的分泌节律是白天高水平、晚上低水平。皮质激素分泌是有昼夜节律的，晚上我们要睡觉，器官功能要恢复，机体处于合成代谢，此时激素水平要低；白天我们要工作、要生活、要跑、要跳，此时激素水平要高。但是，持续的炎症很多时候不分白天晚上都发烧，晚上也有炎症反应综合征，也需要机体分泌大量的皮质激素来抗炎。机体晚上的激素水平本应该低，有炎症时反而高了，所以持续的炎症以后，容易形成激素分泌节律的紊乱，导致夜间激素分泌增加，出现五心烦热、夜间发热、夜热早凉等阴虚的症状。这就是皮质激素的昼夜节律紊乱，这是炎症反应导致的一个后遗症。

第九，免疫抑制。我们讲了为应对持续的炎症反应，机体会分泌大量皮质激素来抗炎，而皮质激素可以抑制我们的免疫应答，所以有的人在一次严重的感染以后出现持续免疫抑制，免疫功能低下。尤其多见于小孩和老年人，特别是小孩的免疫系统发育不完善，经过一个严重的炎症，更容易出现免疫抑制。比如，一个小孩得了大叶性肺炎，病好之后不吃东西，面色㿠白，反反复复地出汗、发烧、淋巴结肿大，比以前更容易感染，这就是持续的炎症反应导致了免疫抑制。有的人得了一次严重的感染以后，打击了他的免疫系统，容易长期、反复发生炎症感染，这就是因为皮质激素大量分泌抑制了他的免疫系统。

总而言之，我们说细菌感染以后会导致机体的 9 个改变。第一，细菌入侵需要抗菌，比如泻心汤中的黄芩、黄连就能杀菌，蒲公英、野菊花、白花蛇舌草等也能杀菌，鲜草药的杀菌作用更强。第二，细菌的内毒素入血导致毒血症，需要清热解毒。第三，引起局部的炎症反应——红、肿、热、痛。第四，导致全身炎症反应综合征——大热、大渴、大汗、脉洪大。第五，抑制肠道蠕动出现便秘，交感神经兴奋抑制肠道蠕动、大量出汗水分丢失、肠道大便里的水分被过度吸收，都可以形成便秘。第六，炎症活化凝血系统，导致热入营血。患者的血液处于高凝状态表现为绛舌，热入营血与中医讲的热沸血瘀是有关系的。西医讲是炎症启动了凝血系统，这是在中医讲的营分，然后可以继发血管炎，可以继发低凝出血，就入了中医讲的血分，这都是凝血紊乱。第七，持续的交感神经兴奋。炎症伴随交感神经兴奋，所以还没发热人先烦躁，小青龙汤证烦躁者加石膏。后面发烧了，炎症反应就来了，最终可以导致交感神经抑制，发烧几天以后患者躺在那儿，没有精神。第八，皮质激素耗竭与节律紊乱。皮质激素的耗竭容易出现阳虚，感染以后容易出现阳虚；节律紊乱容易出现阴虚，所以严重的炎症打击既可以出现阳虚，又可以出现阴虚。这与患者的体质有关系，发生炎症之前的体质偏阴虚的，白虎汤中有知母；偏阳虚的，可用白虎加人参汤。第九，导致免疫紊乱、免疫抑制。发生持续的感染之后，可能出现桂枝汤证、玉屏风散证、桂枝汤加玉屏风散证等证型。

（四）中西医汇通治疗感染

针对感染后，机体出现的9个反应，中西医怎么治疗呢？

第一，抗菌。我们中医用泻心汤抗菌，也可以用鲜的草药，大剂量鲜草药不拘时服，抗菌的效果好。我们家传的一个验方可治疗多种细菌感染，包括急性阑尾炎，就是用大剂量的蒲公英、白花蛇舌草等类似的药物，熬一锅汤，不拘时服。什么叫不拘时服？当水服。中医甘寒的药物抗菌作用强，比如泻心汤，尤其是鲜的草药疗效好。民间的医生善用鲜药，确有可取之处。

西医抗菌用抗生素，这就是西医的长处。西医的抗生素很厉害，我们的蒲公英、鱼腥草、败酱草等草药与西医的抗生素相比，还是有一定差距的。但是，中药不容易耐药，不像西医那么容易发生耐药。中医在抗菌上也有它的特点，但总体上强度不如西医的抗生素，这个我们必须要承认。

第二，局部炎症的抗炎。中药针对局部炎症的红、肿、热、痛，我们讲了《伤寒杂病论》里有栀子豉汤、栀子生姜豉汤、栀子干姜汤、栀子甘草豉汤等处方。这些都是栀子类方，栀子具有强烈的局部抗炎作用。大家要记住栀子甘草汤里有生甘草，用栀子、淡豆豉加生甘草。中医认为生甘草解毒，所以治疗严重的炎症一定记住要加生甘草。中医认为甘草解毒，其实甘草具有拟皮质激素样作用。西医治疗炎症也用激素，中医治疗炎症的处方里都要加生甘草解毒，其实类似西医用的皮质激素。如果是局部严重的炎症，西医也用激素，这方面西医没什么优势，因为中医的甘草也可以用得很好，就看你会用不会用。可见，中西医是通的。西医抗菌有它的优势，西医的抗菌效果比中医的抗菌强得多，但是中医的这些药物不容易耐药，也是它的优势。

第三，我们讲了抗菌抗炎，然后是全身炎症反应综合征。中医治疗全身炎症反应综合征的代表方是白虎汤，而西医主要是用解热镇痛剂

——退烧药。西医的解热镇痛剂典型的是阿司匹林,如果解热镇痛剂没有效,西医就上激素,也是为了退热。因为激素针对局部的炎症有抗炎作用,对全身炎症反应综合征也有抑制作用。其实,中医也可以用激素,甘草就具有激素的作用,那白虎汤里就有甘草。当然,西医的解热镇痛药作用强、疗效快。

我们讲发热的问题不只是在阳明,不只是用白虎汤。我们在《伤寒杂病论》讲过六经皆有解热剂,虽然治疗全身炎症反应综合征以阳明在经的白虎汤为代表,但是发热产生的机制很多,不完全是全身炎症反应综合征,内伤也有发热啊。内伤发热不是细菌感染的急性炎症,需要区别开。大家不要认为一发烧就只能用白虎汤,发烧原因有很多啊,不见得都是急性炎症反应啊。大家要学得灵活,不能学死板了。

第四,全身炎症反应综合征除了大热,还有大汗、大渴。机体高动力循环引起大量的出汗、口渴。针对水分丢失,西医是补液,中医用生地之类的药物,或者让患者饮水,相比较西医的补液更快。这方面西医很厉害,一天可以输几千毫升的液体,这个传统中医做不到。当然了,如果炎症夹湿,补液多了反而不舒服。大家要会区别夹湿与不夹湿,我们这里讲的是温热病,不是讲湿热病,是以温热病为特征给大家讲西医的炎症反应。如果是湿热病,补液多了还不见得舒服。如果治疗温热病,西医的补液更直接,患者缺水西医直接给输进去了。客观讲,中医、西医各有各的特点,我们不是贬低中医、抬高西医,也不是抬高中医、贬低西医,我们要看到中医、西医各自的优势。

炎症还会导致水电解质紊乱,我们都知道这是西医擅长的。发热会导致水分丢失,大量的盐丢失,水电解质紊乱了,西医输液治疗的效果快。

第五,毒血症,细菌的毒素入血引起毒血症,这个是中医绝对的优势,中医非常擅长治疗毒血症,而西医治疗毒血症没有特殊的药物,没有中和细菌内毒素的西药物。也就是说,对于由细菌内毒素以及感染引起的肿瘤坏死因子等疾病,西医是缺少特异性的药物的。针对肿瘤坏死因子西医现在有单抗了,也不能说西医完全没手段,西医现在发展出单克隆抗体了,但是过去西医是完全没有手段的。

治疗毒血症中医很厉害,代表方是黄连解毒汤,黄芩、黄连、栀子都有解毒的作用。也可以用泻心汤，方中也有黄芩、黄连，毒素形成便秘再用大黄，通过大便把毒素排出去。因为我们消化以后的蛋白质有一些腐败的产物，有一些小分子、中分子的物质，需要从大便排出去。否则，便秘之后再吸收就形成毒素，此时用大黄通便，患者就舒服了。中医除了用黄芩、黄连中和毒素，通过肠道把代谢产生的毒素排出体外，还有甘寒的草药，尤其是大剂量的鲜药解毒作用强，这是中医的优势。

讲到大黄，我们就要讲便秘的处理了。我们刚才讲了，炎症反应导致机体的水分丢失，再加上交感神经兴奋，都会导致便秘。便秘之后，会导致肠道中的毒素没法排出体外。我们肠道中产生大量的蛋白质代谢产物，这些毒素需要排出去，还有胆红素，也都要排出去。我们的大便是黄色的，大便臭，就是因为里头有毒素啊。这方面西医就比较困难了，西医主要抗感染，很少考虑大便的问题。中医不是这样，中医遇到感染导致的便秘，立刻就要通便，这是中医的一个长处，可以用诸承气汤或泻心汤解决炎症导致的大便秘结。

第六，然后讲凝血功能紊乱。凝血功能紊乱是由炎症引起的高凝状态，中医称之为热入营分，后续继发的出血，中医称之为热入血分。很多中医用清营汤、清宫汤、犀角地黄汤治疗热入营血，我们用的是加味百合地黄汤，用加味百合地黄汤处理热入营血有我们的长处。中医讲热入营分，患者舌红绛，热沸血瘀，西医讲血液的高凝状态，两个本质上是通的。然后还可以继发低凝出血，发生血管炎导致发斑，中医讲动血，这都属于热入营分的范畴。

第七，炎症会导致交感神经持续兴奋，有的人发热时很烦躁，这方面西医就没有特异性的药物了。

第八，还有炎症导致皮质激素的耗竭与节律紊乱，这方面中医太擅长了，温阳养阴那是中医的拿手绝活啊。炎症之后引起的这个改变，西医现在没有特殊的办法，会告诉你慢慢养吧。

皮质激素耗竭导致皮质激素持续处于低水平以及昼夜节律的紊乱，形成了新的稳态，形成了不健康的调定点，机体很难自己恢复。感染之后有可能形成了新的调定点，而这个调定点偏离人的正常昼夜节律或者正常水平。此时中医很擅长治疗，非常擅长用中药养阴、温阳。

第九，最后一个就是免疫抑制。这个需要详细讲一讲，感染导致的免疫抑制，或者免疫功能低下状态下的感染，过去西医也没办法，但是西医后来也想出几个办法。中药为什么比抗生素强？因为中药不仅是针对细菌，还能够调节机体对细菌反应的免疫应答，这方面西药不行。比如白花蛇舌草既能够抗菌，还能增强免疫应答，这就是它的特性。白花蛇舌草的主要作用不体现在抗菌，它的抗菌作用也不强，但是增强免疫应答作用很强。过去西医的抗生素没有增强免疫应答的作用，后来也有了，比如头孢吡嗪既能够杀细菌，也能够调节免疫应答。西医的抗生素不是没有调节免疫的功能，而是少，抗生素基本都没有这种功能，而且它的作用比较单一。

另外，在严重低蛋白血症的情况下，抗生素效果也不好。体内有一种白蛋白，很多抗生素需要结合到白蛋白，运输到感染的部位，如果白蛋白水平低，使用抗生素的效果也不好。但是，西医可以直接输入白蛋白。比如，肝硬化继发性细菌性腹膜炎，发生严重的腹水，就需要输入大剂量的白蛋白。为什么呢？能够增强抗生素的疗效。再比如，青霉素类的抗生素需要与白蛋白相结合，运输到感染的部位。输入白蛋白是西医擅长的一个办法，比中医用黄芪、白术、人参效果快。西医直接从静脉输入啊，最厉害的是西医的丙种球蛋白，直接把抗体提取出来，用大剂量的丙种球蛋白去冲击，去增强免疫应答，这个效果更明显。

对于严重的感染，为什么上述办法效果更明显呢？这种严重感染导致的免疫抑制，患者全身状态很差，吃也吃不得，代谢功能也很低。此时若用黄芪、人参、白术熬药，熬完以后患者吃不下去，吃下去在肠道里的吸收也不好，吸收了还要经过肝脏的转换，再到血液里面，然后再刺激免疫细胞生成丙种球蛋白，也就是免疫球蛋白。中药不是没有这个功能，中药可以刺激机体内部分泌免疫球蛋白，但是环节太多了，从熬汤到患者喝下去，能喝多少？喝下去之后，肠胃都不蠕动了，消化吸收功能也差，全身状态很差，脏器功能衰竭，药物还要进入肝脏进行代谢，然后再刺激 B 细胞，然后再活化分裂增殖，最后合成丙种球蛋白、免疫球蛋白，这个过程经过的环节很多。西医就可以直接输入，大剂量地冲击，速度更快。

中医、西医各有优缺点，针对免疫抑制的情况，西医过去手段很少，我们中医就很擅长，对这种西医很难治的炎症，中医的办法很多。

但是，大家要看到西医也在发展，我们不能故步自封，不能永远抱着我们的优势不放，不想法进步、不提高，这样怎么去跟西医比啊？过去西医好多地方不如你，但是西医在一步一步往前走，这是我们比较担忧的一件事情。大家做中医要有开放的心态，开放包容发展，我认为中医始终要发展，发展才是硬道理，只有发展才能够解决一切的困难。

（五）详解加味百合地黄汤

讲完中西医对感染的认识与治疗，现在开始详细讲我们的加味百合地黄汤。加味百合地黄汤是百合地黄汤加竹叶、石膏，这是合竹叶石膏汤，然后再加牡丹皮。方中百合、生地的剂量要大，如果用 3g 百合、6g 生地没有效果，百合要用 30~50g，生地要用 60~90g，大家要注意一下剂量。

然后用竹叶、石膏和丹皮，大家知道丹皮凉血，为什么热入营血要用石膏？我们吴门验方的学习班里有人提出来了这个问题。热入血分用石膏，是不是气营两燔呢？不见气分可以用石膏吗？这个要具体来看，温病热入营血，持续感染引起的凝血紊乱有两种情况，一种情况是感染已经好了，细菌已经被杀灭了，气分的热没有了，仅仅是后遗凝血紊乱，此时可以不用石膏。另一种情况，我们认为与叶天士的透热转气的思想不同，很多持续感染引起热入营血时，患者的感染并没好，这种凝血紊乱不是感染的后遗症，而是感染中间的一个环节，细菌还没被清除掉，还有持续的炎症，此时一定要把气分的热清了。其实，叶天士讲的透热转气，很多时候是新感温病感染控制不彻底，看到了感染入了营血引起凝血紊乱，没有看到感染还没有被控制，细菌还没有被彻底地清除，如果单纯清营血，结果细菌又开始在体内繁殖，气分的热又出来了。所谓透热转气，其实在新感温病上有一部分人本质上就是感染控制不彻底，气分的热没有彻底地撤退，热一入营血，气分的热不严重了，舌苔就退了，你一看到舌苔退了知道热入营血，马上去清营分的热，清了两三天，患者气分的热又来了，又开始出现黄苔了。其实，这就是感染控制不彻底，所以明明是在营血分，我们的加味百合地黄汤还加石膏，这是有道理的。

感染已经彻底好了，有没有凝血紊乱还没有纠正的情况？有，那是感染的后遗症，是少数情况，此时就可以不用石膏，也不用去透热转气，只需要清营血分的热，纠正高凝状态，病情就缓解了。当然，如果气分的热很明显，患者的舌苔仍黄，要重用石膏。

加味百合地黄汤中的竹叶有什么作用？传统中医讲是引火下行，大家都知道一有炎症小便就短赤，小便都火辣辣的，解小便时尿路都疼烫，此时就要用竹叶引火下行。但是大家要记住，感染引起的小便短赤量少，本质是感染导致水分丢失了，小便自然就少。人体的小便是排出机体多余的水分，所以要在大剂量生地的基础上配伍竹叶，引火下行作用效果才好。另外，也可以用西医输液的办法，补充体液。当然，生地的作用比较复杂，后面我们还要讲它。

《伤寒杂病论》治疗虚人感冒喜欢用竹叶，书中有两个对方：一个是竹叶石膏汤，用竹叶配石膏；另一个是竹叶汤，用竹叶加附子。两个方一寒一温。因为持续的感染会抑制免疫系统，所以我们选竹叶的时候很巧妙，既要充分考虑到需要引火下行，又充分考虑到热还夹湿，还要充分考虑《伤寒杂病论》治疗虚人感冒用竹叶汤、竹叶石膏汤，也要充分考虑到竹叶需要与生地配伍，等等。大家去琢磨，不是随便选的药。

温病入了营血，大家要记住三点：要凉血，要活血，还要止血。为什么要凉血呢？热入营血了，就要凉血啊。为什么要活血呢？血液处于高凝状态，绛舌是高凝状态所导致的。大家可去听我们活血化瘀的课，里面讲得很清楚，讲了绛舌的现代医学机制、舌下的毛细血管发生什么样的改变、为什么表现为绛舌或者是紫舌等。一般的瘀血证是紫暗舌，热入营血证因为有热，所以表现为一个红绛舌。为什么要止血呢？感染可以导致凝血因子耗竭，进而引起继发性的出血，也可以引起血管炎，导致出血或者发斑。

哪个药既凉血，又活血，又止血？生地。大家知道吗？大剂量的生地可以活血，所以大黄䗪虫丸用生地。生地也凉血，又止血，比如治疗肠风脏毒的黄土汤用生地。而且生地还能养阴，持续的炎症反应会导致阴虚，导致水分丢失，生地配百合是百合地黄汤；生地配竹叶引火下行，取法导赤散；生地配石膏，取法玉女煎；生地配丹皮是取法肾气丸、六味地黄丸的配伍，这两个药也是常用的凉血药。

加味百合地黄汤的缺点是抗菌作用不强，处方里没有一个药物有强烈的抗菌作用。因为热入营血以后，机体的脏腑功能被持续感染严重干扰，这是主要矛盾，也是西医不擅长的，所以加味百合地黄汤侧重于调整机体的脏腑功能，把抗菌的任务交给抗生素。西医有很好的抗生素，让西医的抗生素去杀菌，而我们则要留人治病，让患者活下来。

（六）内外一统，寒温一统，古今一统，中西一统

通过讲解加味百合地黄汤，大家都会明白温病的卫气营血辨证与伤寒六经辨证的关系。卫分证往往是感染的前期症状，属于太阳病的范畴。温病大部分是太阳类证，大家可去看我们的《重订伤寒杂病论》中讲的太阳类证，会看到很多类似的描述。

气分证集中表现为全身炎症反应综合征，属于伤寒的阳明在经，如果抑制肠道蠕动导致便秘，则属于阳明在腑。

营分证是凝血紊乱，属于伤寒的少阴病。因为心主血脉，血和脉为少阴所主，营分证是凝血紊乱，所以属于少阴病。

血分证是继发出血，弥散性血管内凝血（DIC）或者血管炎。当患者继发出血或者血管炎，还是少阴病，但是这种情况若伴随惊厥或者休克，则是厥阴病。因为严重的炎症应答，后期会出现惊厥或者休克，这就是到了厥阴。

由于是新感的温热之邪，基本不考虑少阳化火，所以卫气营血辨证没有强调少阳病。温热之邪急性期就是热证，太阴是寒化证，所以卫气营血辨证也没有强调太阴的问题。新感温病尤其是新感温病的急性期，没有考虑少阳火化和太阴寒化，所以六经就形成了4个阶段，形成了卫气营血。

气分和营分的火不一样，气分的火是全身炎症反应综合征，或者说是机体针对感染的免疫应答，六经辨证属于阳明的火，是外火或者叫作实火，用药以石膏为代表；营分证的火是内火，是虚火，是机体功能紊乱所导致的热，用药以地黄为代表。大家想一想，到了营血分的热还是外来的吗？外面是个实证吗？内外一统，外感和内伤的关系需要大家去思考。

我们讲内外一统，卫分、气分、营分、血分有外感、内伤的不同。

我们前面讲了炎症的 9 个改变，其中很多都涉及内伤，由外感导致的内伤，也有一部分是先有内伤后有外感。

然后是寒温一统，什么叫寒温一统？伤寒和温病是什么关系？我们讲热入营血之后，用于催醒最好的方不是清宫汤、清营汤、犀角地黄汤，而是百合地黄汤。我们的加味百合地黄汤不能说百发百中，但是很多患者用了都苏醒得快，大家可以去用。患者醒了不一定就好了，因为这是在调节机体对感染的应答，患者的脏腑功能得到恢复，自然就清醒了，神志也好了，精神状态也好了，斑也减轻了，但是有可能细菌还没有清除掉，随后有可能再发感染。治疗感染时该输液还得输液，医无中西，存乎一心，没有必要非得用纯中医治疗，没有必要不用西医，不要这么绝对地看待问题。

如果没有输液怎么办？古今一统，把古方和今方统一起来啊。除了用《伤寒杂病论》中的黄芩、黄连、栀子等抗菌的药物，还可以用后世的药物，比如大剂量的蒲公英、野菊花、白花蛇舌草、紫背天葵等甘寒的药物，我们临床蒲公英、野菊花都用 60~90g，煎水不拘时服。

最后，还有中西一统。西医的抗生素、激素、补液、白蛋白、丙种球蛋白等药物也有它的好处。临床上不一定非得要用蒲公英杀菌，泰能能不能用？西药泰能的杀菌作用非常强；也不一定非得要用甘草解毒，激素能不能用？不一定非得要用生地，让人家喝水，能不能直接输液？能不能直接补充水分和电解质？不一定非得用人参、黄芪、白术，用白蛋白、丙种球蛋白行不行？用大剂量的丙种球蛋白去冲击见效也很快。若必须用人参，患者感染导致胃肠功能衰竭，肠胃都不动了，汤水不下了，吃了东西也不能消化，不能吸收了，那人参又怎么用啊？别说喝下去了，可能灌都灌不下去，这怎么办呢？当然，我们还可以针灸。我们不是说中医的手段不行，而是说不要排斥西医。

我们的"伤寒奇谈"中有一节课叫"九层炼心话中医"，讲了中医的 9 个层次，内外一统、寒温一统、古今一统、中西一统都是九层炼心的不同层次，还有其他好几层。当然了，这些内容可深可浅，医学是世间法，涉及更深层次的问题，可以给大家简单讲讲，也不用讲太多。比如，"九层炼心话中医"中讲了九解麻黄汤，从 9 个层次讲解麻黄汤，大家对照一下自己学的知识在哪一层。

　　再比如百合地黄汤，我们讲天门地户，百合开天门，可催醒；地黄填地户，可伏火，让龙雷之火不再升腾，让内火不在升腾，所以用地黄配丹皮。百合地黄汤催醒的药是哪个药？是百合，地黄是盖内火的。人体上面是百会穴，下面是会阴穴，这是人的子午线。子午线的问题，热用百合地黄汤，寒用桂枝甘草汤，桂枝温心阳，甘草补肾。甘草健脾，怎么补肾呢？甘草具有类皮质激素样作用，怎么不能补肾？四逆汤不就用甘草吗？当然子午线上一定都用桂枝甘草汤吗？患者是个肾阳虚，还用桂枝甘草汤吗？不见得啊，大家要灵活。这里面还有很多更深的东西，我没给大家讲。为什么不讲呢？大家作为大夫，学好医学知识就行了。

　　加味百合地黄汤就讲到这里，这本是我们太湖学院博士班——方药研究——吴门验方的内容。我们的方药教研室主要是方药贯珠和吴门验方，方药贯珠是讲传统的方，吴门验方主要是讲我们自己的经验方。之所以放在《伤寒汇通》书中，是为了让更多的人去了解，去真正地做到寒温一统、中西汇通。大家会发现原来《金匮要略》的方居然可以治温病，而且比清宫汤、清营汤的效果还好。而且这也是中西汇通的内容，我们从中西汇通的角度把感染做了一个次梳理，可能对大家也是有帮助的。

六、读不懂的《伤寒论》，外感引发的精神分裂症

　　今天有个群友说他的妈妈感冒以后，发汗伤了阳气，引起精神症状。由此引出一个问题，叫作太阳膀胱蓄血证的治疗。我们在太阳膀胱蓄血证讲过腺病毒引起的急性上呼吸道感染，可以同时出现出血性膀胱炎和病毒性脑膜炎，所以会表现为"其人如狂，血自下""少腹急结"。相信大家听过我们的"从感冒论疾病的六经模型"课程，都应该知道这些内容。今天我们要告诉大家的是另外一个膀胱蓄血证，我们叫作急性上呼吸道感染诱发的精神分裂症。

（一）感冒诱发精神分裂症的原因

　　一个处于缓解期的精神分裂症患者，在感冒以后容易导致精神分裂症的急性发作。我们知道感冒以后表现为恶寒、发热、脉浮，为什么会

脉浮？因为病毒感染导致肾上腺素的大量分泌，使得体表的脉搏表浅，此时摸桡动脉就是一个浮脉。为什么脉搏要表浅？因为机体后面要发热，脉搏表浅才能够发热汗出以带走体温。肾上腺素在体内属于阳气的范畴，肾上腺素水平高的人都很亢奋，他的神经系统兴奋性很高。中医理论讲人受了外寒之后，需要人身的阳气驱散外寒。

感冒之后为什么恶寒呢？肾上腺素的大量分泌还有个作用，能够导致外周血管的收缩，使体表的血液供应减少，所以患者会出现恶寒哆嗦。机体哆嗦是肌肉收缩产热，一会儿还要散热。麻黄汤中的麻黄可收缩外周血管，桂枝可拮抗麻黄的作用，使外周血管扩张，然后大量的血液流向外周，然后出汗带走体温，这就是我们讲的汗出热退、脉静身凉。

同时，由于肾上腺素的大量分泌，抑制了胃肠道的蠕动，患者可能出现便秘。我们都知道，主要是两个原因使机体分泌更多的肾上腺素，一个原因是精神高度紧张，大脑处于高强度的运转，肾上腺素分泌大量增加，胃肠蠕动减退，血液由胃肠道流向大脑，所以精神很紧张的人容易便秘；另一个原因是要应急，当要与人打架的时候，血液由胃肠道流向肌肉，也会抑制胃肠道的运动。我们跑步的时候，血液流向肌肉，胃肠道的蠕动、消化吸收功能也会受到抑制。

大家知道，麻黄含有麻黄碱、伪麻黄碱、次麻黄碱，具有拟肾上腺素样作用。西医为什么用伪麻黄碱治感冒，而不用肾上腺素呢？因为肾上腺素的心脏毒性太大，伪麻黄碱的心血管毒性很小。临床上体质虚的人用了麻黄之后，容易出现心血管的毒性反应，出现麻黄碱的一些不良反应，比如心慌、心悸。

麻黄碱还是一个神经系统的兴奋剂，是一个兴奋性的神经递质。所以，麻黄碱可以提取成冰毒、摇头丸等毒品。这就带来一个问题？缓解期的精神分裂症患者发生急性上呼吸道病毒感染，引起了急性上呼吸道感染，也就是我们讲的感冒。感冒以后体内分泌的肾上腺素大量增加，肾上腺素是一个兴奋性神经递质，导致中枢神经系统兴奋，而中枢神经系统兴奋能够诱发精神分裂。同时，由于患者大量分泌肾上腺素，抑制了胃肠道的蠕动，会出现便秘。《伤寒论》讲"发汗后，腹胀满，厚朴生姜半夏甘草人参汤主之"，就是因为用了发汗的药物抑制胃肠道的蠕动，严重的会导致便秘。比如，缓解期的精神分裂症患者误用了西医含有伪麻黄碱的感冒药或者中医的麻黄汤，有的人在头部表现为烦躁、其人如狂；在下部表现为便秘、少腹急结，可以用桃核承气汤治疗。

（二）桃核承气汤治疗精神分裂症的机制

为什么用桃核承气汤治疗？我们认为这是蓄血证，麻黄碱引起血压升高，导致大量的血液供应到头部，使得头部的血液供应增加，类似于人在大脑思考的时候，头部的供应血液增加，人体主要的能量代谢被大脑消耗。此时由于头部血压升高，导致头部血管扩张，血供增加，我们叫作血行于上，从而使患者烦躁，其人如狂。中医的藏象学说讲心主血，血舍神，血液与神志有关系。

如何缓解血行于上的症状？"血自下，下者愈"，不能让血液大量供应于头脑。怎么才能"血自下，下者愈"呢？第一，用大黄、芒硝促进排便，大黄、芒硝能够促进粪便从肠道排出，桃仁也有通便的作用。第二，用桂枝促进肠道肌肉的蠕动。桂枝含有挥发油，是一个胃肠道的疏风药，能够促进肠道的蠕动，进而导致排便。同时，桂枝可以扩张外周血管。胃实而肠虚，肠实而胃虚，排便之后会刺激肠道蠕动，促进肠道功能的恢复，使大量的血液流向肠道，加上外周血管的扩张，使得血液从大脑走向肠道，减少了大脑的供血，这就是我们讲的"血自下，下者愈"。这样就使中枢神经系统的兴奋性降低。

从神经递质上讲，神经递质是肾上腺素，肾上腺素导致兴奋性增加。兴奋性增加的一个物质基础是血管扩张，血液大量供应到脑部，导致大脑的能量代谢增强，脑神经活跃，进而导致肠道的血液减少，肠道运动受到了抑制。这个时候要让他"血自下"，让血液供应到肠道，恢复肠道的蠕动，"下则愈"。

（三）桂枝诸方的镇静作用

这里我们主要讲桂枝，为什么主要讲桂枝？麻黄汤里的麻黄含有麻黄碱、伪麻黄碱、次麻黄碱，是一个兴奋剂，属于中医阳的范畴，以阳克阴，针对伤寒受了的寒。而桂枝是太阳病的解热镇痛剂，解热镇痛剂的典型作用是解热镇痛和镇静，所以桂枝是太阳病的镇静剂。

　　大家明白了这一点，也就清楚了"少阴之为病，脉微细，但欲寐也"，治疗太少两感证用麻黄配附子，麻黄附子甘草汤能够治疗精神萎靡、神经系统兴奋性不足，包括抑郁症、嗜睡症等。如果太少两感证表现为神经系统兴奋性增强的人，独行狂语，则用防己地黄汤，用的是桂枝。麻黄附子甘草汤用麻黄，麻黄是个兴奋性的药物，而桂枝是一个镇静剂，所以防己地黄汤治疗独行狂语用桂枝。同样的道理，桃核承气汤也是用桂枝，也是治疗其人如狂，也是治疗神经系统兴奋性增加。桃核承气汤与防己地黄汤治的都是神经系统的兴奋性增加，区别在于防己地黄汤治的是虚证，需要补肾所以用了地黄；桃核承气汤治的是实证，用的是大黄、芒硝、桃仁，一虚一实而已。防己地黄汤列在中风历节病篇，条文讲"其脉浮"，太阳中风其脉浮出现独行狂语。防己地黄汤证寸脉浮，尺脉没有力气，寸脉浮用桂枝，尺脉没有力气用地黄。桃核承气汤治疗的蓄血证由于大便秘结，所以其脉沉。

　　大家理解了桂枝是个镇静剂，就知道了"其人如狂"一虚一实，分别用防己地黄汤和桃核承气汤；也就明白了后世交泰丸治疗失眠，用黄连配肉桂或者桂枝；也能够理解乌梅丸治疗早醒，方中用黄连配桂枝或者肉桂，《伤寒杂病论》还没有区分桂枝和肉桂。

　　大家既然知道防己地黄汤治疗的是虚证导致的精神系统的疾病，那么患者月经期的烦躁，寸脉浮，尺脉弱，正在月经故尺脉弱，寸脉浮故烦躁，可用防己地黄汤；更年期的烦躁，更年期肾虚故尺脉沉而无力用地黄，寸脉浮故烦躁用桂枝，还是用防己地黄汤。所以，防己地黄汤能够治疗经行烦躁，能够治疗更年期的烦躁，能够治疗产后烦躁。这些疾病发生在月经期、生育后、更年期，都是因为肾虚。还有，肾虚之人外感之后诱发精神分裂症烦躁、独行狂语，如果是实证，用桃核承气汤；如果是虚证，则用防己地黄汤。

（四）瘀血发热的表现及治疗

　　《伤寒论》原文还讲了一句话："伤寒有热，少腹满，应小便不利，今反利者，为有血也，当下之，不可余药，宜抵当丸。"我们讲太阳蓄血分桂枝证和非桂枝证，桂枝证用桃核承气汤，非桂枝证用抵当汤/丸。

　　"伤寒有热，少腹满"，发热伴有少腹满、大便不好解，最常见的是阳明腑实证。阳明病的特点是"应小便不利"，因为阳明病是持续的炎症应答，抑制肠道蠕动。患者经历过大热、大渴、大汗、脉洪大的过程，持续的发烧导致体液丢失。大家有没有这个经验？高烧之后想喝水，因为高烧大汗，通过体表带走体温，大量出汗之后体液丢失，所以他想喝水。这种高烧导致体液丢失的人，有几个特点。第一，小便不利。因为大量出汗，体液丢失，所以之后小便少。大家都知道，在室外40℃的温度下晒2小时，出一身大汗，体液丢失了，排尿就会减少。第二，大便的水分过多吸收。高烧之后体液丢失，人体的水分不够，肠道里大便的水分会被过多吸收，从而导致便秘。持续的白虎汤证随后就要转承气汤证，从阳明在经转为阳明在腑。所以，阳明腑证的少腹满，应小便不利，患者的体液丢失了，应该是大便干、小便少。

但是"今反利者"，反而小便容易解，"为有血也"，这种发热是瘀血发热，后世的王清任叫"灯笼热"。大家用过灯笼吗？灯笼是里面热外面凉。灯笼热的特点是病人觉得发烧，摸他的皮肤，体温却不高甚至是冷的。这种发热我们又叫作骨蒸热，是从骨头里面往外透出来的发热。虽然患者自己觉得热，但是并没有实际的体温升高，并没有大量水分的丢失，所以小便好解。这种发热不同于阳明气分的发热，阳明病大热大渴大汗，出汗多了体液丢失，首先表现为小便少，然后才是大便干。阳明病持续的发烧才会导致大便不好解，从白虎经证转为承气汤证。

《伤寒论》条文还有一个"少腹满"，少腹满是大便不好解了，应小便不利，但是"今反利者"，就是说这不是大热、大渴、大汗导致的小便少。这个发热是灯笼热，里面热外头不热，这是瘀血发热，属于抵当汤/丸证，用药后发烧就可以退下去。这一条是非常经典的蓄血发热的临床表现和治疗方法。

王清任的血府逐瘀汤与抵当汤/丸都治疗瘀血发热，都治疗灯笼热，那么怎么区别呢？血府逐瘀汤证没有明显的便秘，没有抵当汤/丸的少腹急结，所以用的是四逆散加活血的药物——桃红四物，也需要引血下行，用的是牛膝，没有像抵当汤/丸用大黄一泻而下。

今天的课主要讲了几点，第一，大家说太阳病的蓄血证没见过，感冒引起蓄血证很不好理解，我们今天就跟大家讲了典型的膀胱蓄血。第二，麻黄和桂枝的区别，一个是神经系统的兴奋剂，一个是神经系统的抑制剂。

学员问：感冒诱发的精神病是第一次发作吗？

吴师答：在精神科常见的一个改变是感冒诱发精神病。感冒诱发的精神病，有的是第一次发作，患者本身就是一个精神病只是被感冒引发了；有的患者处于精神病缓解期，精神病都好了，出院了，感冒之后又引起了急性发作，又回来住院了。这体现了新感和痼病的关系。

学员问：能否再讲一些具有神经抑制性的中药？

吴师答：我们讲感冒诱发的精神病，实证用桃核承气汤，虚证用防己地黄汤。防己地黄汤中的防己是温病用来治疗痹证的一个药物。防己能够镇痛镇静，有镇痛作用的药物就有镇静的作用，轻用的时候就镇静，重用的时候就镇痛，作用与剂量有关系。防己是个镇痛镇静剂，所以《温病条辨》喜欢用防己来治疗疼痛。

防风是一个胃肠道的疏风药，能够促进消化道的蠕动，所以李东垣从防己地黄汤脱化出升阳除湿法。防风不仅能够促进胃肠道的蠕动，还有镇静的作用，所以玉真散用它治疗抽搐，而且防风也能够减白附子的毒。防己地黄汤为什么用胃肠道的疏风药呢？因为地黄吃多了腹胀，不好消化，所以防己、防风都可以增强处方的疗效。

桂枝是个镇静剂，前面已经都讲了，防己地黄汤、桃核承气汤都用桂枝。

大家知不知道？大剂量的地黄也能够镇静。我们的内分泌系统里哪个激素能够镇静啊？雌激素。雌激素在我们体内属阴，孕激素、雄激素、肾上腺素属阳。雌激素水平高，孕激素、雄激素水平低，容易得乳腺增生。为什么雌激素水平高，容易得乳腺增生呢？因为雌激素属于阴，所以用阳和汤治疗，解寒则毒自化。雌激素在体内不仅属于阴，还有镇静作用。女性更年期雌激素也在撤退，所以在更年期容易烦躁。大家见过女性更年期烦躁吗？本来好好的一个人，怎么快绝经时那么不可理喻的呢？我们老百姓讲发神经，看谁都不顺眼，有时候看自个儿都不顺眼。这个时候西医让补充雌激素，中医的地黄也具有补充雌激素的作用。因为地黄是补肾的药，能够调节雌激素，当然在地黄的基础上再加些温阳的药，就能够促进雄激素和孕激素的分泌。雌激素、孕激素、雄激素都是甾体激素，它们有共同的代谢通路，这也体现了阴阳之间互根互化的关系。

如果女性更年期出现了烦躁，她的手心都是汗，或者寸脉浮、尺脉没有力气，我们讲了手心汗（需排除阳明腑实）、寸脉浮是桂枝证，更年期女性肾虚用地黄，那不就是防己地黄汤吗？由此推演展开，大家就可以知道经行烦躁，来月经时的烦躁等与肾虚有关的，都可以用防己地黄汤。这样，大家就可以把防己地黄汤的适应证大大地拓展了。

肾虚之人感冒之后出现烦躁的，比如我们讲的精神病被外感引发，也可以用防己地黄汤。当然，不是说所有的情况都用防己地黄汤，实证要用桃核承气汤去下。一个体质正常的人得了感冒会引发精神病吗？会其人如狂吗？不会的。张仲景在书中反复强调新感与痼病的关系，我想大家都能够理解，不需要反复去讲。

还有的女性容易出现经行期的情绪异常，就是我们老百姓讲的这人来"大姨妈"了别惹她。经血下行之后，有的女性神神道道的，干啥、看啥都不顺心，看谁也不顺眼，平时看老公好好的，这两天看着他左别扭、右别扭，烦躁得很，这时也可以用防己地黄汤，与更年期的道理是一样的。女性排卵期以后雌激素、孕激素大量分泌，如果没有受孕，激素一撤退来月经。激素撤退以后女性可以出现烦躁，看天天不顺，看地地不顺，也可以用防己地黄汤。也就是说女性的经行烦躁，每个月一次的烦躁，如果表现为桂枝证，一样可以用防己地黄汤。这些道理都是相通的。

七、《伤寒杂病论》的古怪条文

《伤寒杂病论》中有些条文非常古怪，大家非常难以理解。比如，阳明病篇讲"阳明病，谵语有潮热，反不能食者，胃中必有燥屎五六枚也"，要用大承气汤去下。潮热是指午后发热，这是阳明在经的症状。胃主受纳，阳明在经是阳明中热，患者可以吃东西，比如阳明在经的白虎汤证是能吃东西的。"反不能食"，条文里的反字，就是说患者不想吃东西。这是什么原因呢？因为"胃中必有燥屎五六枚也"。问题来了，胃里有屎吗？阳明病篇有好几个地方都讲了胃中有燥屎，比如"阳明病下之，心中懊侬而烦，胃中有燥屎者，可攻。腹微满，初头硬，后必溏，不可攻之。若有燥屎者，宜大承气汤。"大家如学过西医就知道胃里是不可能有燥屎的，因为胃是装食糜的地方。大便是在结肠、直肠形成，食物经过升结肠、横结肠、降结肠，最终在乙状结肠被彻底吸收水分，形成成型的固体的大便，如果水分被过度吸收，就形成所谓的燥屎，所以胃里是不可能有燥屎的。那么张仲景是不是写错了呢？写得也不错，他还讲"阳明之为病，胃家实是也"，他告诉我们阳明病是胃家实，而不是胃实，《伤寒杂病论》讲的胃家包括了胃和大肠，也就包括西医讲的结直肠。所以，"胃中必有燥屎五六枚也"，不是指的胃，而是指阳明大肠。

另外一条古怪条文，《金匮要略·呕吐哕下利病脉证并治》写"下利肺痛，紫参汤主之"。方用紫参和甘草，紫参是什么药物呢？无从考证，很多人认为紫参是石见穿，我们也是这么用的，也确实有效。这一条有两个问题，第一个问题，条文后注"疑非仲景方"，告诉我们这方可能不是张仲景的方。为什么说"疑非仲景方"，因为读不懂，读不懂就说不是张仲景的方。第二条，有人认为下利是腹痛啊，怎么是肺痛呢？干脆就说是"下利腹痛"，是腹痛不是肺痛，说是张仲景写错了。那么，肺会不会疼呢？我跟大家讲解一下，肺里没有痛觉神经，肺是不会疼的。大家都有过感冒发烧咳嗽，有谁肺疼的吗？没有，肺不会疼。只有包着肺的胸膜才有痛觉神经，才会疼，如果感冒发烧咳嗽之后就胸痛了，那是发生了胸膜炎或者有胸水了，或者是胸壁的疼痛，肺本身是不会痛的。那么"下利肺痛"是不是要改成腹疼呢？或者说紫参汤就不是张仲景方呢？我告诉大家，张仲景说的还真是肺痛，因为他讲的肺包括了胸膜，下利出现肺痛，出现胸腔的疼痛，说明患者有胸水了，这是肺癌侵犯了胸膜，所以紫参汤可以用来治疗肺癌。胸膜是包着肺的那一层膜，中医没有胸膜的说法，咳嗽牵扯到胸膜痛，就说是肺痛。患者一咳嗽就痛，实际上已经发生胸膜炎了。伤风感冒的咳嗽很少发生胸膜炎，所以大家就不会疼，也有个别的肺炎会引起胸膜炎，这种情况很少。大部分的咳嗽痛是结核和肺癌。"下利肺痛，紫参汤主之"，这一条是告诉我们肺癌侵犯胸膜的患者，如果下利，用紫参汤。如果大便秘的呢？可用大陷胸汤化裁。

再与大家讲一个更古怪的条文，"胸痹之病，喘息咳唾，胸背痛，短气，寸口脉沉而迟，关上小紧数，栝蒌薤白白酒汤主之"。"寸口脉沉而迟，关上小紧数"，寸脉迟，迟是脉跳得慢；关数，数是脉跳得快。后世对这一条的解释分歧很大，有的注解就是一个"神解"，怎么个"神解"呢？一般的注家是这么解释的：寸脉迟是一种感觉，是一种势态，你觉得它迟，势态上来得迟，迟而未迟，其实不迟；或者说关上数，数是一种感觉，你觉得它跳得快，实际上脉搏的至数并不增加，所谓数而未数。这样解释，让好多人觉得中医是玄学。什么叫作觉得它迟、但是跳得不慢？什么叫作觉得它数，但是跳得不快？迟数本是指脉搏的次数，怎么又是一种感觉，又是一种势态了呢？迟而未迟，究竟是迟还是不迟，数而未数，是数还是不数？其实，这些注解大家很难理解。

我给大家讲一讲，挺好理解的。这里的寸脉沉而迟，迟指的是什么？《伤寒杂病论》的脉法，迟和数相对应，迟是脉搏次数减少，数是脉搏次数增加；迟和疾也相对应，疾就是快，迟就是慢。这里的疾（快）和迟（慢）指什么呢？指的是脉搏冲击手的速度。因为桡动脉的搏动是跳上来冲击手、掉下去，跳上来冲击手、掉下去，疾和迟是比较脉搏冲击手与掉下去之间的速度快慢，辨别是脉搏冲击手的时候快，还是掉下去的时候快。我们讲这是指来去，脉诊时手按在桡动脉上，桡动脉冲击手的速度叫来，掉下去的速度叫去；还有一个意思指至数，就是脉搏跳动的次数。

栝蒌薤白白酒汤条文讲的脉沉而迟，就是指脉搏冲击手的速度。《金匮要略》还有一条："夫脉当取太过不及，阳微阴弦，即胸痹而痛，所以然者，责其极虚也。今阳虚知在上焦，所以胸痹、心痛者，以其阴弦故也。"这条讲胸痹脉阳微阴弦，因为阳虚，所以寸口脉沉而迟，因为阴弦，所以关上小紧数。《平脉法》有一条讲："师曰：呼吸者，脉之头也。初持脉，来疾去迟，此出疾入迟，名内虚外实也。初持脉，来迟去疾，此出迟入疾，名内实外虚也。"这条的疾与迟就是指脉搏冲击手的速度，它讲脉搏冲击手的速度很慢，掉下去就很快，这是"出迟入疾，名内实外虚"，外是指的阳，指寸脉，内指的是阴，指关尺脉。正因为阳微所以用薤白，正因为阴弦所以用栝蒌，这就是栝蒌薤白白酒汤。

　　我们讲来去是脉的出入法，可以去听我们的"脉诊"课中的平脉法。大家临床去慢慢体会胸痹的脉，来迟去疾属于比较困难的脉法，需要有一定的摸脉实践。但是，各种脉法都不离对胸痹的基本认识——阳微阴弦。处方仍然是不离阳微阴弦，"病痰饮者，当以温药和之"，既然有阳微，温阳的药用白酒、薤白、桂枝；痰为阴邪，化痰的药用栝蒌、半夏等药，胸痹基本的治疗大法如此。《伤寒杂病论》有很多的条文，我们不主张解读为"迟而未迟，数而未数"。很多注家是这么解释的，迟而未迟，数而未数，迟是一种势态、是一种形势、是一种感觉，这种势态、形势、感觉没有物质基础，感觉脉搏跳得迟，实际脉搏不慢，感觉脉搏跳得数，实际脉搏也不快，这种解释容易把中医陷入玄学。

　　《伤寒杂病论》有好多古怪条文。今天与大家讲这 3 条，大家只要想明白了，就不会觉得那么古怪了。

附录三　彩图

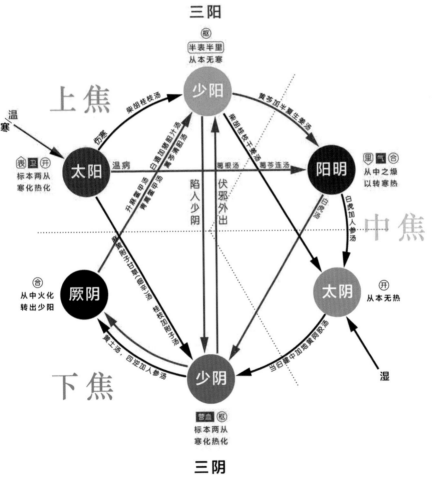

彩图 1　六经传变示意图

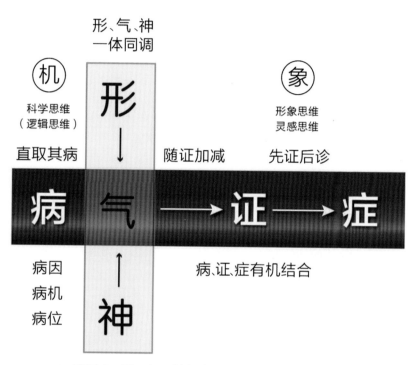

彩图2 形、气、神与病、证、症的关系示意图

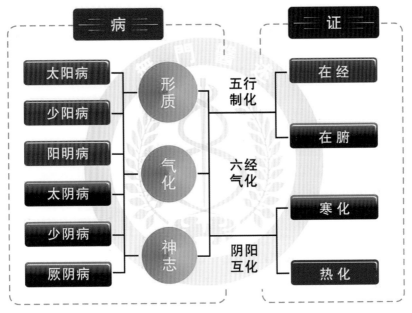

彩图 3　六经病证归一示意图

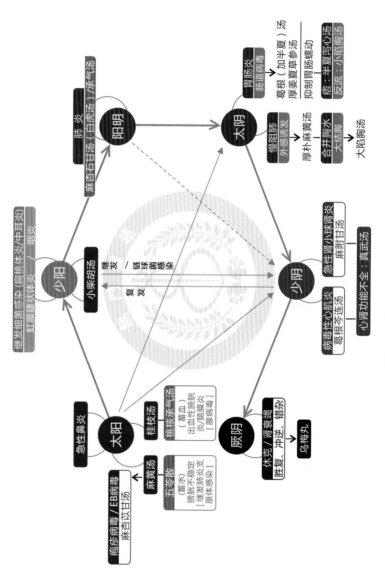

彩图4 从感冒看六经模型

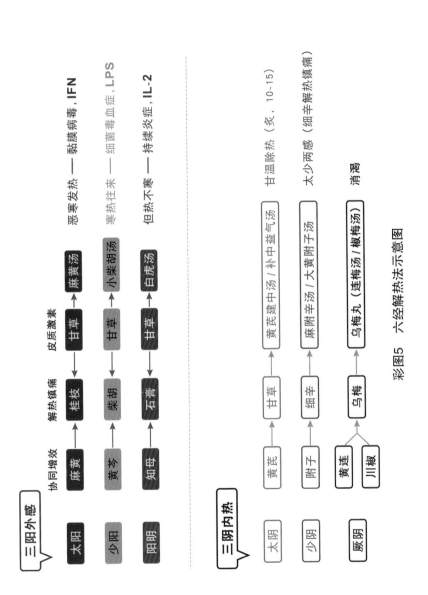

彩图5 六经解热法示意图

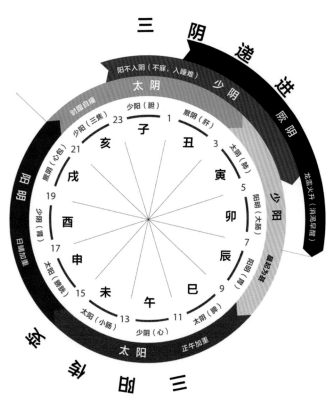

彩图 6　六经为病欲解示意图

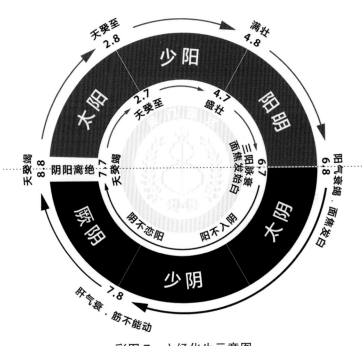

彩图 7　六经化生示意图

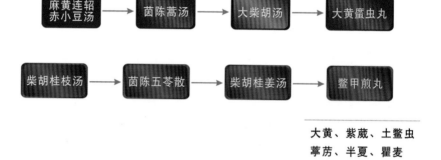

彩图 8 慢性肝病基本转归示意图

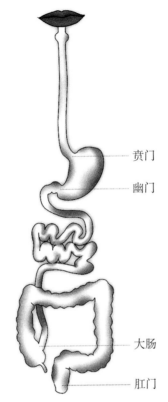

贲门

幽门

大肠

肛门

中和酸：碱性药（乌贼骨、瓦楞子）

中和碱：酸性药（芍药、乌梅）

彩图 9　消化道酸碱用药示意图

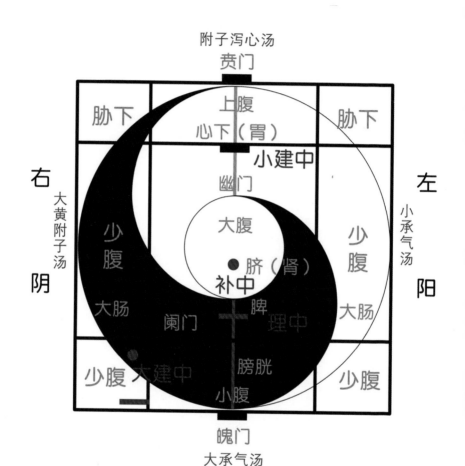

彩图 10　吴门腹诊九区法示意图

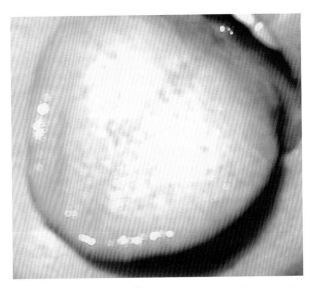

彩图 11 白苔，DBIL/IBIL=1.89

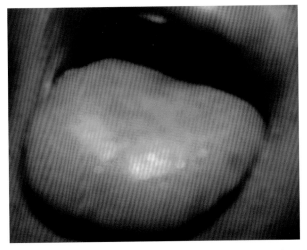

彩图 12 黄苔，DBIL/IBIL=0.42 不伴细菌感染

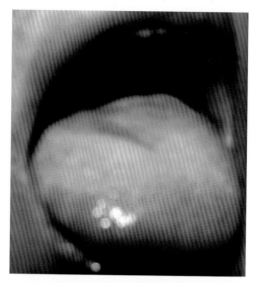

彩图 13 黄苔，DBIL／IBIL＝2.61 伴细菌感染

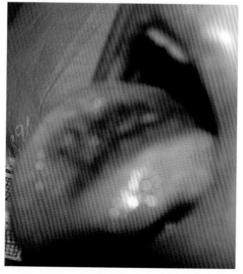

彩图 14 黑苔，DBIL／IBIL＝1.52 伴尿路感染

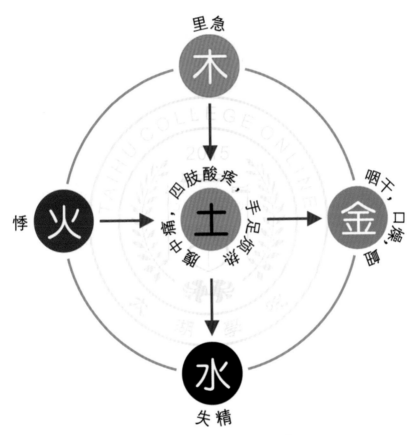

彩图 15　小建中汤五行立极示意图

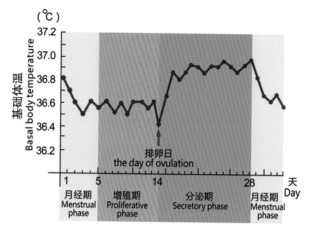

彩图 16　女性月经周期中基础体温的变化曲线

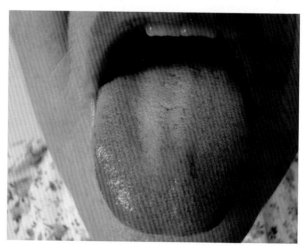

彩图 17　瘀血舌 1

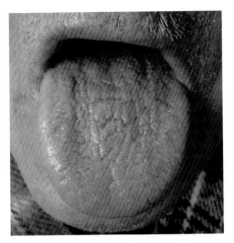

彩图 18　瘀血舌 2

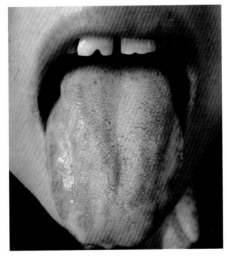

彩图 19　瘀血舌 3

书稿整理说明

2017年7月15日、16日，吴雄志老师在天津讲解"伤寒汇通"，从中西医汇通的视角，深入阐释六经本质和疾病模型，紧密联系临床实践，逐条解读《伤寒杂病论》，为中医研习者传授了一条品读伤寒、运用伤寒的中西汇通之路。

为便于学习，讲课视频全部放于一路健康APP上（APP的下载二维码见封底）。此书为讲课内容的文字整理版（删减了部分内容），如有与讲课不符之处，请以一路健康APP里的课程为准。

此书的整理分为文字录入与出版校对两部分，具体参与人员名单如下：

一、文字录入
周友成、周牧之。

二、出版校对
第一组组长：王稳。

成员：焦锟、李毓秋、陈红梅。

第二组组长：张琴。

成员：赵欣、张炜、邱贞标。

第三组组长：严洁。

成员：李享辉、李如良、袁平。

图片制作：王艺晓。

全书统筹及统稿：王稳。

以上人员均自愿参与，利用业余时间进行整理校对，付出了辛勤劳动，在此致以衷心的感谢！读者如发现问题，请发送邮件到603356107@qq.com，以便重印时改正，一并表示感谢。